循证口腔种植学

Evidence-Based Implant Dentistry

主　编　[意]Oreste Iocca
主　审　逯　宜
主　译　邓　斌　裴丹丹
副主译　梁又德　苏　媛

世界图书出版公司
西安　北京　广州　上海

图书在版编目(CIP)数据

循证口腔种植学/(意)奥列斯特·约卡主编；邓斌，裴丹丹主译．—西安：世界图书出版西安有限公司，2021．5

书名原文：Evidence-Based Implant Dentistry

ISBN 978－7－5192－7428－3

Ⅰ．①循… Ⅱ．①奥… ②邓… ③裴… Ⅲ．①种植牙—口腔外科学 Ⅳ．①R782．12

中国版本图书馆 CIP 数据核字(2020)第160202号

书　　名　循证口腔种植学
　　　　　XUNZHENG KOUQIANG ZHONGZHIXUE
主　　编　[意]Oreste Iocca
主　　译　邓　斌　裴丹丹
责任编辑　马元怡
装帧设计　绝色设计
出版发行　世界图书出版西安有限公司
地　　址　西安市高新区锦业路都市之门C座
邮　　编　710065
电　　话　029－87214941　029－87233647(市场营销部)
　　　　　029－87234767(总编室)
网　　址　http://www.wpcxa.com
邮　　箱　xast@wpcxa.com
经　　销　新华书店
印　　刷　陕西金和印务有限公司
开　　本　787mm×1092mm　1/16
印　　张　16.75
字　　数　380千字
版　　次　2021年5月第1版
印　　次　2021年5月第1次印刷
版权登记　25－2017－147
国际书号　ISBN 978－7－5192－7428－3
定　　价　198.00元

医学投稿　xastyx@163.com‖　029－87279745　029－87279675

译者名单
Translators

主　审　逯　宜

主　译　邓　斌　裴丹丹

副主译　梁又德　苏　媛

译　者　（按姓氏笔画排序）

王　珍　尤昱斐　邓　斌

吕影涛　苏　媛　吴紫潇

张博伦　金昌雄　胡　波

梁又德　曾金金　雷文龙

裴丹丹

原著者名单
Contributors

Mohammad H. Alkharaisat, DDS, MS, PhD

Division of Clinical Dentistry, Biotechnology Institute, Victoria-Gasteiz, Spain

Eduardo Anitua, MD, DDS, PhD

Oral Surgery and Implantology, Clinica Eduardo Anitua, Vitoria-Gasteiz, Spain

David Montalvo Arias, DDS

Periodontics, Implant and Cosmetic Dentistry, Apa Aesthetic and Cosmetic Dental Centre, LLC, Dubai, United Arab Emirates

Giuseppe Bianco, DDS, PhD

Center Polispecialistico Fisioeuropa, Viale dell'Umanesimo, Rome, Italy

Oreste Iocca, DDS

International Medical School, Sapienza University of Rome, Rome, Italy

Private Practice Limited to Oral Surgery, Periodontology and Implant Dentistry, Rome, Italy

Simón Pardiñas López, DDS, MS

Oral Surgery, Periodontology and Implantology, Clínica Pardiñas, A Coruña, Galicia, Spain

Giovanni Molina Rojas, DDS

Prosthodontics, Implant Dentistry, Apa Aesthetic and Cosmetic Center, Dubai, United Arab Emirates

Nicholas Quong Sing, BDS, MFD, FFD OSOM, cert OSOM

Dental Smiles Ltd, Carenage, Trinidad and Tobago

序
Preface

西安交通大学口腔医院修复科逯宜主任送来由她主审的《循证口腔种植学》一书并请我作序，实感难以胜任。这是因为现代口腔种植学的发展日新月异，新理念、新技术、新材料层出不穷，口腔种植文献也浩如烟海，我在这方面的研究有限，实觉力不从心。但是这本书的书名还是吸引了我，作为一个多年从事临床工作的医生，在自己的临床研究工作中始终遵循“循证医学”原则，也极力主张在口腔种植临床工作以及相关的研究工作中遵循“循证医学”的原则和方法。只有这样才能有效吸收前人的经验和教训，把我们的口腔种植建立在可信、可靠的坚实基础之上，少走一点弯路。

事实上近年来随着口腔种植学的快速发展，口腔种植医生的信息来源不断扩展，可参考的文献越来越多，可利用的资料、数据在不断增加。如何判断其真伪？是否科学？是否可以采信？是否可以作为自己临床工作的依据？我们常常需要对我们阅读的文献，听到的看到的观点、技术等进行仔细的分析与判断。对一些带有偏见、缺乏证据，甚至相互矛盾的说辞进行筛选。这就需要我们经常阅读那些根据“循证医学”原则总结出来的专业文献。

本书作者是一位在口腔颌面外科、口腔种植，又在医学统计学方面颇有建树的专家。在这本专著中他为我们介绍了如何了解最新证据并将其有效应用于临床实践的经验。同时作者按照“循证医学”的原则对有关口腔种植文献进行分析，对口腔种植医生面临的一些口腔种植基础理论、常见临床问题进行总结，形成了这本《循证口腔种植学》。我相信阅读这样的专著一定会对我们口腔种植的临床工作大有裨益。特别是初入口腔种植之门的同道们不仅可从这本专著中学到有用的口腔种植知识和技术，更能学习到如何在自己的临床工作中应用“循证医学”的原则和方法，从而为自己的临床工作与研究打下坚实基础。

感谢逯宜主任的团队在百忙中完成了这本专著的翻译。我相信这本专著的出版发行必将为我国口腔种植事业的健康规范发展做出有益的贡献！

中华口腔医学会名誉会长

王兴

2021 年于北京

译者序
Preface

口腔种植学是一门非常注重理论研究、临床研究和临床实践的科学。临床实践最重要的方面之一就是循证实践。口腔种植临床方案的制定必须基于科学论证。很多的临床方案已经在临床研究中经过了检验，口腔医生可以选择有效可行且临床结果最好的临床方案。口腔种植学领域的很多系统回顾文章，也把所有种植学相关知识都囊括在内，从中我们可以找到相关的最佳证据，通过正确地应用这些证据来指导口腔医师取得更好的临床结果。

在发现 Oreste Iocca 博士的《循证口腔种植学》一书后，我就决定尽快翻译并呈现给大家。我真诚地希望每位口腔医生通过阅读此书，应用循证分析的结果来解答临床中所遇到的问题。

译著中难免有错误和遗漏之处，希望阅读本书的口腔同仁给与指正。

邓　斌

2021 年 4 月

前　言
Foreword

本书所提供的信息是对口腔种植相关文献进行循证分析后所得到的结果，旨在分析口腔医生在临床进行种植时所面临的一些常见问题。

我们的工作是针对那些希望了解各种不断更新的种植学知识的学生、全科医生和种植专家。

前两章旨在描述用于文献检索的书目工具和一些可以帮助理解医学和牙科文献所必需的最常见的统计概念。

第3章分析了牙拔除和种植方面的老难题，采用了一种示意图的方式对各种临床情况进行分析，最后通过评估来帮助医生制定种植决策。

第4章研究了种植体表面的骨反应、拔牙后的骨重建和随后的种植体植入、骨整合的过程、种植体稳定性的定义及其临床表现，还提供了对在感染区种植的结局分析。

第5章描述了各种植入和加载方式，并比较了不同方法之间的存活率和成功率是否存在差异。

第6章和第7章对种植体设计、植入长度以及相配套的基台进行了分类，以期确定它们对临床结果的影响。

第8章和第9章讨论了种植体修复的各种解决方案，对基牙和修复体的材料及设计进行了分析，以帮助医生制定临床决策。

第 10 章讨论了种植手术的术前准备，详细分析了所有可能适合无牙𬌗患者的手术方案。

第 11 章是对种植治疗中最令人担忧的并发症即种植体周围炎的发病机制、临床表现和治疗方案进行讨论，必须承认的是在这个议题上目前还没有达成共识。

我希望我们的工作能够为当前种植实践中一些常见的问题提供最新的知识，也希望各位同仁可以凭借循证分析的结果来解答他们在临床中所遇到的问题。

Oreste Iocca，DDS

写于意大利罗马

致 谢
Acknowledgments

感谢施普林格(Springer)出版社的 Tanja Maihoefer, SPi Technologies 公司的 Rekha Udaiyar 和 Selvaraj Suganya, 他们为本书的出版做出了巨大的贡献。特别感谢 José Pardiñas Arias 博士和 Carmen López Prieto 博士,他们分享的临床病例极大地丰富了本书的图像。

目　录
Contents

第1章 循证口腔种植学导论

Oreste Iocca

摘要

循证口腔医学(Evidence-based dentistry, EBD)的概念对于良好的临床实践具有特别重要的意义。临床医生、患者和科学证据是EBD的三个主要组成部分，实践EBD包括以下四个步骤：提出问题、获取证据、评估证据和应用证据。循证信息来源于电子数据库，是通过使用适当的检索技术进行搜索而获得。对观察性和试验性研究中所使用的方法有基本的了解可以帮助医生对现有证据质量进行评价。最后，只有依据高质量的证据，通过系统性的评价分析后，循证医学的信息才可以在临床中应用。

1.1 循证口腔医学

循证医学(Evidence-based medicine, EBM)的定义来自David Sackett教授，他在循证医学界中具有极大影响力。他认为：循证医学是一种新的临床实践方法，它是基于医生的经验，认真、明确及明智地使用目前最佳的科学证据而得出的临床决策，同时所有这些都是由患者的偏好所介导的[1-2]。

因此，循证医学的三个主要组成部分是临床医生、科学证据和患者。

高质量的循证医学分析包括以下四个步骤：

- 提出一个问题：将临床疑问转化为一个可搜索的问题形式。
- 获取证据：涉及所有可回答原始问题的知识。
- 评价证据：利用工具对现有科学文献进行批判性分析。
- 应用证据：将收集证据应用于特定临床情景的过程。

所有这些因素适用于医学的所有领

O. Iocca, DDS
International Medical School, Sapienza University of Rome, Viale Regina Elena 324, 00161 Rome, Italy
Private Practice Limited to Oral Surgery, Periodontology and Implant Dentistry, Rome, Italy
e-mail: oi243@ nyu. edu

域，包括牙科及其子专业。幸运的是，“循证医学”这一术语现在被口腔医生广泛使用，他们渴望实践上述原则。

尽管如此，即使是最谨慎的临床医生也可能遇到困难，无法及时了解目前大量的证据。

为了更好地实践循证医学的四个步骤，应及时更新从文献研究到统计分析的一系列的知识。

最佳科学证据的定义本身就可能会产生一些混乱。它可以被定义为从一个适当的研究中所获得的旨在证明或反驳科学假设的信息。

证据金字塔旨在以图表(图 1.1)的形式将各种研究设计的质量从低到高进行归类划分。

虽然最好的研究设计是随机对照试验(randomized controlled trial，RCT)，但并不是所有研究设计都可以采用随机对照。事实上，某些情况下，观察研究是可取的。例如，如果研究了一种如种植体折断这样罕见的并发症，最好采用一种病例对照设计，允许测量病例与对照组之间的暴露概率。通过这种方式，研究者选择了一组发生了种植体折断的患者，并选择了一个对照组(种植体完好的患者)。换句话说，研究者回顾性地分析两组患者，以了解为什么在病例组中发生的罕见的不良事件，而对照组却不发生。

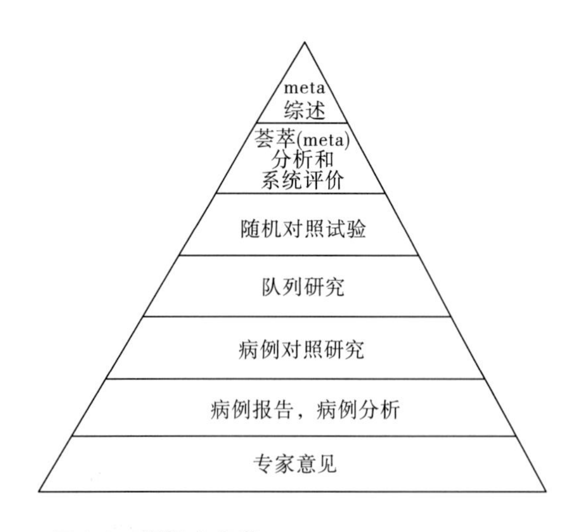

图 1.1 **证据金字塔**

总之，随机对照试验在金字塔的顶端，因为它们提供了最好的证据，但这并不意味着观察研究就是无用的。相反，科学文献的研究人员和读者必须了解一个特定的研究设计能够在多大程度上回答一个具体的问题。

同行评审过程确保了对循证知识的质量控制。事实上，生物医学研究通常不被考虑除非它能通过同行评审来验证。

同行评审这一过程在大多数医学和牙科杂志中都是相似的，作者提交了一份手稿，由杂志的编辑收到，他评估这份手稿是否适合出版。如果手稿被认为是可以考虑出版，它就需要进一步审查，通常需要两个额外的审查者(一般是相关学科领域的专家)同时评估这份稿件。而且，审稿人不知道作者的姓名，以确保审稿的公正性。一旦审稿人开始审稿，同行评审过程就真正开始了。

许多期刊有自己的评估稿件(病例报告、随机临床试验、综述等)的质量清单。评价的重点是标题和摘要、研究设计和方法，结果的正确性、讨论和结论。

评审人员将评价结果发送给编辑，编辑最终做出接受、修改或拒绝稿件的决定。无论结果如何，作者都会被告知最终决定。如果需要修改(这通常只发生在稿件被接受的情况下)，则需重复该过程。

虽然评估过程中可能存在主观性和偏见，但同行评审机制仍然被认为是进行高质量科学知识传播的最佳途径。

1.2 如何进行循证口腔医学过程

1.2.1 提出问题

大多数情况下，未解决的问题都是来自特定的临床情况。这些问题可能是病因、诊断、预后或治疗问题。

一个好的问题指的是那些一旦被回答就能为临床医生提供有用信息的问题。换句话说，如果这个问题对临床实践很重要的话，如果它可以被推广到整个人群，并且如果它可以被纳入临床实践中的话，那么这个问题便可以被提出。

提出一个好的问题，虽然看起来很简单，但需要技巧和专业知识，才不会迷失在寻求证据的过程中。一个精心制定的问题考虑到所谓的 PICO 原则：患者的临床特征(Population)，干预措施或暴露因素(Intervention)，对照措施(Comparison)及施加干预后的结果(Outcome)。

例如，一个问题可能与平台转移有关，为了了解这种特殊的平台转移的设计在防止边缘骨吸收方面是否有优势，问题的形式应该是这样的：与非平台转移结构相比，平台转移在减少或消除边缘骨吸收方面的效果如何。

PICO 原则可以帮助研究者制定一个结构化的问题：

研究对象：正在接受种植治疗的群体患者。

干预：平台转移种植体。

对照：非平台转移种植体。

结果：临床上或影像学上以毫米为单位测量的边缘骨吸收。

一旦这个问题被明确地表述出来并认为对临床实践很重要，下一步就要应用确定的标准来寻找科学文献中可能有助于回答问题的相关证据。

1.2.2 获取证据

目前，为搜索可用的研究所采取的策略主要是通过使用电子数据库进行的。由于出版日期(旧的研究可能不存在于电子数据库中)或者由于非索引出版物的缘故，人工检索仍然被认为是获取无法由数字系统检索到的研究内容的重要途径。

医学书目数据库具有大目录的功能，可以指向其他地方来帮助研究者找到相关信息。毫无疑问，马里兰州贝塞斯达美国国立卫生研究院的美国国家医学图书馆(National Library of Medicine，NLM)是全世界最知名和最常用的医学研究数据库。NLM 中的一个部门，即美国国家生物技术信息中心(National Center for Biotechnology Information，NCBI)。该中心是为了让全世界的医学和生物技术研究人员能够使用自动化工具来检索科学信息而建立的。大多数研究人员都熟悉 MEDLINE，它是 NLM 的引文索引数据库，而 PubMed 则是 NLM 的在线搜索引擎。PubMed 提供指向 MEDLINE 索引的科学出版商的全文文章的链接。此外，PubMed 中心是一个关于各种医学和生物学主题的免费全文文章的数字化档案，PubMed 用户都可以访问，无论来源如何。

如果在检索时使用所谓的医学主题词表(Medical Subject Headings，MeSH)，那么在 MEDLINE/PubMed(http://www.ncbi.nlm.nih.gov/)中的检索将会非常便利。MeSH 主题词表是按分类顺序组织的标准术语集的词库，每个类别包含分层排列的子类别。每个术语对应一个用于索引生物医学期刊文章的主题词(http://www.ncbi.nlm.nih.gov/mesh)。MeSH 主题词的使用保证了对 MEDLINE 索引的医学信息的有效访问和文献检索的合理性。如“口腔种植体、口腔种植体 - 基台设计和平台转移”都是 MeSH 主题词，以等级顺序排列，都可以用于平台转移种植体的文献检索。

其他用于文献检索的数据库，包括 Embase®、Cochrane、ClinicalTrials.gov 等。

此外，还有一些证据摘要数据库，这些数据库提供了大量关于医学问题的现有文献证据以供临床医生使用，其中两个例子便是 Up-To-Date® 和 Essential Evidence Plus®。

然而，目前还没有专门总结口腔医学及其子学科的证据的数据库。

使用上述资源的一个问题是，其中许多资源对于非订阅用户不是免费的，而是需要个人或机构订阅才可以自由访问。但是，对于所有寻求答案的医生来说，这是不可能的，对于大多数医疗保健专业人员来说，无障碍获取是一个需要解决的问题，以保证 EBM/EBD 知识的广泛传播。

1.2.3 评价证据

对现有证据的批判性评价至关重要，它可以帮助我们了解研究对临床实践的影响和适用性[5]。

评价证据首先要做的是对已有研究的类型和结果进行分析。总的来说，临床研究可分为两类：观察性研究和试验性研究。

1.2.3.1 观察性研究

生态学研究

这些是旨在评估人群而非个人的流行病学研究。这些研究使用来自每个国家卫生服务登记处或其他类似数据来源的信息。这些研究的主要缺点是缺乏关于个体的信息，通常被认为是证据不足的研究。尽管如此，它们对于理解特定地区内特定人群中某特定情况(例如无效)的时间趋势是有用的。在牙科和种植学方面，由于难以获得关于特定牙齿问题有意义的数据，所以很难甚至根本无法进行生态学研究。

病例报告和病例分析

病例报告实质上是指单个病例的观察结果，这些病例因为他们的特殊表现形式或罕见性而变得很重要。病例分析通常是指一个小群体人群中连续的或非连续的特定疾病或病症的报告。即使这些研究可能提出了尚未研究的某些问题的内在关系或特征，这些研究因其缺乏对照组且可能存在选择偏倚而只能被认为是低水平的证据。此外，在文献中搜索病例报告可以帮助临床医生处理所遇到非常特殊的情况。例如，搜索关于经颞下窝种植的罕见病例报告可以给实践者提供关于如何处理这种情况的一些指导。

横断面研究

横断面研究是从目标人群中选出具有显著特点的一个群体，收集其与某种疾病相关的特征或致病危险因素的信息。这种研究的一个特点是在某个时间点对暴露和结果进行评估，没有随访阶段。

换言之，在特定的时间点进行评估，是针对某一特定疾病的患病率而非发病率(假定对健康人群的评价随着时间的推移)。

所选择的人群是根据研究的假设来确定的，往往是该人群中存在流行率很高的疾病和病症。

例如，一个典型的横断面研究可以用来评估种植体周围探诊和牙周探查时的不适或疼痛感。在 Ringeling 和同事的研究中[25]，在每组中通过视觉模拟评分法(Visual Analogue Scale/Score，VAS)测量受试者的疼痛程度，以确定在种植体探查和牙周探查之间疼痛强度的差异。这方面的研究允许患者对增加或减少疼痛的关联给出一个快速反馈。

这种设计的主要优点是不需要随访，可以快速进行研究，费用较低。另一方面，由于缺少长时间观察，很难确定暴露因素与所研究问题的因果关系。

关于前面的例子，即使确定在种植体周围探诊时疼痛评分较高，也仍然难以确定这仅是由于种植体造成的还是混杂因素(年龄、并发疾病、心理因素等)引起的；但好的方面是，结果提示在那个时间点某些因素间存在着一定的关联。

病例对照研究

这些研究的特点是所选择的患者比较特殊。事实上，将患有某种疾病或有某个症状的患者群体作为病例组，而另外没有患该疾病或该症状的患者群体作为对照组。

通常被挑选的研究对象一般是那些进入医院或部门的人，但不管怎样，他们被认为是整个人口的代表。对照组的研究对象和病例组来自同一人群，但唯一的排除标准是不患有病例组所患的疾病，而存在的其他疾病或症状不构成排除的原因，这样可以避免过度排除。

选择病例组和对照组后，可以开始对数据进行回顾性分析，以确定暴露因素与感兴趣的结果之间的关联。

例如，为确定白细胞介素 -1(IL -1)基因多态性与种植体早期失败之间的关系，可以从同一个临床试验中选择一组种植体失败的患者作为病例组和一组种植体尚存的患者作为对照组[22]。所有患者的年龄、性别和吸烟习惯相匹配。然后从血液样本中进行等位基因和基因型分析，可以研究 IL -1 多态性与早期种植失败之间的关系。

这是回顾性分析的一个典型例子，其中生物样品(血液)被用作给定结果(种植失败)的危险因数(存在特定基因多态性)的指标。

这种设计的优点在于可以快速完成研究，没有随访。而且，选择方式不同于从群体中随机选择，研究者可以选择特定的感兴趣的病例甚至可以研究群体中的罕见病例。缺点是难以确定与之相匹配的对照组，而且回顾性设计容易出现偏倚。

此外，病例对照研究也可以用前瞻性设计来进行，虽然这种设计相对少见。在这种情况下，也需要有足够的病例积累。

一个巢式病例对照研究是在队列研究或随机对照研究的基础上进行的。以原始研究中所有的病例作为病例组，而其他非病例组中随机匹配一个或多个对照，组成对照组。

队列研究

这些研究也被称为随访研究，指的

是对一个或多个患者群体(队列)在一段时间内进行纵向跟踪随访。该队列招募的研究对象是不患有该疾病的人群，因为这种研究的目的是评估结果的发展并确定可能的危险因素。通常是比较两个队列，一个暴露于危险因素，另一个不暴露于危险因素。

例如，一个关于后牙列种植修复的研究[23]，经过4年的随访，将种植体存活率和边缘骨丧失作为研究的结果，确定该结果与修复材料和种植体长度之间的相关性。这是一个前瞻性队列研究的例子，其中一组患者随访一段时间后对研究结果(存活率或边缘骨水平)进行测试，以确定与给定的暴露因素(修复材料或植体长度)是否相关联。

队列研究可以是回顾性的研究，这种情况下，在没有疾病的正常受试者中确定暴露因素，并评估在一段时间之后所研究的结果是否发生。

队列研究的优势主要在于研究者可以随着时间的推移连续追踪、随访患者，这样有助于建立暴露因素与给定结果之间的关联。但是，另一方面，队列研究中缺乏随机性和可能出现的失访偏倚(在整个研究中是不可控的)限制了证据的强度。事实上，随机对照研究被认为具有较高质量，这是因为在此类研究中，暴露因素是由研究者控制的；而在队列研究中暴露因素则是失控的。

大部分的临床研究都是以观察研究的形式呈现的。据估计，在同行评议的医学和牙科杂志上发表的十项研究中，就有九项是以观察研究的形式出现的。口腔种植学研究尤其如此，其中少数为随机对照试验，绝大多数为观察性研究。

为了改进观察性研究(队列研究、病例对照研究和横断面研究)报告，专家组制定了名为流行病学观察性研究报告的规范(strengthening the report of observational studies in epidemiology，STROBE)的项目清单[7]。清单项目涉及了题目、摘要、前言、方法、结果和讨论等方面(表1.1)。

专家希望研究人员能充分运用这个清单，以改进各种观察性研究成果的报告，使结果呈现更加一致。

1.2.3.2 试验性研究设计

随机对照试验

随机对照试验(Randomized controlled trials，RCTs)被认为是可提供最高水平证据的研究。正是因为有了这种特殊的设计，研究者可以控制整个研究，而且这种控制可以消除或减少临床研究中潜在的偏倚风险。

偏倚扭曲了治疗/暴露对健康或患者群的真实影响。偏倚可能是由特定的人口特征造成，也可能是研究对象未暴露于危险因素中或者由其他的混杂因素造成。RCT的精心设计可能会克服这些偏倚。特别值得一提的是，在仔细选择患者纳入时，通过研究人员对暴露/干预的控制，以及当可能的混杂因素已知的情况下，试验者可以对其进行调整，以减少其影响[8]。

例如，一项RCT的目的是评估植入6mm的短种植体与上颌窦提升术后植入11mm长种植体的效果差异[26]。研究者可以通过制定关于患者特征(如骨高度、对颌牙齿是否存在等)的纳入和排除标准和对暴露/干预的控制(所有患者均接受相同的抗生素预防，指定组内相同的手术方式，相同的材料等)，以及对可能存在的混杂因素的调整(不包括重度吸烟者，那些不受控制的系统疾病等)等这些手段来减少偏倚。很明显，这种控制不能在其他研究设计中实行。

表1.1 STROBE声明－观察性研究报告中应包含的项目清单

	主题条目号	项目描述
文题和摘要	1	(a)采用常用术语描述研究设计 (b)摘要内容丰富，能准确表述研究的方法和结果
前言		
背景和合理性	2	解释研究的科学背景和依据
研究目标	3	陈述具体目标，包括任何预先确定的假设
方法		
研究设计	4	描述研究设计的要素
研究现场	5	描述研究现场，包括具体场所和相关时间(研究对象征集、暴露、随访和数据收集时间)
研究对象	6	(a)队列研究描述研究对象的入选标准、来源和方法，描述随访方法； 病例对照研究描述病例和对照的入选标准、来源和方法，描述选择病例和对照的原理； 横断面研究描述研究对象的入选标准、来源和方法； (b)队列研究：配对研究需要描述配对标准、暴露与非暴露数量； 病例对照研究：配对研究需要描述配对标准和与每个病例匹配的对照数量
研究变量	7	明确界定结局指标、暴露因素、预测指标、潜在混杂因素及效应修饰因子，如有可能应给出诊断标准
资料来源与评估	8[a]	描述每一研究变量的数据来源和详细的测定、评估方法(如有多组，应描述各组之间评估方法的可比性)
偏倚	9	描述潜在的偏倚及消除方法
样本量	10	描述样本量的确定方法
定量指标	11	解释定量指标的分析方法，如有可能应描述如何选择分组及其原因
统计学方法	12	(a)描述所用统计学方法，包括控制混杂因素的方法； (b)描述亚组分析和交互作用所用方法； (c)描述缺失值的处理方法； (d)队列研究应解释失访资料的处理方法； 病例对照研究应解释病例和对照的匹配方法； 横断面研究应描述根据抽样策略确定的方法； (e)描述敏感性分析方法

表 1.1(续)

	主题条目号	项目描述
结果研究对象	13[a]	(a)报告各阶段研究对象的数量，包括征集者、接受检验者、检验合格者、纳入研究者、完成随访者和进行分析者的数量；(b)描述各阶段研究对象退出的原因；(c)可考虑使用流程图
描述性资料	14[a]	(a)描述研究对象的特征(如人口统计学、临床和社会特征)以及暴露因素和潜在混杂因素的信息；(b)描述各相关变量中有缺失值的研究对象数量；(c)队列研究描述随访时间(例如平均随访时间、总随访时间)
结局资料	15[a]	队列研究报告发生结局事件的数量或总结测量结果；病例对照研究报告各暴露类别的数量或总结暴露的测量结果；横断面研究报告结局事件的数量或总结测量结果
主要结果	16	(a)给出未校正和校正混杂因素后的关联强度估计值、精确度(如95%可信区间)。阐明被校正的混杂因素及其原因；(b)对连续性变量分组时报告分组界值(切分点)；(c)如果有关联，可将有意义时期内的相对危险度转换成绝对危险度
其他分析	17	报告其他分析结果，如亚组和交互作用分析、敏感度分析
讨论		
重要结果	18	概括与研究假设有关的重要结果
局限性	19	结合潜在偏倚和误差的来源，讨论研究的局限性及潜在偏倚的方向和大小
解释	20	结合研究目的、局限性、多因素分析、类似研究的结果和其他相关证据，客观、全面地解释结果
可推广性	21	讨论研究结果的普适性及可推广性(外推有效性)
其他信息		
资助	22	给出研究的资金来源和资助者(如有可能，给出原始研究的资助情况)

[a]在病例对照研究中分别给予病例和对照的信息，如果适用的话，分别给予队列研究和横断面研究的暴露组和未暴露组相关信息。注：文章对此做了详细的解释和说明，讨论了每个清单项目，并提供了透明报告的方法背景和已发布示例。STROBE 清单最好与本文一起使用(可在 PLoS 医学 http://www.plosmedicine.org/，内科医学年鉴 http://www.annals.org/以及流行病学 http://www.epidem.com/等网站上免费获得)。STROBE 网站 http://www.strobe-statement.org/上分别提供了队列、病例对照和横断面研究清单。

最重要的是，RCT 可以通过随机过程来解决未知混杂因素的问题。这是很重要的，因为研究对象的随机分布允许在对照和治疗组中具有均匀分布的匹配变量。简而言之，如果未知的混杂因素不能被控制，那么它们至少在两组中是平均分布的，这样使得干预与结果之间的因果关系的可能性最大。

随机化类型通常有三类：简单随机化、区组随机化、分层随机化。

- 简单随机化是研究对象在对照组或处理组中的完全随机分配。这样分配比例会不相等，特别是对于小样本，简单的随机分配会导致大量的不平衡(如3:1或4:1等)。
- 区组随机化指的是在具有相同受试者数量的小组中，对患者进行随机分配，这在多中心研究中特别有用，以保持处理组和对照组的比例相等(1:1)。
- 分层随机化可以根据特定的特征如年龄、性别等分层，然后在每层内对研究对象进行随机分组，以区分不同的群体(如老年患者在给定的手术过程中可能存在最坏的结果)。

“盲法分配”一词指的是，试验实施者不知道下一个患者将被分配到哪一个组中。这通常是通过一个“外部”随机化中心来完成的，该中心不知道患者的任何情况，只是根据随机化类型将患者随机分配到试验组和对照组中。

随机对照试验的另一个重要概念就是盲法：

- 单一盲法意味着通常受试者不知道接受了何种干预(治疗或安慰剂，治疗A或治疗B等)。
- 双盲法可能会令人困惑，因为它通常指的是患者、研究者和评估者三者都不知道患者接受了何种干预。
- 三盲法与双盲法相类似，但不同之处在于三盲法中连资料分析人员也不知道患者接受了何种干预。

使用盲法可以减少由研究者和(或)受试者因知道治疗所产生的偏倚。很明显，牙科医生、患者或研究人员对治疗的认识可能会影响他们的行为并损害结果的有效性。

在研究中，有时候可能无法对医生或患者实施盲法。例如，在涉及评估短种植体和长种植体的随机对照试验中，执行手术的临床医生会知道植入了哪种种植体，那么对医生就不可能实施盲法，因此在这种情况下，医生的因素对于研究的有效性可能就并不那么重要了。

关于RCT结果的分析，研究者通常采用三种方法(图1.2)：

- 意向性治疗(intention-to-treat，ITT)分析是指在研究过程中，不管患者死亡或退出，分配的组中的所有患者都要纳入分析。换言之，一旦随机分配到某一特定的群体(有治疗意图的群体)，无论他是否会接受指定的治疗，他将被分析为接受了治疗。有人可能会问，为什么一个实际上从未接受过治疗或从研究中退出的患者也要纳入分析？答案是这种方法是对随机化原则的坚持。事实上，如果更多的患者因为与其他组相比发生更多的不良事件而退出某一组，并且只对完成试验的患者进行分析，那么两组之间就会产生不平衡，结果的有效性也会大打折扣。总之，ITT分析的目的是保持两组尽可能平衡，避免偏倚和防止随机化的丢失。
- 接受治疗分析仅考虑实际接受特定治疗的患者。当患者需要从一个组转到另一个组时，这个分析可能就很重要。例如，患者最初被分配到一个药物治疗组，但由于某种原因，他们需要手术，因此被重新分配到手术组。不过这会使随机化原则丢失，可能会影响分析的有效性。而且，在这种情况下，盲法通常也会受到影响。

• 完成治疗分析只评估完成整个试验的患者，和那些完成了指定治疗方案的患者。完成治疗分析同样会导致随机原则的丢失，而且由于那些未完成试验的患者信息的丢失使研究者无法对混杂因素进行评价。

最后，研究者还应考虑选择何种试验结果进行评估。尽管在某些情况下这种选择可能看起来很容易，但在其他情况下可能会变得困难。例如，确定某特定种植体表面与另一个种植体表面之间的差异时，研究者在 RCT 试验中通常选择种植体的存活率这一最终结果作为评价指标。另一方面，有时使用所谓的"替代终点"来获得关于主要(真正)终点的结论。有时这是必要的，因为对真正终点的评估需要大量的随访工作或更大的样本。但是这种情况下的问题是，替代终点的验证并不总是很清楚，如果研究只使用替代终点来提供可靠的结果，那么就会引起争论。

为了提高随机对照试验的质量，1993 年，由编辑、评判员和方法学家组成的专家小组在加拿大渥太华讨论各种有关随机对照试验的主题。在随后的会议上，专家小组编写了一份集合了各种建议的文件，并且制定了《随机对照临床试验报告规范》(Consolidated Standard of Reporting Trials，CONSORT)。这是一个被认为对临床试验的报告至关重要的清单，其目的是帮助作者改进他们的对照试验报告。

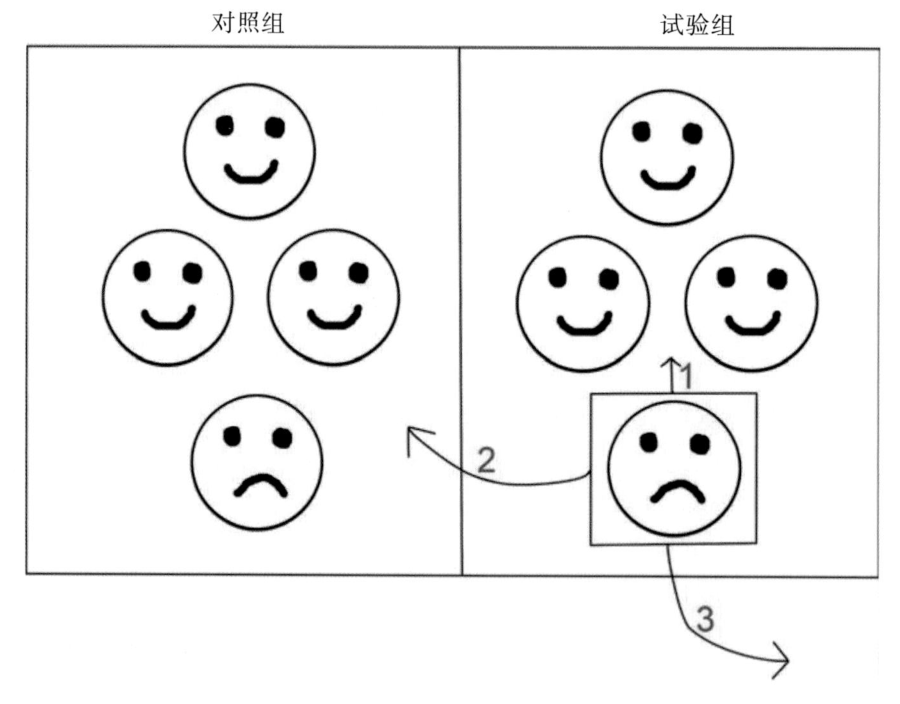

图 1.2 **随机临床试验的分析方法示意图** 1. 意向性治疗分析(ITT)是指在研究过程中，不管患者死亡或退出，分配组中的所有患者都要纳入分析。2. 接受治疗分析仅考虑实际接受特定治疗的患者，在这种分析方法中，如果患者没有接受治疗，他们会被重新分配到对照组中。3. 完成治疗分析仅评估完成试验的患者，在这种分析方法中，如果患者退出或去世，他将不会被纳入分析

清单包括建议的标题和摘要、引言、方法、结果、讨论和补充信息。

1.2.3.3 系统评价和 meta 分析

系统评价和 meta 分析在证据金字塔的顶端，因为它们用科学的方式严谨地收集了所有现存的证据，并将这些数据在一个研究中分析呈现出来。

系统评价的目的是收集所有与某一主题有关的已发表的研究，评估每一个研究的质量，并以公正的方式解释研究结果[10]。

每年都有大量的研究结果发表，如果每年都系统地收集所有现存的证据，并且时刻跟上最新的研究证据几乎是不可能的。

系统评价通常由两名评审员进行，需要提出一个明确的问题，这可以通过 PICO 的要素来完成。然后使用所有可用的数据库和手工搜索，仔细搜索已发布的证据。评审员可以选择只包括随机对照试验的研究或者其他一些低质量的研究。在收集所有可能的研究之后，根据预定的排除和纳入标准对研究的合格性进行评估。这个排除/纳入选择通常是根据研究摘要进行的。这样，所有被纳入的相关研究都被列入了全文的讨论范畴，在这一过程中，评审员进行方法质量评估，将质量低劣的研究排除在外。最后，所有的研究数据被提取出来，通常会在一个总结表中以图表的形式呈现这些结果。

和 RCT 的报告方式类似，一个专家组制定了一个清单，用来帮助评审员改进系统评价报告，称为 PRISMA 声明(表 1.3)[11]。

系统评价数据将汇总表放在上下文中，以便对某个特定主题作出总体结论，或者如果数据足够均匀，则以 meta 分析的形式进行进一步的分析和总结。

meta 分析是一种统计学技术，可以将来自多项研究的证据结合起来，并有助于对给定干预的效果作出精确评估[12]。

一个好的 meta 分析源于优质的系统评价。使用适当的统计方法将系统评价的结果及其相关数据进行整合。

meta 分析很重要，因为它可以解决单个研究无法完成的问题。这是因为从理论上来讲，把多个研究的数据结合起来就像扩大了样本量一样，这样就有可能获得统计学上有意义的结果。但是，很显然这种分析受到原始研究质量的限制。当初级研究质量较低时，就可能得到不明确或有偏倚的结果，有时甚至无法进行分析[13-16]。

1.2.3.4 系统综述和 meta 分析的系统评价

寻找医疗干预效果方面证据的最后一步是基于系统综述和 meta 分析的系统评价，也称 meta 综述[17]。

临床医生评估文献所面临的一个问题就是，在同一主题上遇到的多个系统综述和 meta 分析所得出的结果不同。进行 meta 综述可以在单个文档中将现有的综述进行简要的概括整理。这样有助于得出大体结论，甚或得出有依据的、更为准确的结论。与传统的系统综述相比，meta 综述也是以相类似的方式进行的，即仔细搜索某个特定主题的文献，但将研究仅限于系统综述和 meta 分析，然后综合数据以得出一个总体结论。

meta 综述有很多优点，它允许我们对关于特定主题的现有综述的总体质量进行评价，同时它允许各研究之间差异性的存在。事实上，如果现有的综述之间存在一致性的差异，这就意味着原始研究质量不佳或不足以得出有关干预的明确结论，这样就会促使我们在未来对这个特定主题进行进一步研究。此外，meta 综述可以识别不同综述所涉及的多重偏倚，这使研究者对所选的研究主题了解得更为全面。最后，通过分析不同的系统综述和 meta 分析，可以了解哪种统计工具是最常用的，哪种统计工具最能描述所选择的结果。

总之，meta 综述是一种很好的工具，可以对现有证据进行“快照”，并确定特定主题在哪个领域已明确，并且已应用于临床实践，在哪一个领域需要进一步的研究[18]。

表 1.2 CONSORT2010 随机对照试验报告规范条目

论文章节/主题	条目号	对照检查的条目
文题和摘要	1	a. 文题能识别是随机临床试验
	1	b. 结构式摘要，包括试验设计、方法、结果、结论 4 个部分(具体的指导建议参见“CONSORT for abstracts”)
引言		
背景和目的	2	a. 科学背景和对试验理由的解释
	2	b. 具体目的和假设
方法		
试验设计	3	a. 描述试验设计(诸如平行设计、析因设计)，包括受试者分配入各组的比例
	3	b. 试验开始后对试验方法所作的重要改变(如合格受试者的挑选标准)，并说明原因
受试者	4	a. 受试者合格标准
	4	b. 资料收集的场所和地点
干预措施	5	详细描述各组干预措施的细节以使他人能够重复，包括它们实际上是在何时、如何实施的
结局指标	6	a. 完整而确切地说明预先设定的主要和次要结局指标，包括它们是在何时、如何测评的
	6	b. 试验开始后对结局指标是否有任何更改，并说明原因
样本量	7	a. 如何确定样本量
	7	b. 必要时，解释中期分析和试验中止原则
随机方法：		
序列的产生	8	a. 产生随机分配序列的方法
	8	b. 随机方法的类型，任何限定的细节，如怎样分区组和各区组样本多少
分配隐藏机制	9	用于执行随机分配序列的机制(如按序编码的封藏法)，描述干预措施分配之前为隐藏序列号所采取的步骤

表1.2(续)

论文章节/主题	条目号	对照检查的条目
实施	10	谁产生随机分配序列，谁招募受试者，谁给受试者分配干预措施
盲法	11	a. 如果实施了盲法，分配干预措施之后对谁设盲(例如受试者、医护提供者、结局评估者)，以及盲法是如何实施的
	11	b. 如有必要，描述干预措施的相似之处
统计学方法	12	a. 用于比较各组主要和次要结局指标的统计学方法
	12	b. 附加分析的方法，诸如亚组分析和校正分析
结果		
受试者流程(极力推荐使用流程图)	13	a. 随机分配到各组的受试者例数，接受已分配治疗的例数，以及纳入主要结局分析的例数
	13	b. 随机分组后，各组损失和被剔除的例数，并说明原因
招募受试者	14	a. 招募期和随访时间的长短，并说明具体日期
	14	b. 为什么试验中断或停止
基线资料	15	用一张表格列出每一组受试者的基线数据，包括人口学资料和临床特征
纳入分析的例数	16	各组纳入每一种分析的受试者数目(分母)，以及是否按最初的分组分析
结局和估计值	17	a. 各组每一项主要和次要结局指标的结果，效应估计值及其精确性(如95%可信区间)
	17	b. 对于二分类结局，建议同时提供相对效应值和绝对效应值
辅助分析	18	所做的其他分析的结果，包括亚组分析和校正分析，指出哪些是预先设定的分析，哪些是新尝试的分析
危害	19	各组出现的所有严重危害或意外效果
讨论		
局限性	20	试验的局限性，报告潜在偏倚和不精确的原因，以及出现多种分析结果的原因(如果有这种情况的话)
可推广性	21	试验结果被推广的可能性(外部可靠性，实用性)
解释	22	与结果相对应的解释，权衡试验结果的利弊，并且考虑其他相关证据
其他信息		
试验注册	23	临床试验注册号和注册机构名称
试验方案	24	如果有的话，在哪里可以获取完整的试验方案
资助	25	资助和其他支持(如提供药品)的来源，提供资助者所起的作用

表 1.3 系统综述(存在或不存在 meta 分析)报告项目清单

章节/主题	条目编号	对照检查的条目
标题		
标题	1	表明本研究是系统综述，meta 分析或两者均是
摘要		
结构化摘要	2	使用结构化格式，包括：背景，主要目的，数据来源，研究纳入标准、研究对象和干预措施；质量评价和合成方法，分析。结果，局限性、结论及主要研究结果的意义，系统综述注册号与注册名。
引言		
基本目标	3	介绍当前已知的理论基础，描述 meta 分析的原因。
	4	明确描述所研究的问题，包括研究人群、干预措施、比较组、结局及研究设计(PICOS)。
方法		
研究方案及注册	5	表明是否事先制定了研究方案，如有，则说明在何处能获得该方案(如网络下载地址)；如有可能，还应提供注册号等注册信息。
纳入标准	6	详述文献的纳入标准，包括研究特征(如 PICOS、随访时间等)及报告特征(如发表年份、语言、发表状态等)，并说明其理由。
信息来源	7	介绍检索的全部信息来源(如文献数据库及其时间跨度、为获得其他研究信息而跟作者联系)及最新的检索日期。
检索	8	至少报告一个电子数据库的完整的检索策略，包括所使用的限制项，以保证该检索结果可被重复。
研究选择	9	描述研究选择的过程，如筛选、合格性评估、纳入系统综述和(如有可能)meta 分析的过程等。
数据提取	10	描述从研究报告中提取数据的方法(如经过预实验后完善数据提取表，双人独立、重复提取数据等)，向原始研究的作者索取和确认数据的过程。
数据变量	11	列举和定义所有变量(如 PICOS，资助来源等)，并对变量的任何假设和简化形式进行说明。
单项研究偏倚	12	描述单项研究偏倚风险的评价方法(说明评价是针对研究还是仅针对结局)，并描述在数据合并中将如何使用偏倚评价的结果。
效应指标	13	说明主要的效应测量指标(如相对危险度 RR、均数差等)。
结果综合	14	描述数据处理和结果合并(如果完成)的方法。这部分内容应该包括每个 meta 分析的一致性分析(例如 I^2)
研究集的偏倚	15	对于可能影响合并结果的偏倚(如发表偏倚、研究内选择性报告结果等)，应说明其评估方法。

表 1.3(续)

内容	条目编号	条目要求
其他分析	16	描述其他分析方法，并说明哪些是事先计划的分析。这部分内容应包括但不局限于以下内容：敏感性分析或亚组分析；meta 回归。
结果		
研究选择	17	分别描述筛选、合格性评价以及纳入综述的研究数量，并说明各阶段排除的理由，最好列出流程图。
研究特征	18	对每个进行信息提取的研究，应描述各研究的特征(例如样本量、PICOS、随访时间等)，并提供引文出处。
单项研究内部偏倚	19	展示各单项研究可能存在偏倚的相关数据，如有可能，列出偏倚对结局影响的评价结果。(请参阅条目 12)
各单项研究结果	20	对所有结局指标(获益或危害)，每个研究均应展示：a. 每个干预组的汇总数据；干预组之间的效应估计值及其置信区间。 b. 理想情况应附森林图。
合并的结果	21	展示每项 meta 分析的结果，包括置信/可信区间和一致性。
研究集的偏倚	22	展示研究集中可能存在的任何偏倚的评估结果。(请参阅条目 15)
其他分析的结果	23	如进行了其他分析，需要描述其结果(敏感性分析、亚组分析、meta 回归分析。
总结证据	24	总结研究的主要发现，包括每一个主要结局指标的证据强度；考虑这些结果对主要利益相关者(卫生服务提供者、使用者及政策制定者)的参考价值。
局限性	25	探讨研究层面及结局层面的局限性(偏倚风险)，以及系统综述层面的局限性(未能获得所有相关研究、报告偏倚)。
结论	26	结合其他相关证据，提出对研究结果的总结性解读，及其对进一步研究的启示。
资助		
资助来源	27	描述该系统综述与 meta 分析的资助来源和其他支持(如提供数据)，及资助者在完成系统综述中所起的作用。

1.2.4 应用证据

1.2.4.1 口腔种植学中临床研究报告的质量

对口腔种植相关文献研究报告进行质量的评估是十分重要的，因为只有来自高质量研究的证据才能确保研究结果可以在临床实践中得以实施。

Pjetursson 和同事[19]对口腔种植相关的纵向研究数据进行了质量评估。他们发现，大多数已报道的种植修复的研究主要基于前瞻性和回顾性观察研究，明显缺乏随机对照试验，因而关于这个话题的证据是观察性的而不是试验性的。此外，作者通常都不会注意到由 STROBE 声明提出的关于这类研究的建议。文献分析中常见的问题就是研究设计不佳，因此很多时候读者很难判断这项研究是队列研究、病例对照研究还是前瞻性/回顾性研究。此外，这类研究往往还缺乏合适的纳入和排除标准、研究方法和混杂因素的分析。而且，大多数关于种植修复的研究通常仅限于种植体存活率的分析，而没有研究种植修复临床效果和并发症的问题。最后，这些研究通常没有说明如何通过特定的公式计算来选取特定的研究样本量。这种情况相当令人失望。可能有人会问，如何才能达到研究成果的适用性，一种可行的方式就是依靠良好的系统综述和 meta 分析，这样就可以对各种研究结果进行总结。如前所述，只有正确实施的随机对照试验和队列研究才能提供更好的证据和高质量的数据，从而提高系统评价和 meta 分析的质量。

Kloukos 和同事[6]分析评价了发表在口腔修复学和种植学期刊上的随机对照试验的质量，特别是对那些坚持了 CONSORT 声明的 RCTs 进行了评估。结果显示大多数试验(64.7%)没有报告样本量计算，62% 的研究没有提到盲法分配，约 37% 没有报告盲法。

作者认为，即使大量的期刊采用了 CONSORT 声明，但只有少数人积极的执行。因此，研究人员不断提高报告质量和编辑实施更严格的 RCT 报告标准都十分重要。

另一个可能被认为对临床研究结果有影响的重要因素是种植体公司的赞助。企业的资助和企业所希望的结果都被认为是医学和口腔医学文献中的一个严重问题，这就是所谓的基金赞助偏倚。

Popelut 和同事[20]通过收集种植体研究的数据分析了基金赞助偏倚这一问题，并试图确定基金赞助与种植体年失败率之间的关系。

实际上，结果显示资金来源可能对牙种植体的年失败率有重大影响。与非企业赞助研究相比，企业赞助的相关试验的失败率显著降低。另外还显示，没有指定资金来源的试验失败率更低。这可能是因为：作者故意不报道资金来源，对赞助研究的质量控制并不一致，因而结果具有更大的偏倚。

这一分析清楚地指出，赞助的透明度至关重要。此外，当研究宣布存在赞助时，读者有责任仔细评估结果是否在某种程度上有偏倚。同时，对于实验性研究而不是观察研究，应用 CONSORT 准则可以有助于避免赞助偏倚的产生。

1.2.4.2 内部效度和外部效度

研究结果在临床实践中的应用取决于研究的内部效度和外部效度[21,22]。

内部效度本质上是指研究的质量，简单来说，就是一项研究在衡量它打算衡量的指标时所达到的程度。这是分级评估，在证据金字塔顶部的研究设计相比底部的研究设计被认为具有更高的内部效度。此外，遵守了上述各种报告清单同样会具有很高的内部效度。

外部效度是指证据在实践中的适用性。尽管内部效度是外部效度的先决条件，但这并不意味着高质量的研究就一定可以应用到实践中。实际上，外部效度受干预的成本和方便程度影响，此外也受疾病的严重性所影响。因为只有疾病足够严重，才允许临床医生使用一些干预措施。

回到 EBD 的定义，你会发现患者的偏好和医生的专业知识是临床实践的重要组成部分。口腔科专家必须从牙科学院就开始培养相关的专业技能，然后通过研究生课程、继续教育课程和会议等继续学习提高。通过循证分析对技术操作方面的某些细节的影响进行评价总结，并根据这些结论进行临床实践，这样才可以做到有依据的操作，而非仅凭个人经验的操作。最后，笔者应该尽可能地去满足患者的喜好和愿望，努力为他们提供最高水平的医疗服务。

参考文献

[1] Sackett D L, Rosenburg W M, Gray J A, et al. Evidence-based medicine: what it is and it isn't. BMJ, 1996, 312: 71 – 72.

[2] Sackett D L, Richardson W S, Rosenburg W M, et al. Evidence-based medicine: how to practice and teach EBM New York. New York: Churchill Livingstone, 1997.

[3] Brignardello-Petersen R, et al. A practical approach to evidence-based dentistry. J Am Dent Assoc, 2014, 145: 1262 – 1267.

[4] Carrasco-Labra A, Brignardello-Petersen R, Glick M, et al. A practical approach to evidence-based dentistry: VI J Am Dent Assoc, 2015, 146: 255 – 265.

[5] Faggion C M, Huda F, Wasiak J. Use of methodological tools for assessing the quality of studies in periodontology and implant dentistry: a systematic review. J Clin Periodontol, 2014, 41: 625 – 631.

[6] Kloukos D, Papageorgiou S N, Doulis I, et al. Reporting quality of randomised controlled trials published in prosthodontic and implantology journals. J Oral Rehabil, 2015, 42(12): 914 – 925.

[7] Vandenbroucke J P, et al. Strengthening the Reporting of Observational Studies in Epidemiology (STROBE): explanation and elaboration. Int J Surg, 2014, 12: 1500 – 1524.

[8] Schulz K F, Grimes D A. Blinding in randomised trials: hiding who got what. Lancet, 2002, 359: 696 – 700. orabinejad, MBahjri, K

[9] Schulz K F, Altman D G, Moher D, et al. CONSORT 2010 statement: updated guidelines for reporting parallel group randomised trials. BMC Med, 2010, 8: 18.

[10] Worthington H V, Esposito M, Nieri M, et al. What is a systematic review? Eur J Oral Implantol, 2003, 1: 174 – 175.

[11] Moher D, Liberati A, Tetzlaff J, et al. Reprint-preferred reporting items for systematic reviews and meta-analyses: the PRISMA statement. Phys. Ther, 2009, 89: 873 – 880.

[12] Senn S, Gavini F, Magrez D, et al. Issues in performing a network meta-analysis. Stat Methods Med Res, 2013, 22: 169 – 189.

[13] Pommer B, Becker K, Arnhart C, et al. How meta-analytic evidence impacts clinical decision making in oral implantology: a Delphi opinion poll. Clin Oral Impl Res, 2016, 27: 282 – 287.

[14] Perel M L. Cargo cult science and meta-analysis. Implant Dent, 2015, 24: 1.

[15] Foote C J, et al. Network meta-analysis: users' guide for surgeons: part I-credibility. Clin Orthop Relat Res, 2015, 473: 2166 – 2171.

[16] Catalá-López F, Tobías A, Cameron C, et al. Network meta-analysis for comparing treatment effects of multiple interventions: an introduction. Rheumatol. Int, 2014, 34: 1489 – 1496.

[17] Singh J P. Development of the Metareview Assessment of Reporting Quality (MARQ) Checklist. Rev Fac Med, 2012, 60: 325 – 332.

[18] Smith V, Devane D, Begley C M, et al. Methodology in conducting a systematic review of systematic reviews of healthcare interventions. BMC Med Res Methodol, 2011, 11: 15.

[19] Pjetursson B E, Zwahlen M, Lang N P. Quality of reporting of clinical studies to assess

and compare performance of implant-supported restorations. J Clin Periodontol, 2012, 39: 139 - 159.

[20] Popelut A, Valet F, Fromentin O, et al. Relationship between sponsorship and failure rate of dental implants: a systematic approach. PLoS One 5, 2010, e10274.

[21] Polychronopoulou A. The reporting quality of meta-analysis results of systematic review abstracts in periodontology and implant dentistry is suboptimal. J Evid Based Dent Pract, 2014, 14: 209 - 210.

[22] Cosyn J, et al. An exploratory case-control study on the impact of IL-1 gene polymorphisms on early implant failure. Clin. Implant Dent Relat Res, 2016: 18, 234 - 240.

[23] Lee J T, Lee H J, Park S Y, et al. Consecutive unsplinted implant-supported restorations to replace lost multiple adjacent posterior teeth: a 4-year prospective cohort study. Acta Odontol Scand, 2015, 73: 461 - 466.

[24] Elangovan S, Allareddy V, Evid J. Publication metrics of dental journals-what is the role of self citations in determining the impact factor of journals? Based Dent Pract, 2015, 15: 97 - 104.

[25] Ringeling J, Parvini P, Weinbach C, et al. Discomfort/pain due to pocket probing at teeth and endosseous implants: a cross-sectional study. Clin Oral Impl Res, 2015: 1 - 5.

[26] Guljé F, Abrahamsson I, Chen S, et al. 11 mm lengths in the posterior maxilla and mandible: a 1-year multicenter randomized controlled trial. Clin Oral Impl Res, 2013, 24: 1325 - 1331.

第2章　生物统计学基础

Oreste Iocca

摘要

统计学知识是理解和报告科学研究的基础。概率的基本概念就是大多数统计学概念的基石。作为贝叶斯学派(Bayesian)统计学的基础，条件概率逐渐在研究者中流行了起来，但却被通常所使用的频率论方法所反对。

最后是以变量分布、假设检验、假定值和置信区间为基础的概念。

系统综述和 meta 分析是分析现有证据的重要工具。网状 meta 分析对于多重比较而言是一个全新的分析原始研究的方法。当不能直接对比原始研究的结果来评估多个干预因素的效果时，网状 meta 分析就成为一种重要的途径。

在报告和理解医学或牙科文献时，有必要使用严格的方法来完成数据的采集、分析和解读。这可以通过使用基本统计学工具的知识来完成。通常，口腔医学研究是在一个能够代表特定人群的样本中进行的。然后，通过推论统计学的统计推断过程，将从该样本中得出的结论推广应用到整个特定人群。

与之反的是描述性统计，它的数据分析是在现有的样本中进行的，并且该样本不被认为来源于一个更大的总体。

2.1　概　率

概率的概念是统计学概念的基础，概率指的是随机过程所产生的结果。它通常被写作一个取值于 0 到 1 之间的概率。

例如，抛掷一枚硬币出现正面向上或背面向上的概率。在这个例子中，掷出正面向上的概率记作 $P(H)$ 而掷出背面向上的概率则记作 $P(T)$。$P(H)$ 和 $P(T)$

O. Iocca, DDS
International Medical School, Sapienza University of Rome, Viale Regina Elena 324, 00161 Rome, Italy
Private Practice Limited to Oral Surgery, Periodontology and Implant Dentistry, Rome, Italy
e-mail: oi243@nyu.edu

是经典的互斥事件。实际上，每一次抛掷只会有一种结果发生。

在这个事例中，只出现其中一个结果的概率被给予了一个附加规则：

$$P(H \cup T) = P(H) + P(T)$$
$$= 1/2 + 1/2$$
$$= 1$$

显然，该事件的所有结果（无论是正面向上还是背面向上）的发生概率都包含在其中。

当两个事件并非互斥事件时，例如，事件 A 和 B，它们可各自独立发生也可同时发生：

$$P(A \cup B) = P(A) + P(B) - P(A \cap B)$$

独立性是指事件的一个结果无法对另一个结果造成影响。例如，抛掷一枚硬币产生的结果不会影响到投掷一枚彩色的六面体骰子（骰子的一面为白、一面为红等等，以此类推）所产生的结果。

研究者用独立事件的乘法法则来定义两个独立事件同时发生的概率，其计算方法为：

$$P(A \cap B) = P(A) \cdot P(B)$$

在抛硬币和骰子的实验中，把出现硬币正面向上的概率记为 $P(H)$，而骰子转至红色面向上的概率记为 $P(R)$，将可得出其两者同时出现的概率为：

$$P(H \cap R) = P(H) \cdot P(R)$$
$$= 1/2 \times 1/6$$
$$= 1/12$$
$$= 0.083$$

这意味着有 8.3% 的概率抛出硬币的正面与骰子的红色面同时向上。

2.1.1 条件概率和贝叶斯(Bayes)原理

条件概率的定义为结果(A)在另一个结果(B)已经发生的情况下而发生的概率，可写为：

$$P(A \mid B) = P(A \cap B) / P(B)$$

我们可使用乘法法则得出：

$$P(A \cap B) = P(A \mid B) \cdot P(B)$$

最后将所有的条件概率值求和得到：

$$P(A_1 \mid B) + P(A_2 \mid B) + \cdots + (PA_n \mid B)$$

这里的 n 为一个能代表所有可能结果的变量。

这些都是贝叶斯原理中的基本法则，可用于解答一些给定条件概率值的具体问题。

$$P(B \mid A) = \frac{P(A \mid B) \cdot P(B)}{P(A)}$$

使用上文提到的这个公式对理解贝叶斯原理在临床调查中的应用上大有帮助。研究者可以通过种植体周围组织健康患者(B^-)约占种植患者总数的 78% 这项已公布数据，从而估算出种植体周围炎患者(B^+)约占种植患者总数的 22%。

同样，探诊出血的阳性预测值(A)已被观察性研究确定约为 99% 即 $P(A+ \mid B+) = 0.99$；换句话说，一个种植体周围炎患者几乎可以肯定他会出现探诊出血。

另一方面，阴性预测值被确定约为 55% 或 $P(A- \mid B-) = 0.55$。这意味着，一个患者如果没有种植体周围炎，那么在检查中他也有 55% 的概率不会出现探诊出血。

现在倒过来看这个问题，如果想知道当发现某患者探诊出血(A^+)时，其同时患有种植体周围炎(B^+)的概率。研究者可以应用贝叶斯原理和图形工具来阐明这个结果是如何得出的。

研究者可以用树形图来展现这一情况，其中患种植体周围炎的概率记作 $P(B^+)$，探诊出血的概率记作(A^+)，特别是种植体周围炎患者同时存在探诊出血的概率和未患种植体周围炎的患者却存在探诊出血的概率，其分别记作$P(A1^{+} \mid B)$与$P(A2^{+} \mid B^{-})$。

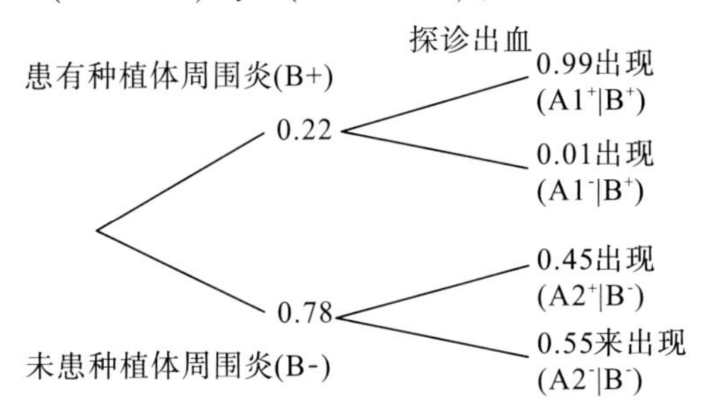

根据上面的树形图，可了解到一个种植体周围炎患者同时存在探诊出血的概率几近100%$P(A_1^{+} \mid B^{+})$，但临床上研究者还是会为了要诊断种植体周围炎而去检查探诊出血。反之，如果调换条件顺序检查一个探诊出血的患者同时存在种植体周围炎的概率，也就是$P(B^{+} \mid A^{+})$，那么这种情况下，贝叶斯克原理就可以帮我们来解答这个问题了。

运用该原理，我们得出

$$P(B^{+} \mid A^{+}) = \frac{P(B^{+} \cap A^{+})}{P(A^{+})}$$

$$= \frac{P(A^{+} \mid B^{+}) \cdot P(B^{+})}{P(A1^{+} \mid B^{+}) \cdot P(B^{+}) + P(A2^{+} \mid B^{+}) \cdot P(B^{+})}$$

$$= \frac{0.99 \times 0.22}{(0.99 \times 0.22) + (0.45 \times 0.78)}$$

$$= \frac{0.218}{0.569}$$

$$= 0.384$$

综上所述，你就会发现一个患者同时存在探诊出血与种植体周围炎的概率为38.4%。这就说明：尽管探诊出血是种植体周围炎诊断过程中的一个重要标志，但最好还是要结合其他的诊断手段，如评估探诊深度和拍摄X线片。

这看上去好像有悖直觉，因为一开始研究者就被植入了一个种植体周围炎患者有99%的概率会存在探诊出血这个观念。一旦发现有患者存在探诊出血时，研究者就要反过来看这个问题并尝试计算出这时患者存在种植体周围炎的概率，这点非常重要。

再举一个例子，据报道在NBA(美国职业篮球联赛)360名球员里约99%的球员身高都超过了180cm，该事件可表示为$P(180^{+} \mid NBA^{+}) = 0.99$。因此，如果你在NBA里打球，那么几乎可以肯定你的身高超过了180cm。可是反过来，如果想知道，身高大于180cm且恰好在NBA里打球的概率，或者是求$P(NBA^{+} \mid 180^{+})$的值。那甚至不需要贝叶斯原理就可以断定，身高超过180cm并恰好在NBA打球的概率是极低的!

贝叶斯方法是计算条件概率的一种方法，即结合用先验法获得的数据(先验概率)以计算出修正后的概率(后验概率)。显然，先验概率可能会因我们获取的原始数据而不同。回到之前的例子，有很多作者报道过有关种植体周围炎的各种不同的患病率。因此，如果选择了种植患者总体中患种植体周围炎的另一概率值，那么得出的结果也将随之改变。这看起来似乎在分析中增加了一些主观因素，但与此同时，根据新的数据(新的先验概率)来重新计算结果，在校正的过程中使之成立，这就是贝叶斯统计的长处。

频率论方法的本质上是基于P值即假定值、置信区间、无效假设和效能(之后讨论)的一种统计方法，在科学文献中最常见，且与贝叶斯方法相反。

但是近年来，贝叶斯统计因其具有通过更新先验概率来补充经验的可能性而在研究者中得以流行。为此，一些作者得出这样一个结论：临床医生是天生的“贝叶斯主义者”，因为他们虽然并不知道什么是贝叶斯统计，但仍会在临床实践中应用。

他们的主张如同先验概率的更新一样，是在已知实际情况的基础上来解释临床试验结果、症状或体征。他们是以贝叶斯统计原理为核心来作出临床判断的。

在未来，贝叶斯方法将有希望纳入医学科研。

2.2 变量的分布

随机变量是表现一段过程或结果的一个假定数字。例如，一个随机变量可表示某地区的缺牙人群的总数。

概率分布是指一个给定的变量所包括的全部可能数值。

正态分布因其最为常见并且作为参考来解决很多统计学问题而被当作参考值分布。

正态分布通过均值 $\mu=0$ 和标准差 $\sigma=1$ 来定义并被描绘为对称、单峰、钟形曲线。均值和标准差被称作分布参数，用于精确描绘正态分布。

标准的正态曲线被称作 Z 分数，其定义为标准差值，即一个数值高于或低于平均数的多少。如果我们已知一个指定人群分布的均数和标准差，我们就可以通过给定的 X 值来计算提出：

$$z=\frac{\chi-\mu}{\sigma}$$

例如，假设在患者总体中，牙周探诊深度均数为 6.0mm，且标准差为 1.5mm，那么我们可计算出牙周探诊深度为 7.5 的某个患者的 Z 分数：

$$z=\frac{\chi-\mu}{\sigma}=\frac{7.5-6.0}{1.5}=1.0$$

在这个例子中，该患者的标准差值(1mm)高于均值，正态概率表(关联特定标准差值的百分位数的预计算表格，也称作 Z 值表)将会告诉我们该患者位于第 84 百分位数，其含义为在同一总体中，该患者的牙周探诊深度高于 84% 的其他患者。所有位于第 84 百分位数以下的探诊深度值都标为灰色区域(图 2.1)。

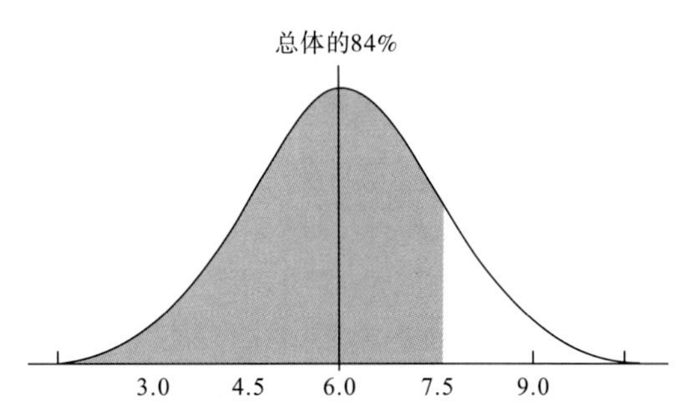

图 2.1 **患者牙周探诊深度的正态分布** 所有位于第 84 百分位数以下的值都标为灰色区域

Z 值和位于正态曲线下的区域的重要性在于如果我们抽取至少 30 个独立观测样本并且这些数据不过分偏斜，那么这些均数的分布将接近于一个正态模型。在图 2.2 中，有 12 个符合正态模型的随机样本，每个样本至少由 30 个观测值组成(图 2.2)。

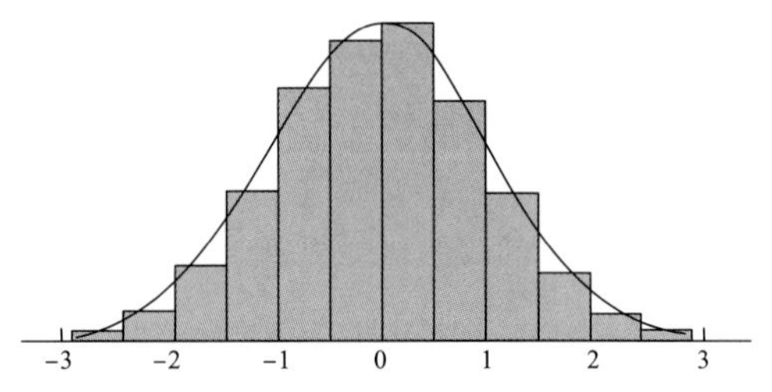

图 2.2 **每个符合正态模型的随机抽样都至少由 30 个观测值组成**

2.2.1 置信区间

总体参数的可能取值范围称作置信区间(CI)，为了获得该值，我们考虑计算出一个与估计值相关的标准差值，称其为标准误(stander error，SE)。标准误所描述的误差与估计值有关，简单来说，它所反映的是统计资料的变化，当我们没有全部总体的取值时，但我们想仅以取自总体的样本来作为替代进行研究。标准误通过以下公式来计算

$$SE\bar{x} = \frac{S}{\sqrt{n}}$$

这里 S 表示样本的标准差，n 表示样本的含量。

从Z值表中获知，位于正态曲线以下95%的观测值都是由在 -1.96 与 +1.96 之间的均数标准差所构成(图2.3)。

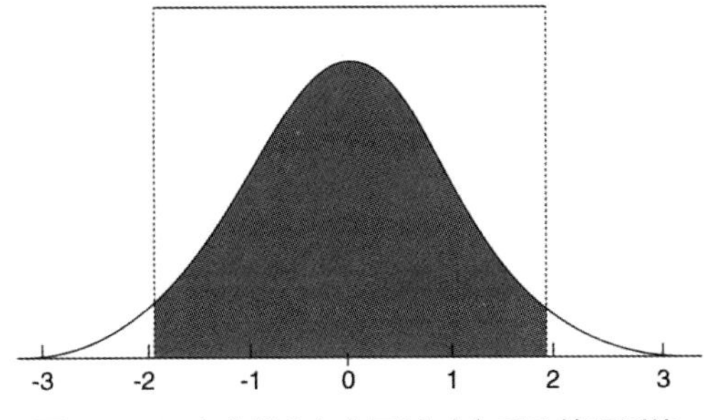

图2.3 正态曲线中灰色区域对应95%的观测值

标准误表示与估计值相关的标准差，给来自正态分布的该公式取一个95%的置信区间，并采用点估计的方法将得到：

(点估计值 - 1.96 × SE，
点估计值 + 1.96 × SE)

置信区间展示的是两组或多组可信值的取值范围，而且它们始终包含预定级别的估计值。95%置信区间表示如果从总体中抽出100个样本，其中的95个样本应包含了正确的总体指标。在统计学中描述为：总体参数有95%的可能性位于计算范围内。

例如如果从门诊中接受种植的患者中随机抽50例，并测量出种植体周围袋深度的均数为3.5mm，标准差为1.3mm，取95%置信区间，该样本通过以下方式计算可得

$$SE = 1.3/\sqrt{50} = 0.18$$
$$95\%\ CI(3.5 - 1.96 \times 0.18,$$
$$3.5 + 1.96 \times 0.18)$$
$$= (3.14,\ 3.85)$$

95%的可信度是指从包含这50例患者的门诊患者的总样本中抽取100个样本，那么有95%的样本种植体周围袋深度将会位于3.14～3.85mm。

2.2.2 假设检验

频率论方法是将假设公式化，这表示要检验被怀疑的观点，并称其为无效假设或 H_0；与之相对的是推翻无效假设的备择假设。

统计检验常用于评判无效假设能否被拒绝。从统计学角度来看，检验可能拒绝无效假设而支持备择假设，或是不拒绝无效假设，由此来看 H_0 是正确的并非不可信。

在假设检验中，有两种类型或者说可能发生两种错误：

Ⅰ型错误在于拒绝了实际上成立的 H_0。

Ⅱ型错误在于当 H_A 实际上成立时，没有拒绝 H_0。

显著性水平 $\alpha = 0.05$ 意味着我们不

想有超过5%的机会犯Ⅰ型错误。

Ⅱ型错误用β表示并由样本含量决定。统计效能对于一个研究的有效性来说是一个非常重要的概念，定义为拒绝无效假设的概率或表示为$1-\beta$。效能的计算不在讲述范围内。可以明显看出增加样本含量就能提高效能。通常接受假设所需的最低效能为80%，这说明β不能高于0.20，可得$1-0.20=0.80$。这表示因无效假设不成立而拒绝的概率为80%。

通过P值我们可量化反对无效假设的证据强度并支持相反的假设。P值被定义能够支持备择假设的观测数据的概率。

如果执行单侧假设检验，可以通过这个方法来设计检验：

首先设定正常种植体周围袋的深度为4mm。然后抽取一个采用光滑颈圈治疗的种植患者样本，并假设采用光滑颈圈可有利于降低术后1年的探诊深度。在该事件中，通过这个方式设计了一个阴性单边假设检验(之所以为阴性，是因为想要得到一个小于假设的值；如果检测出一个大于假设的值，那么则称其为阳性检验)。

H_0：使用光滑颈圈的种植体治疗后得到的探诊深度$=4.0$mm

H_A：使用光滑颈圈的种植体治疗后得到的探诊深度<4.0mm

相反，如果想要检测是否探诊深度不等于4.0mm，则需要执行双侧检验(two-sided hypothesis test)。

H_0：使用光滑颈圈的种植体治疗后得到的探诊深度$=4.0$mm

H_A：使用光滑颈圈种植体治疗后得到的探诊深度$\neq 4.0$mm

如果抽取使用光滑颈圈种植体治疗后的100位患者样本，且显著性水平$\alpha=0.05$，那么无效假设将因P值<0.05而被拒绝。这意味着，如果无效假设是成立的，那么样本均数(我们假定其取自正态分布)将位于取自双侧检验均数的1.96标准差值内或者位于阴性单侧检验的5%以下，再或是高于阳性单侧检验以上。

如果得到一个探诊深度为3.1mm的均数，其标准差为1.1mm，那么是否说明该均数的患者样本实际上来自其他总体？从统计学角度来看，该结果具有统计学意义吗？

可以运用Z检验来检测假设，

$$Z = 样本均数 - 无效值/SE$$
$$= 3.1 - 4.0/0.11$$
$$= -8.18$$

如果在正态分布表中查Z值，可知该区域位于曲线之下或与$Z=0.11$相关的$P<0.0002$。这个左侧尾区域为拒绝无效假设提供了足够有力的证据。

如果仅为检验$H_A \neq H_0$而设计双侧检验，我们将以与之前相同的方式执行Z检验，但是这时应当将Z分数$\times 2$，因为该事件中我们所查得的区域位于双尾间的曲线之下。

在这个事件中，$Z=-8.18$符合的区域位于左侧尾部之下，因为正态模型是对称的，$-8.18\times 2=-16.36$符合$P<0.0001$，并且再次允许拒绝无效假设。换句话说，如果无效假设成立，那么在100位患者的样本中，观测到这样大的值的概率小于0.0001。

2.2.3 t分布

t分布与正态分布的形状相同，但只有一个参数，即自由度(degrees of freedom，df)，其取值为$n-1$(观测值的数量

-1)，其决定了 t 分布的形状。简而言之，样本量越大，t 分布与正态分布越相似。另外，我们用 t 分布代替了 Z 值表，为了便于使用，根据自由度来计算曲线下区域得到 t 界值表。t 分布用于需要通过小样本估算总体均数和标准误时，而且该情况下 t 分布比正态分布更为精确。若样本量至少有 30 个，则 t 分布趋近于正态分布。

2.2.4 方差分析与 *F* 检验

方差分析(ANOVA)和与其相关的 F 检验用于通过单一假设检验来检查不同组的均值是否相等。

例如，有 4 组患者分别接受采用 4 种不同表面的植体(A，B，C，D)，并且于 1 年后检测边缘骨水平(marginal bone level，MBL)。边缘骨水平的均值分别为 $A=1.1$，$B=1.3$，$C=0.9$，$D=1.5$。

我们可通过以下方法执行假设检验：

H_0：$\mu_1=\mu_2=\mu_3=\mu_4$

H_A：至少有一个均值是不同的

方差分析用于两个或两个以上组间差异的检验，该统计学检验用于服从于 F 分布的 F 事件，F 分布有两种类型的自由度，$df1=k-1$，其中 k 为组数，和 $df2=n-k$，其中 n 为来自所有组的研究对象的总数。

F 检验提供组间变异(通过组间均方)和组内变异(均方误差)之间的比率。有一种简单方法去理解 F 检验，可以尝试通过以下方法去思考。

$$F=\frac{\text{组间方差}}{\text{组内方差}}$$

相应的 F 结果一经查出，就同其他检验方式一样，用于计算 P 值。如果 P 值比预定的显著性水准 0.05 低，那么就拒绝无效假设接受备择假设。对于前面提到的那个例子而言，这意味着 4 组之间的骨水平均数在 1 年内发生了变化。

为了得知哪个组中存在统计学上不同的均值，可以对比了每组的均值，将所有组都进行两两 t 检验，在这个事件中可进行 A 与 B，A 与 C，A 与 D，B 与 C 以及 B 与 D 以上几组对比(这个过程通常由软件来完成)。单个 t 检验的结果将会告诉我们哪两组间存在统计学上的显著差异。

综上所述，方差分析同时考虑了所有分组的整体情况。如果能证明一些证据的存在，就可尝试检验出哪个分组与其他分组之间存在显著的统计学差异。

2.2.5 χ^2 检验

当比较两个(或多个)比例(或百分比)时，卡方(χ^2)检验是一个常见的用于寻找 P 值的检验方式。当然，该检验存在一个有$(r-1)(c-1)$两个自由度的 χ^2 分布，此处 r 和 c 分别为我们所分析的数据表格的行和列。

修复并发症	外连接	内连接	合计
是	27	38	65
否	250	190	340
合计	177	228	405

$$\chi^2=\sum_{i=1}^{k}\frac{(O_i-E_i)^2}{E_i}$$

在这个例子中，观测数据(O)并使用预期数据(E)与之比较。

并发症的发生率是发生并发症的总人数除以患者总人数 =65/405 =0.16，未发生并发症者占患者总人数的比率 = 340/405 = 0.84。

这样使用外连接的患者发生并发症的预期率为 177 × 0.16 = 28.3，使用外连接的患者未发生并发症的预期率为 177 × 0.84 = 148.7。以同样的方式，使用内连接的患者发生并发症的预期率为 228 × 0.16 = 6.08，还有并发症未发生率为 228 × 0.84 = 159.6。

因此其期望值表可以列为下图。

修复并发症	外连接	内连接	合计
是	28.4	36.6	65
否	148.5	191.5	340
合计	177	228	405

现在应用卡方计算公式

$$\chi^2 = \sum_{i=1}^{k} \frac{(O_i - E_i)^2}{E_i} - \frac{(27 - 28.4)^2}{28.4} + \frac{(150 - 148)^2}{148.5} + \frac{(38 - 36.6)^2}{36.6} + \frac{(190 - 191.5)^2}{191.5} = 1.01$$

在这个事件中，对于这个例子中的 2×2 表格，我们可得(2 - 1)(2 - 1) = 1df；在χ^2分布表中，卡方值为 1.01 且自由度为 1 所对应的区域位于 >0.05 的尾部曲线之下，因此，我们拒绝无效假设，且对于现有数据而言，修复并发症的发生率在使用内外连接之间并无差异。

2.3 回归分析

回归分析可用于分析一个或多个的解释变量或自变量(x_1，x_2，x_3，等)和一个因变量(y)之间的联系。

2.3.1 线性回归

线性回归是回归分析中最简单的一类，可以将一个解释变量(x)和一个因变量(y)置于散点图中分析。

分析的重点是确定两个变量之间是否存在某种线性关系。线性回归所用的方程式是 $y = b_0 + b_1x$，其中 b_0为直线的斜率，b_1为由变量计算所得的系数，其值的计算不在此介绍范围内。

两个变量之间的线性相关关系密切程度的描述，记作 r，其总在 -1 和 +1 之间取值。

r 的取值接近于 1，意味着 x 与 y 两变量之间存在密切的线性相关关系，如果一个变量增加，那么另一个变量也会随之增加。r 的取值接近于 -1，同样意味着两变量之间也存在着线性相关关系，但是在这个情况下，当一个变量增加，另一个变量则会减少。而取值接近于 0 则表示两变量之间不存在密切关系。

另一个值 r^2，能通过 x 变量解释 y 变量并确定 y 变量的变化量。

例如，有一项研究[4]为评估种植体周围骨的 CT 亨氏单位值和种植体初期稳定性，图 2.4 中绘制了该研究的散点图和相关直线。如图所示柱形植体的 r 值在(A)中为 0.813，在(B)中为 0.858，在(C)中为 0.714。这表示为所有被分析的变量都展现为高度正相关关系，尤其是 HU 值与插入时的扭矩值、种植体稳定程度和移除时的扭矩值(图 2.4)。

2.3.2 多元回归

多元回归是双变量回归的扩展，用

于存在一个以上自变量(例如：x_1、x_2、x_3)的事件中。

2.3.3 logistic 回归

logistic 回归用于当因变量 y 以二项分布形式(0 或 1)存在时的情况。可用于已知当 x 变量增加或减少时，临床结局为($y=0$ 或 1)取值的情况。

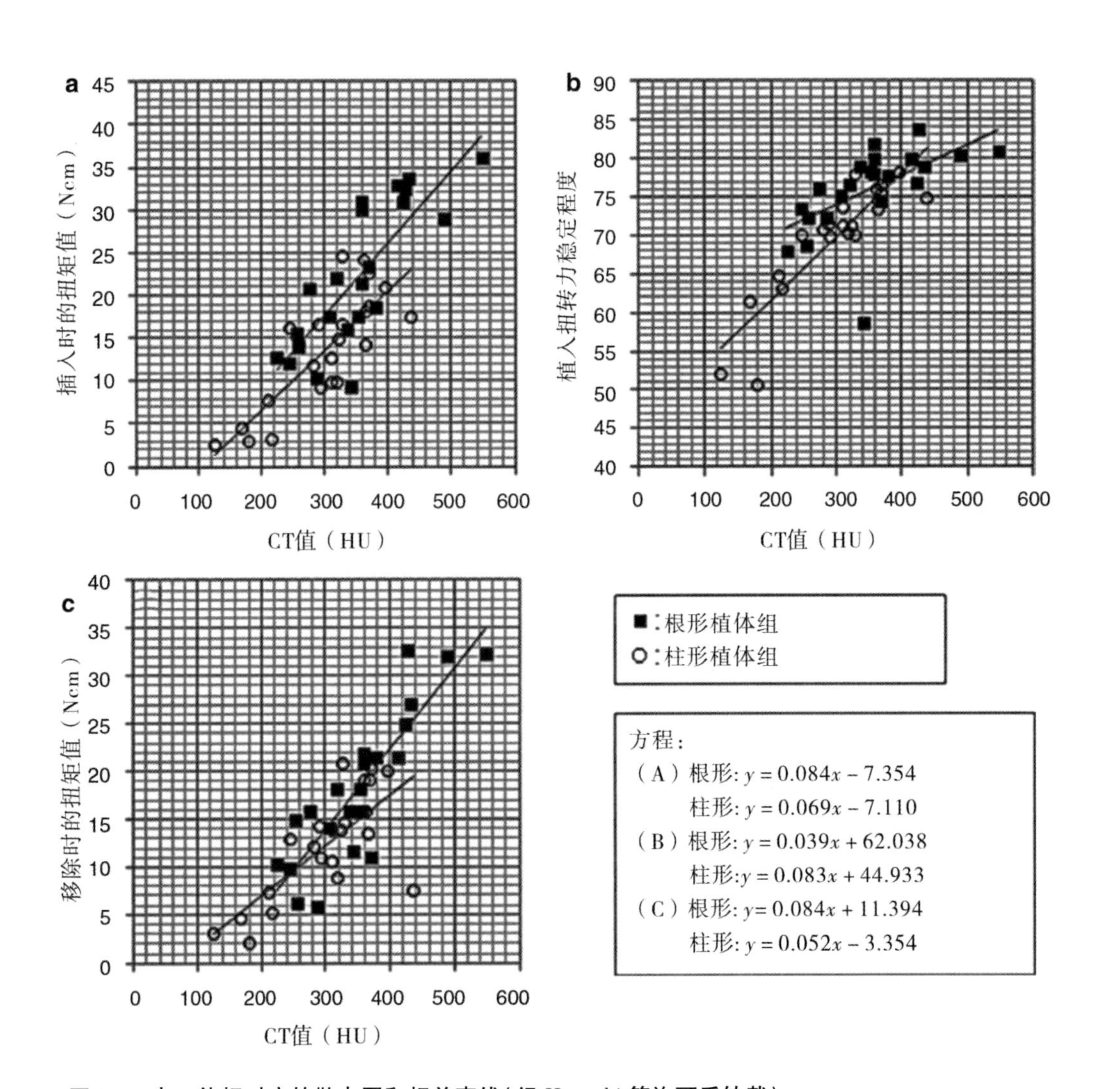

图 2.4 与 r 值相对应的散点图和相关直线(经 Howashi 等许可后转载)

2.4 事件–时间分析

事件–时间曲线用于描述干预结果随时间变化的过程。临床试验通常采用这种分析法。事实上，在临床试验期间，研究的对象有在研究开始或中间加入的，也有在研究期间结束、死亡或离群的。这些数据通常使用，以绘制整体生存率于 y 轴和时间于 x 轴为特征 Kaplan-Meyer 曲线展现。

风险率是指一个事件发生在下一个时间间隔内的概率。风险比(HR)是指处理组与控制组的风险率之比。

Cox 比例模型是一种为生存数据提供的回归方法，可预估风险比和提供置信区间。

它的模型形式为：

$$\log_e[h(t)/h_0(t)] = b_1x_1 + b_2x_2 + \cdots + b_px_p$$

其中

$h(t)$是在 t 时出现结局的概率；

h_0 是处于初始时刻时发生特定结局的概率；

ht/h_0 是风险比；

x_i 是预测变量；

b_i 是变量 x_i 的回归系数。

以 Becker 与 col.[5] 的研究评估使用 TPS 表面的 Straumann 牙科植体超过 12 ~ 23 年周期的生存率为例，而不去计算其中的数据。

该研究中，根据 ITI 植体类型（Ⅰ、Ⅱ、Ⅲ、Ⅳ型）得出回归系数的指数，即 HR，其在 95% 置信区间（1.459 6.863）中的取值为 3.1643（表 2.1，图 2.5）。

当这个类型的报道提及风险比和它的置信区间时，重要的是理解风险比所表达的是组内个体在下一个评价周期产生的结局的比率。回顾之前的例子，风险比为 3.1643 意味着在一个评估周期内，Ⅱ型组内一个个体种植体脱落的概率是Ⅰ型的 3.1643 倍，Ⅲ型则比Ⅱ型高出 3.1643 倍，还有Ⅳ型则比Ⅲ型高 3.1643 倍。

2.5 meta 分析

meta 分析是一种可以针对一个选定主题比较并结合多种选择性研究结果的统计学方法。

meta 分析的基础数据是效应量，它是衡量个体研究中效应大小的定量指标。研究中常取的效应量可以是比例、优势比、相对危险度、原始均数差值、标准化均数差值、相关性（correlation，r）等。效应量被假定服从方差已知的正态分布。

meta 分析可提取已通过研究和计算总结性结果的效应量，以评价其结果的一致性。它的强弱是由每个被包含在内的研究所占权重大小所决定的，即计算出每项研究方差的倒数。如果我们注意到方差代表着均值离散度的实体，那么算出它的倒数，我们就会知道方差越大，权重越小；相反的，方差越小，权重越大。

表 2.1 Becker 与同事研究的回归值

	回归系数	Exp(回归系数)	低于 95% 置信区间	高于 95% 置信区间	P
ITI 植体类型	1.277	3.164 3	1.459	6.863	0.003 54

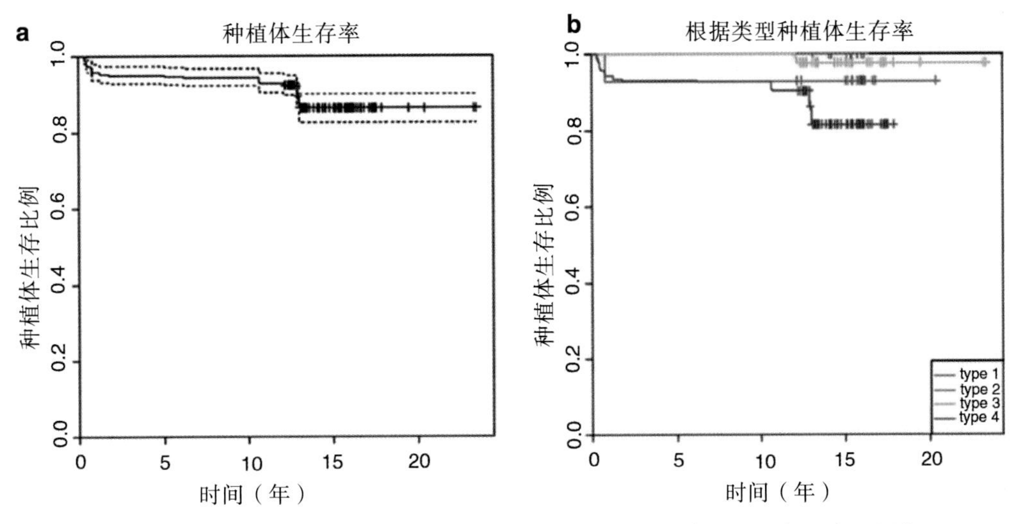

图 2.5 **所有被研究植体的 Kaplan-Meier 分析(a)，通过 ITI 植体类型进一步区分(b)(经 Becker 等许可后引用)**

$$w = \frac{1}{方差}$$

在 meta 分析中，P 值也是通过常规统计学检验来计算。一般情况下，如果其值低于 0.05，则认为 meta 分析的结果具有统计学意义。

meta 分析基于两种统计学模型，分别为固定效应模型和随机效应模型。如果在固定效应模型下执行分析，我们需要假定所有研究，有且只有一个正确的结果，这在临床及牙科领域极少发生。

随机效应的替代有着更加现实的意义，虽然没有理由去怀疑整个研究群体内真实效应量的一致性，但由于各种因素，各效应量范围也都有所限定。例如，在一个总体中，如果考虑到年龄、系统性疾病、社会经济状况等因素，真实的效应量将会随之改变。

综上所述，我们将采用固定效应模型，将所有研究中被观测的效应考虑在内，并尝试给出一个给全部总体的唯一正确的效应量。

首先，我们计算每个实验的权重：

$$w_i = \frac{1}{VY_i}$$

然后，计算效应量的权重均值：

$$M = \frac{\sum_{i=1}^{k} w_i Y_i}{\sum_{i=1}^{k} w_i}$$

总效应的方差通过标准误计算 $SE_M = \sqrt{V_M}$。

然后可通过常规方法轻易计算出 95% 置信区间：

$$(M - 1.96 \times SE_M,\ M + 1.96 \times SE_M)$$

如果是随机效应模型，基本假设是相同的，但是在这个案例中，我们需要考虑计算出实验间的方差 τ^2(其值的计算不在本文讲解范围内)。然后，我们再用与固定效应模型以相同的方式计算 95% CI。

另一个重要的方面是考虑 meta 分析是各研究间异质性的检验。这需要通过 I^2 统计量的计算，由于样本间误差依赖于样本量的大小，当样本量在原始研究中越小时，I^2将会越大。一般情况下，可以

认为 I^2 双侧取 25%、50% 和 75% 分别对应着低、中和高异质性。

下面这个例子是用 meta 分析评估随访至少 1 年后，延期与即刻种植边缘骨水平的改变（以 mm 为单位）（图 2.6）。该分析选择使用平均差对 7 项研究的效应量进行比较。一个随机效应模型得出的无统计学意义的结果可能吗（$P = 0.569$）此外，由 I^2 为 79.5% 可知，差异性显著。

总之，该 meta 分析的结果显示，在至少随访 1 年之后，边缘骨水平的改变并没有出现明显的不同，而且，实验间存在明显的差异性。

研究者姓名	年份	延期 N	延期均数	延期 SD	即刻 N	即刻均数	即刻 SD	MD	下限	上限
Shibly	2012	29	0.750	0.170	26	0.990	0.220	-0.240	-0.345	-0.135
Jokstad	2014	144	1.100	0.700	104	1.300	0.700	-0.200	-0.377	-0.023
Barewal	2012	14	0.336	0.280	7	0.330	0.380	-0.105	-0.422	0.212
Den hartog	2011	31	0.900	0.570	30	0.910	0.610	-0.010	-0.306	0.286
Meloni	2012	20	0.860	0.160	20	0.830	0.160	0.030	-0.069	0.129
Schincaglia	2008	15	1.200	0.550	15	0.770	0.380	0.430	0.092	0.768

连续型随机效应模型

度量值：均差

模型结果

估计	下界	上界	Std. 误差	*P*
-0.047	-0.209	0.115	0.083	0.569

异质性

tau^2	Q(df = 5)	Het. *P*	I^2
0.029	24.351	<0.001	79.467

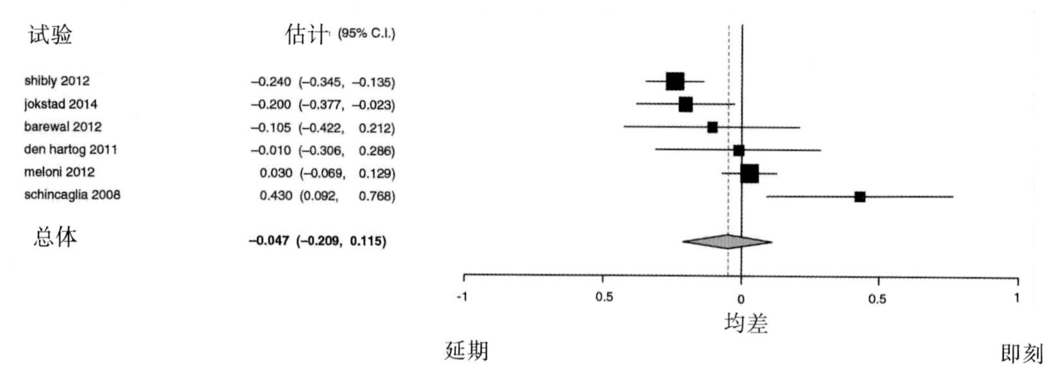

图 2.6 meta 分析评估随访至少 1 年后，延期与即刻种植边缘骨水平改变的例子（详情见上文）

2.5.1 网状 meta 分析

网状 meta 分析是一种可以引导多重处理比较的方法。例如，我们可以设计一组研究比较处理组 A 与处理组 B，也可以设计另一组研究比较处理组 A 与处理组 C，但无法设计实验直接比较处理组 B 与处理组 C。为了间接比较处理组 B 与处理组 C，我们创造一个图形网络，并以此命名该分析。

大多数网状 meta 分析都是以贝叶斯方法为引导。这样可以估算每一个干预的处理效果并结合先验概率给出相应的后验概率的分布。贝叶斯网状 meta 分析可以获得关于两次处理比竞争干预产生更好结局可能性的评估。

例如，用贝叶斯网状分析来评估多种种植体周围炎治疗疗效[12]。将该研究用网状图描绘出来(图 2.7)，随后用条形图展示贝叶斯分析法处理后的结果(图 2.8)。

从图中可以查到哪种治疗被列为第一、第二等的可能性最高。

当然，这种类型的分析结果仅供参考，因为初级的研究并不总是高质量的。

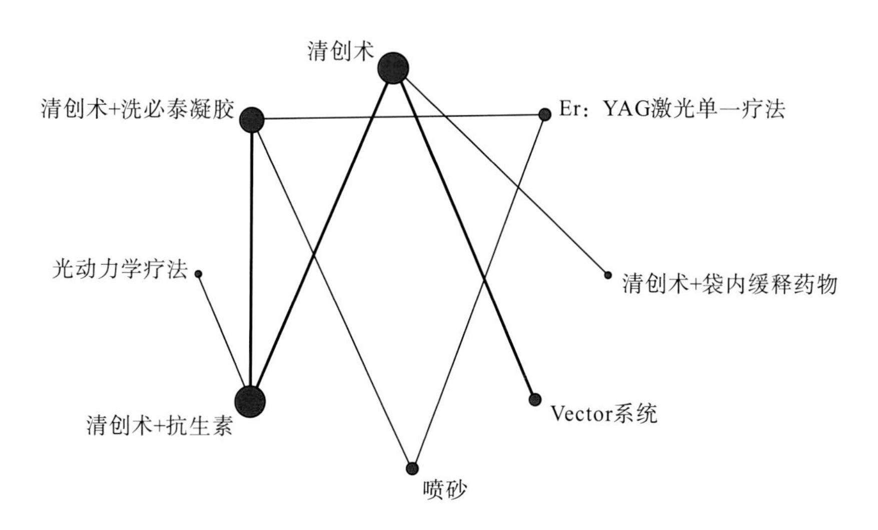

图 2.7 Faggion 等的试验也纳入研究网络[12] (经许可转载)

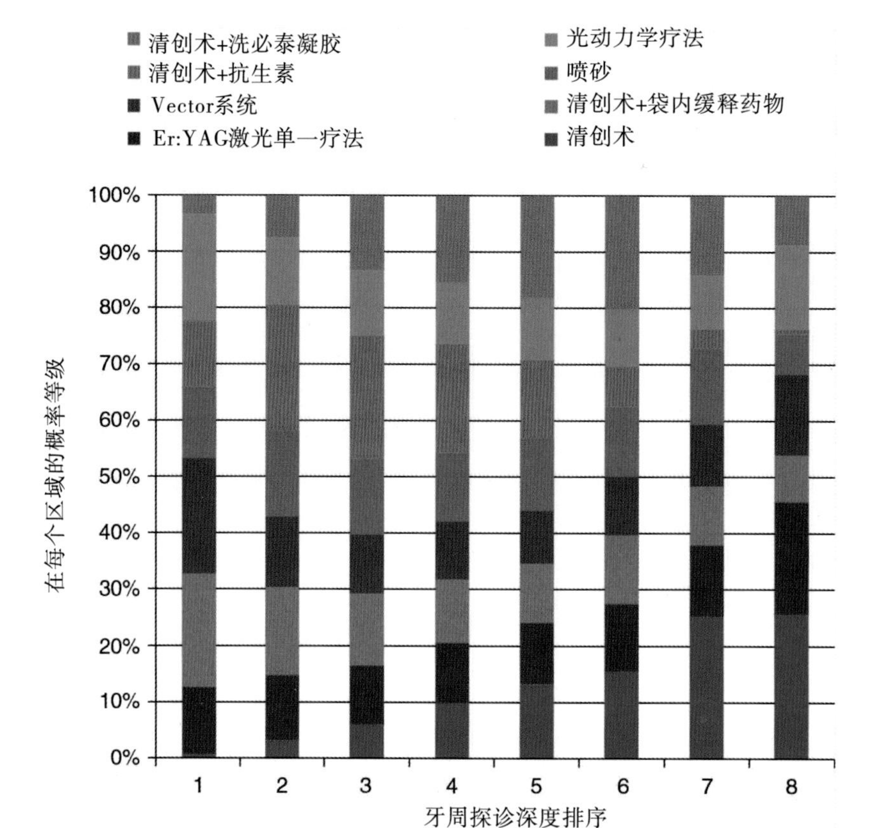

图 2.8 Faggion 等用贝叶斯分析法处理后的结果排序[12]（经许可转载）

参考文献

[1] Pagano M, Gauvreau K. Principles of biostatistics: 2nd edn. Pacific Grove: Duxbury Press, 2000.

[2] Westbury C F. Bayes' rule for clinicians: an introduction. Front Psychol, 2010, 1: 192.

[3] Gill C J, Sabin L, Schmid C H. Why clinicians are natural bayesians. Br Med J, 2005, 330: 1080 - 1083.

[4] Howashi M, et al. Relationship between the CT value and cortical bone thickness at implant recipient sites and primary implant stability with comparison of different implant types. Clin Implant Dent Relat Res, 2016, 18(1): 107 - 116.

[5] Becker S T, et al. Long-term survival of straumann dental implants with TPS surfaces: a retrospective study with a follow-up of 12 to 23 years. Clin. Implant Dent. Relat. Res. online first article. doi: 10.1111/cid.12334, 2015.

[6] Pommer B, et al. How meta-analytic evidence impacts clinical decision making in oral implantology: a Delphi opinion poll. Clin Oral Implants Res, 2016, 27(3): 282 - 287.

[7] Borenstein M, Hedges L V, Higgins J P T, et al. Introduction to Meta-analysis: 1st edn. Chichester: Wiley, 2009.

[8] Perel M L. Cargo cult science and meta-analysis. Implant Dent, 2015, 24: 1.

[9] Senn S, Gavini F, Magrez D, et al. Issues in performing a network meta-analysis. Stat Methods Med Res, 2013, 22: 169 - 189.

[10] Foote C J, et al. Network meta-analysis: users'

guide for surgeons: part I-credibility. Clin Orthop Relat Res, 2015, 473, 2166-2171.

[11] Welton N J, Caldwell D M, Adamopoulos E, et al. Mixed treatment comparison meta-analysis of complex interventions: psychological interventions in coronary heart disease. Am J Epidemiol, 2009, 169: 1158-1165.

[12] Faggion C M, Listl S, Frühauf N, et al. A systematic review and bayesian network meta-analysis of randomized clinical trials on nonsurgical treatments for peri-implantitis. J Clin Periodontol, 2014, 41: 1015-1025.

第3章　牙齿还是种植体

Oreste Iocca, Giuseppe Bianco, Simón Pardiñas López

摘要

现代种植医生面临的主要挑战之一就是要解决拔牙还是保留牙齿的临床难题。在这方面，做出何种决策是基于对生存率、成功和失败这些概念进行循证分析后决定的。然而这些概念在文献中往往没有明确的报道，从而使得信息提取复杂化。将种植体方案与根管治疗比较时，需要将其与初次根管治疗、根管再治疗和根管手术之间进行单独分析。

与天然基牙上的固定义齿比较时，最好分别分析单冠和多单位冠修复的成功与失败。

创伤后的牙齿在诊断和治疗方面存在很多难题，因为创伤多发生在年轻患者。

最后，牙周病患者在种植前必须进行针对性的评估，主要是与牙周病史有关的预后影响。

循证决策的发展有助于帮助临床医生制定治疗方案。

3.1　牙齿或种植体

全口牙齿缺失或牙列缺损的患者可以选择不同的修复方式，包括种植体植入。为了提供给患者最好的诊疗服务，临床医师必须综合考虑患者的个人需求和喜好，以及要考虑所选修复方法的优缺点。

O. Iocca, DDS(✉)
International Medical School, Sapienza University of Rome, Viale Regina Elena 324, 00161 Rome, Italy
Private Practice Limited to Oral Surgery, Periodontology and Implant Dentistry, Rome, Italy
e-mail: oi243@ nyu. edu

G. Bianco, DDS, PhD
Centro Polispecialistico Fisioeuropa, Viale dell'Umanesimo, 308, Rome 00144, Italy
e-mail: gbianco@ mac. com

S. Pardiñas López, DDS, MS
Oral Surgery, Periodontology and Implantology, Clínica Pardiñas, A Coruña, Galicia 15003, Spain
e-mail: simonplz@ hotmail. com

O. Iocca(ed.), *Evidence-Based Implant Dentistry*, DOI 10. 1007/978 -3 -319 -26872 -9_3

牙髓及牙周组织的损伤最终会导致牙齿丧失，其原因与许多因素有关，如行为模式、社会经济地位、遗传易感性以及环境的影响。

对于临床医生来说，保留一颗受损的牙齿还是用种植体来替代是一个艰难的抉择。事实上，为了制定一个合适的治疗计划，必须考虑并权衡不同治疗方案的风险和益处。

帮助患者尽可能保持他们的天然牙齿是所有牙科专业人员的目标。实现这一目标存在的挑战是准确判断一个特定的牙齿疾病应该进行序列性的保守治疗，还是采取拔牙后种植体修复。

3.1.1 存活和成功

存活和成功的定义对于比较根管治疗、义齿修复和种植体修复方式非常重要。

在考虑种植修复时，需要充分理解存活和成功。前者是对种植体在口腔脱落和保存的简单评估；而后者最初是由Albrektsson定义的，种植牙成功的标准，具体内容如下：

- 无任何临床动度。
- 种植体无疼痛、感染、麻木、坏死等持续或不可逆的症状。
- 负重后的第一年，种植体周围的骨丧失 <1.5mm，此后每年约 0.2mm。
- 种植体周围无 X 线透射区。

Smith 和 Zarb 在 Albrektsson 的基础上增加了额外的标准：

- 种植体不影响冠和义齿的就位。
- 种植体成功率：5 年为 85% 以上，10 年为 80% 以上。

在分析种植体文献时会出现一个问题：存活通常是唯一考虑的因素，而并未对上述标准进行评估。因此，很难真正评价口腔种植体的成功。

根管治疗成功的定义也存在同样的问题，这些标准通常基于临床、影像学和患者所报告的症状。大部分研究评判牙髓非手术治疗成功的标准为：

- 所治疗的牙齿得以保留。
- 放射学评估显示根尖周病理表现愈合。
- 无主观症状和继发疾病。

根尖周指数（periapical index，PAI）是基于根尖周 X 线评估的可视化分类系统，分为 1 级（正常根尖周结构）到 5 级（大面积根尖周病变）。此分类方法虽然在操作者之间被证明具有可重复性和可靠性，但不常用于临床研究。基于 CBCT 的最新 PAI 如下所示（表 3.1；图 3.1）。

表 3.1 PAI 指数

n	矿物结构的定量骨改变
0	完整的根尖骨结构
1	根尖周放射区直径 > 0.5 ~ 1mm
2	根尖周放射区直径 >1 ~ 2mm
3	根尖周放射区直径 >2 ~ 4mm
4	根尖周放射区直径 >4 ~ 8mm
5	根尖周放射区直径 >8mm
分数（n）+ E *	病变涉及骨皮质，骨皮质膨胀但基本保持完整
分数（n）+ D *	病变涉及骨皮质，且骨皮质有破损

经 Estrela 及其同事允许后转载[4]

PAI 指数对于牙髓病变的标准化报告是有用的[4]。

在临床实践中，不管上述标准如何，根管治疗主要是通过有无临床症状和根尖周愈合的影像学测量进行评判。

此外，固定义齿修复成功的标准也并不一致，在大多数研究中仅考虑了修复体和基牙的保留情况，而并没有考虑是否达到临床共识的评判标准。

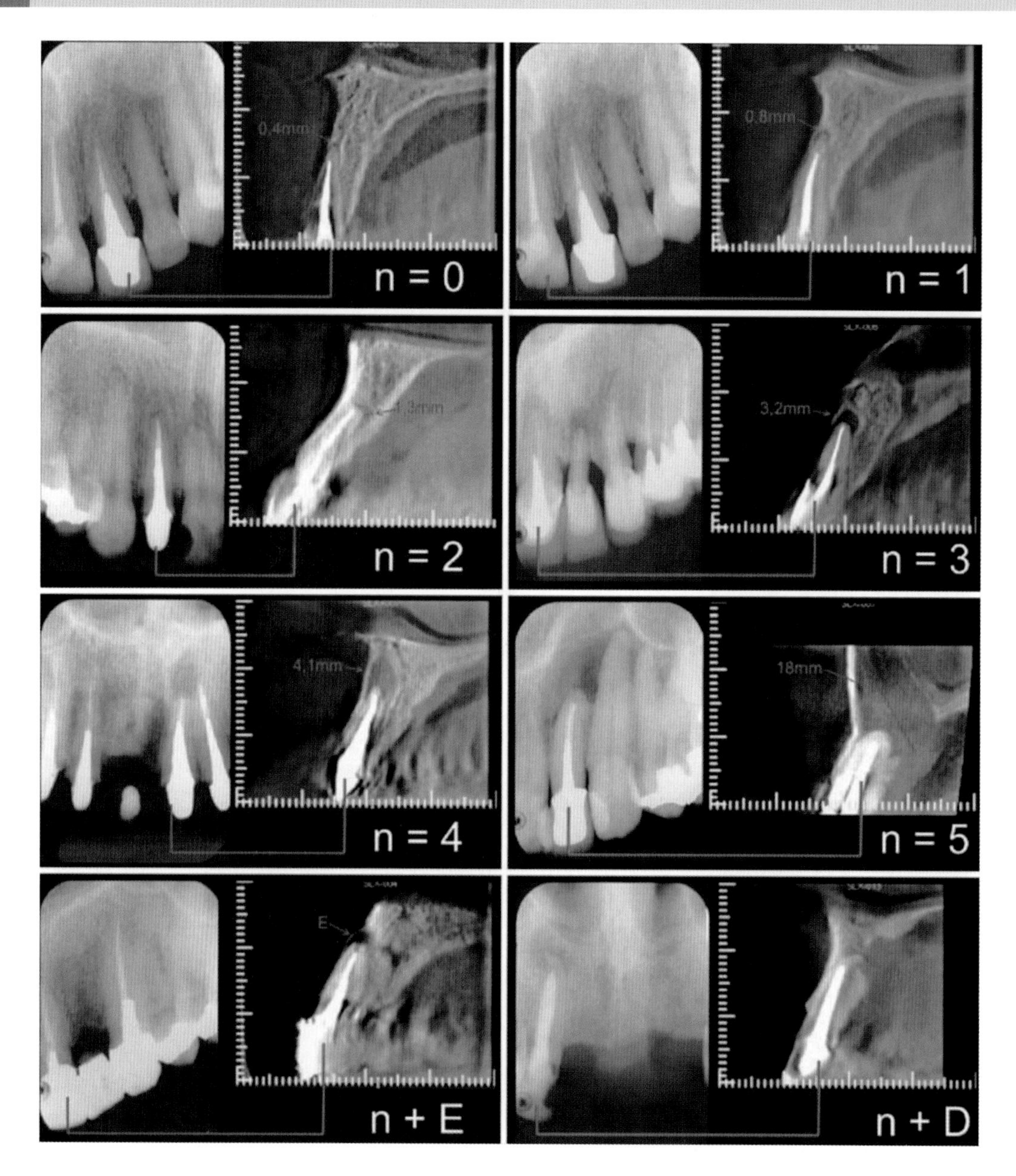

图 3.1 CBCT 上的 PAI 指数(摘自 Estrela 及其同事)

3.2 根管治疗的牙齿

当牙髓因任何原因而受到损害时，根管治疗是必要的。包括初次治疗、再治疗(再次介入)和根管手术。这些方法都有特定的适应证和预后效果。

据根管治疗文献分析，在过去的二十年中，有些创新较为理想地改善了根管治疗的预后效果：如引入旋转器械，完善的根管荡洗和成形，三维根管充填以及手术显微镜和超声仪器的使用(图 3.2)。

所有这些方法都是可能提高临床存活率/成功率的创新。换句话说，在同一时期的研究中，可以更好地将牙髓和种植的相关文献进行比较[5]。

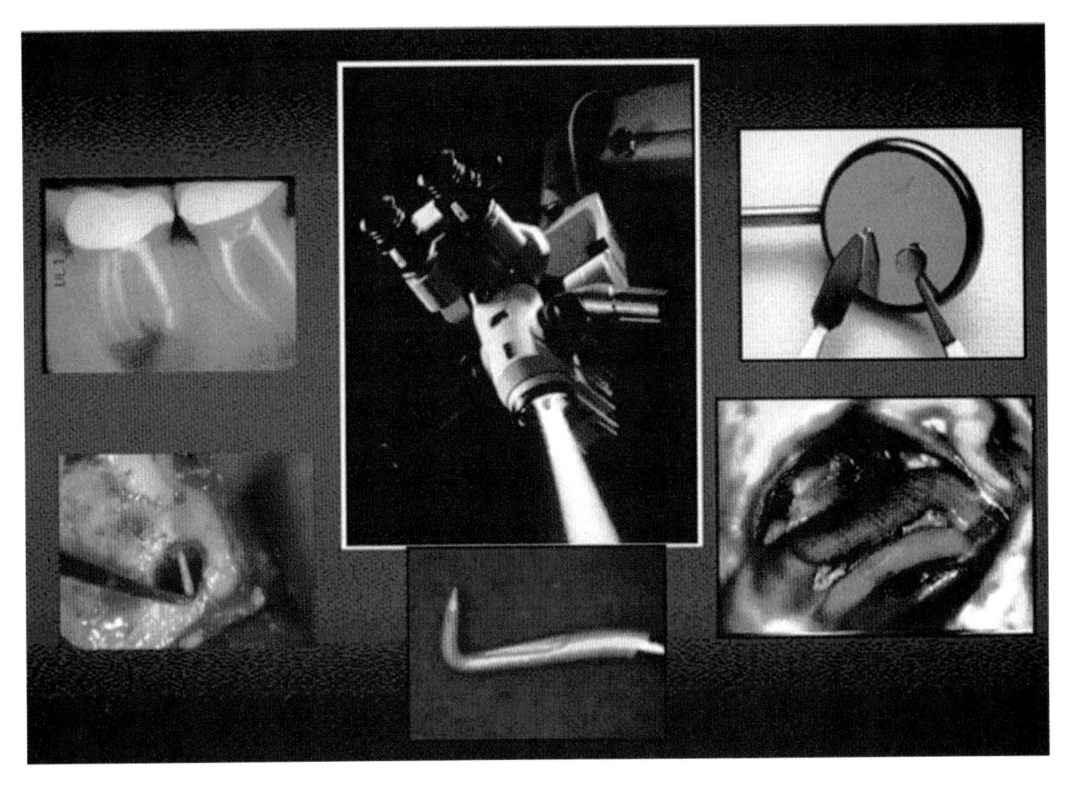

图 3.2 **改善根尖手术治疗的新技术：显微镜、成角超声仪和显微设备(摘自 Kim 等)**

3.2.1 初次根管治疗

在现代技术出现之前的研究显示，非手术的初次根管治疗方法的成功率很高。一项完整的系统回顾[6]分析了过去四十年的研究中根管治疗的预后效果，结果提示：至少 6 年的随访调查中根管治疗成功率达 89% 的成功率，95% CI (98，95)，6 年以上成功率达 84% (95% CI：81，87)。

相反，在至少 6 年的随访中，存活率为 94% (95% CI：92，96)，而随访时间为 6 年以上的存活率，95% CI(98，95)。

根管治疗的牙齿和种植牙的比较可能受到许多变量的影响，主要是对上述成功和失败概念的不清楚。此外，修复的类型(填充桩核等)被认为是影响存活率的主要决定因素，但并没有具体说明。

即使是最新的系统回顾，也包括对不同时代的研究。在不同时期，由于技术和材料的改进，治疗结果可能会有很大的不同。

对牙髓治疗和种植的直接比较最好是在单牙修复上进行，因为这两种方法有相似之处，但大多数研究并没有具体指定使用的修复类型。此外，目前没有随机临床试验，主要是因为这种试验在大多数情况下被认为是不道德的。

无论如何，研究者都有可能对根管治疗和种植治疗进行间接比较。

对种植牙和根管治疗牙的存活率分析表明，两组的结果并没有差异。这就清楚地表明，通过根管治疗来挽救需要拔除的牙齿是值得怀疑的。

总之，在确定了所有上述局限性后，对具有健康牙周组织且不存在其他复杂因素的牙齿进行根管治疗是可预测的治疗方式，与种植治疗相比，两者存活率并没有差异(表3.2，图3.3)[8]。

表3.2 比较非手术根管治疗与种植体的系统评价

	至少随访时间	存留率(95% CI)
Iqbal，Kim[9]	72个月	根管治疗97.2%(94.8，99.6) 种植体94.2%(92，96.4)
Tor-abinejad[6]	120个月	根管治疗92%(84，97) 种植体97%(95，99)

3.2.2 二次根管治疗

存在持续性根尖周病变时需要临床医生进行评估，以确定根管再治疗的必要性和可行性。失败的常见原因包括：器械缺陷、荡洗不完善、持续性根管内微生物或复杂的根管解剖结构。二次根管治疗包括两种：根管再治疗和根管手术。

根管再治疗适用于持续性根尖病变和器械能够达到根尖的根管解剖结构。

当由于复杂的根管解剖结构和医源性原因(器械折断、难溶性水门汀、不可拆除的桩等)或由于经济或技术原因使得固定义齿不建议被拆除的时候，则建议根管手术[10]。

传统根管外科手术是使用车针与银汞合金来进行根管倒充填。

在过去的几年里，根管外科手术逐渐转为显微外科方法(图3.4)，包括使用显微镜、精准根尖预备的角度超声波仪器以及新的更好的材料(如MTA或EBA)。

这对以下研究显示的临床预后和成功率具有重要影响：

循证医学对非手术再治疗和传统的根管治疗进行随机临床试验评价[11]，结果显示在长期疗效方面，两种方法没有明显的优势。这就意味着，当判断一颗牙齿是进行根管再治疗还是非显微手术治疗时，其预后存活率是无差异的。而传统的外科手术方法应该避免，因为手术本身就会导致更大的并发症风险(术后疼痛、瘢痕、银汞合金变色等)。

另一方面，与根管再治疗相比，显微镜方法似乎更有优势。meta分析比较了非手术根管再治疗和显微手术治疗的预后效果[12]，结果显示显微手术组成功率为92%(95% CI：0.88，0.96)，而非手术组的成功率为80%(95% CI：0.74，0.86)；差异具有统计学意义。

因此，可以肯定的是，当根管再治疗很难或不能再进行时，根管显微手术治疗是一种可靠的治疗方法，并且是唯一可以选择的。

鉴于此，将种植治疗与根管显微手术进行比较是合适的，但直接比较是不可取的，因此我们采用Torabinejad及其同事的系统评估[13]。据报告单个种植体修复其随访2~4年的存活率是96%(95% Cl：0.93，0.98)，6年以上98%(95% Cl：0.95，0.99)。根管显微手术组2~4年随访存活率为94%(95% CI：0.91，0.97)，4~6年是88%(95% CI：0.84，0.92)。因此，单个种植体比根管显微外科治疗的牙齿具有更高的存活率[14]。

当然，临床决策不能仅仅基于这些数据，因为缺乏直接的牙髓显微外科手术和种植牙的研究比较；另外，需要对多种因素进行评估。例如：在对一种治疗的经济和成本进行彻底讨论，包括患者的偏好、整体口腔健康状况和治疗计划等(流程图3.1)。

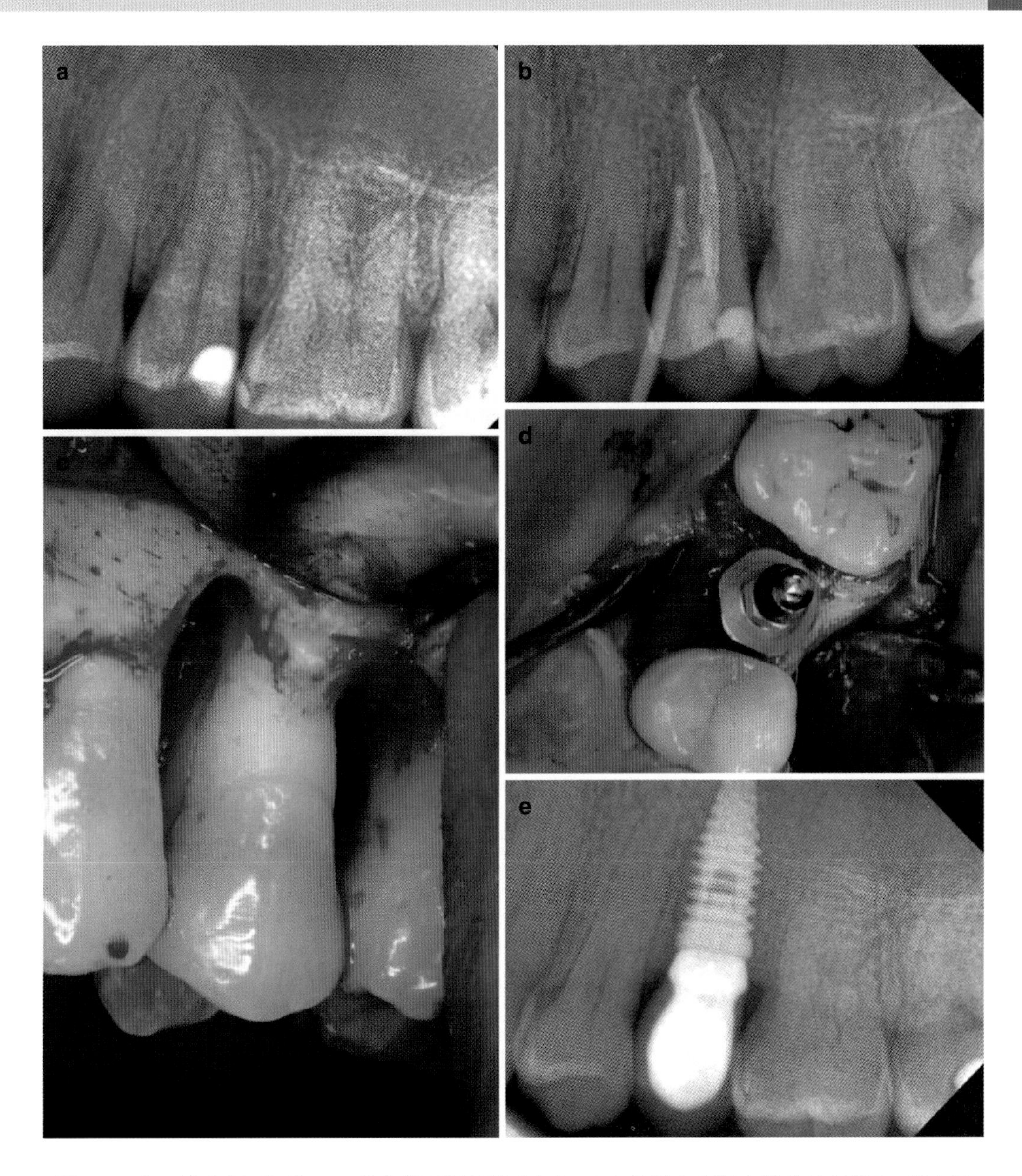

图 3.3 为了治疗坏死牙齿 15，首先尝试根管治疗(a)，3 个月后出现根尖脓肿(b)所示，探查显示垂直纵向根折(c)，从而进行拔除后种植体植入(d ~ e)

3.3 基牙的固定义齿修复

固定义齿在修复学术语中被定义为任何用粘接剂、螺丝、机械连接或以其他方式固定在天然牙齿上的义齿[57]。这种治疗方法历来是替代单个或多个缺失牙齿的护理标准。无论如何，为了获得最佳的功能和美学效果，牙齿结构的减少是必要的。此外，这种修复方式存在各种各样的复杂问题，如果单个或多个牙齿缺失，基牙固定义齿修复仍然是一种选择，但其问题仍然会增加。

3.3.1 固定义齿修复的并发症和存活率

不同的综述和 meta 分析试图描述不同类型固定义齿修复（FDP）的并发症和存活/成功率。表 3.3，3.4，3.5，3.6 和 3.7 中报告了每个综述的评价结果。

根据 FDP 的类型和所用材料的不同，其并发症发生率也不同。另外，随访时间越长，出现并发症和失败的风险就越高。

数十年来，金属烤瓷冠修复已成为固定义齿修复的金标准，但在过去的十年中，全瓷修复体临床实践中发挥了重要作用，主要是为了获得更好的美学效果。

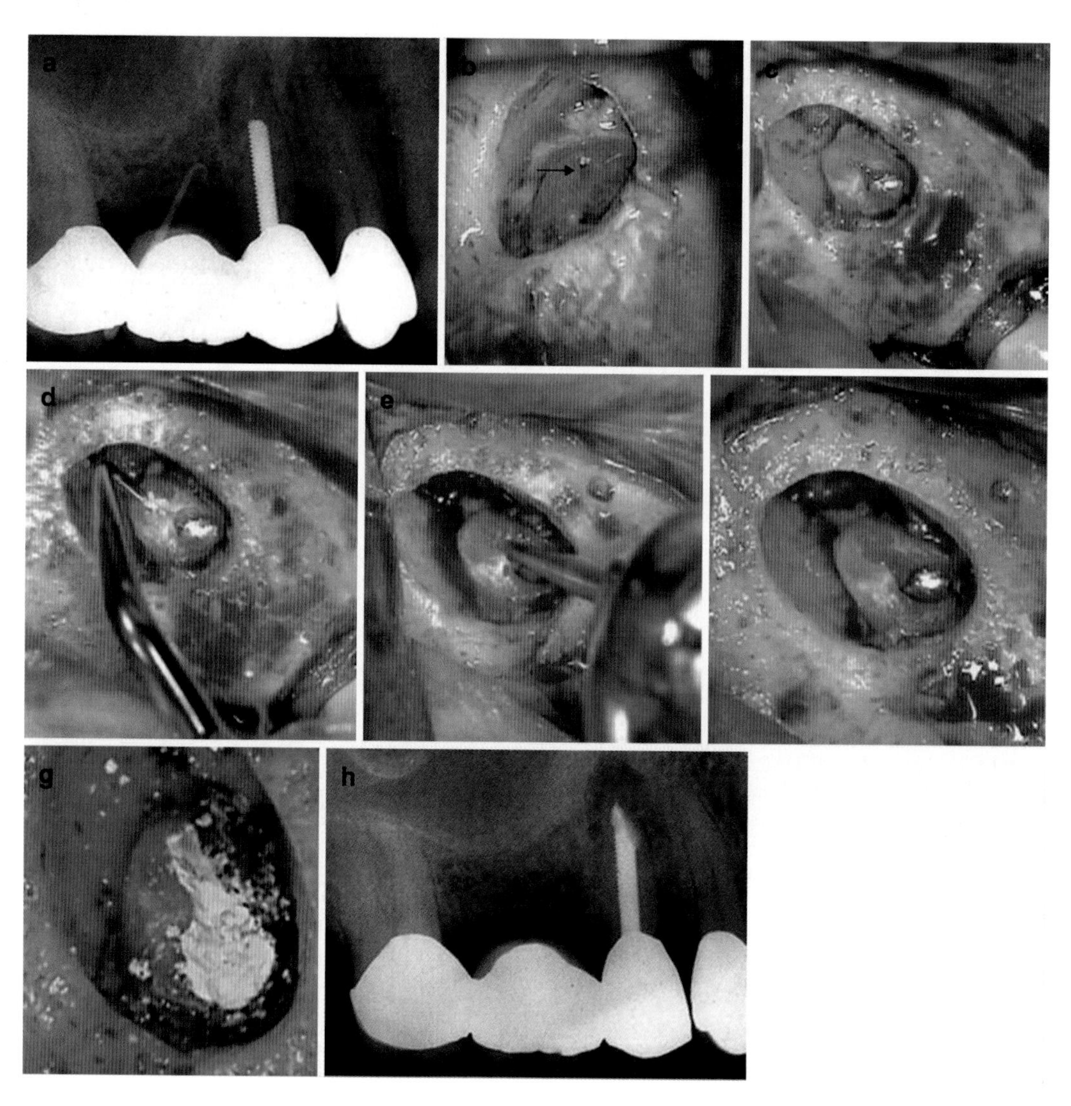

图 3.4 利用成角超声仪进行的显微手术治疗（a～e）。MTA 显微根充（e～h）。经允许引自 Kim, et al. Problem solving in endodontics: prevention, identification and management, 2010: 33, 5E

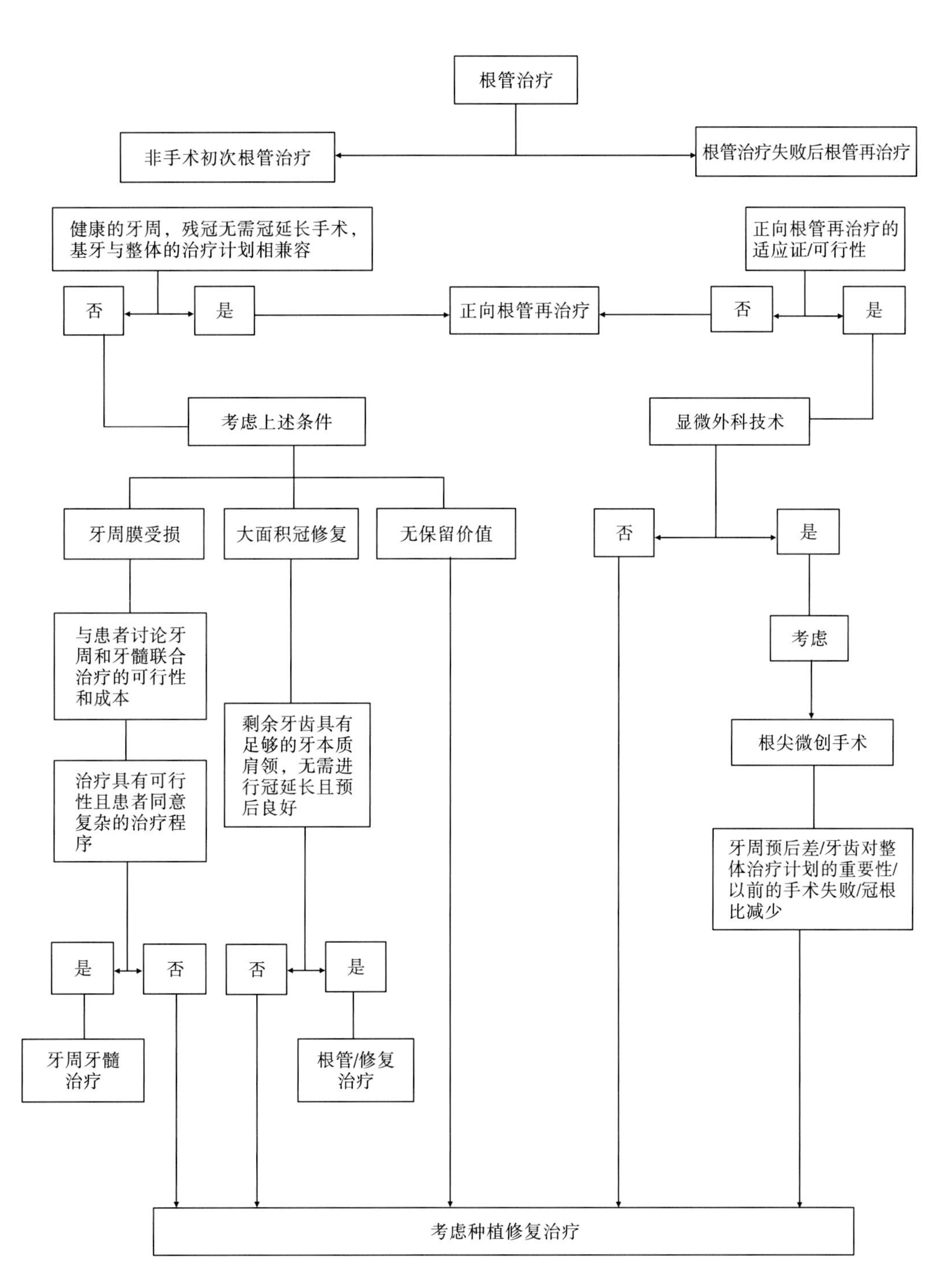
根管治疗
非手术初次根管治疗
根管治疗失败后根管再治疗
健康的牙周，残冠无需冠延长手术，基牙与整体的治疗计划相兼容
正向根管再治疗的适应证/可行性
否
是
正向根管再治疗
否
是
考虑上述条件
显微外科技术
牙周膜受损
大面积冠修复
无保留价值
否
是
与患者讨论牙周和牙髓联合治疗的可行性和成本
考虑
根尖微创手术
剩余牙齿具有足够的牙本质肩领，无需进行冠延长且预后良好
治疗具有可行性且患者同意复杂的治疗程序
牙周预后差/牙齿对整体治疗计划的重要性/以前的手术失败/冠根比减少
是
否
否
是
牙周牙髓治疗
根管/修复治疗
考虑种植修复治疗

流程图 3.1　**根管治疗**

表 3.3 天然基牙上各类修复体的并发症发生率

	金属烤瓷单冠	FDP 金属烤瓷冠	全瓷冠	树脂修复	桩核修复
Goodacre 等[18]	根管治疗 3% 崩瓷 3% 无固位力 2% 牙周病 0.6% 龋齿 0.4%	龋齿 18% 根管治疗 11% 无固位力 7% 美学 6% 牙周病 4% 牙折 3% 冠裂 2% 崩瓷 2%	牙折 7% 无固位力 2% 牙髓健康 1% 龋齿 0.8% 牙周病 0.0%	粘接剂脱落 21% 牙齿变色 18% 龋齿 7% 牙折 3% 牙周病 0.0%	桩核松动 5% 根折 3% 龋齿 2% 牙周病 2%

表 3.4 基牙 FDP 金属烤瓷修复体的并发症发生率(5 年评价)

	传统的 FDP 金属烤瓷
Tan 等的[19] 5 年评价	根管治疗 10% 龋齿 9.5% 无固位力 6.4% 崩瓷 3.2% 基牙断裂 2.1% 牙周病 0.5%

表 3.5 基牙单冠的并发症发生率(5 年评价)

	金属烤瓷单冠	FPD，全瓷单冠
Pjetursson 等[20] 5 年评价	崩瓷 5.7% 固位力降低 2.8% 根管治疗 2.1% 龋病 1.8%	边缘变色 5.3% 崩瓷 3.7% 固位力降低 2.8% 根管治疗 2.1% 龋病 1.8%

表 3.6 基牙各种修复体的并发症发生率(10 年评价)

	金属烤瓷单冠	全瓷单冠长石/二氧化硅	全瓷单冠 leucit 或二硅酸锂	全瓷单冠玻璃陶瓷	全瓷单冠氧化铝	全瓷单冠氧化锆
Sailer 等[21] 的 10 年评价	崩瓷 2.6% 边缘变色 1.8% 根管治疗 1.7% 龋齿 1% 无固位力 0.6% 牙折 0.3% 美观问题 0.5%	牙折 6.7% 边缘变色 4.3% 根管治疗 3.7% 崩瓷 1.2% 龋病 0.6% 无固位力 0.6% 美观问题 0.5%	牙折 2.3% 边缘变色 2.3% 崩瓷 1.5% 无固位力 1% 根管治疗 0.7% 龋病 0.5% 美观问题 0%	边缘变色 8.3% 牙折 2.1% 龋齿 2.1% 崩瓷 1.8% 根管治疗 0.7% 美观问题 0.5%	美观问题 3.6% 崩瓷 3.5% 牙折 2.4% 无固位力 2.2% 龋齿 1.4% 边缘变色 0%	无固位力 4.7% 崩瓷 3.1% 龋病 0.5% 边缘变色 0.4% 美观问题 0%

表 3.7 基牙 FDP 修复体的并发症发生率(5 年评价)

	FDP 金属烤瓷	FDP 全瓷强化玻璃	FDP 全瓷氧化铝	FDP 全瓷氧化锆
Pjetursson 等的[22] 5 年评价	边缘变色 21.4% 崩瓷 8.6% 冠折 5% 无固位力 2.1% 龋齿 1.2% 牙折 0.6% 根管治疗 n. a.	牙折 8% 冠折 6.5% 崩瓷 5.2% 边缘变色 3.5% 固位力下降 2.9% 龋病 0.5% 根管治疗 n. a.	崩瓷 31.4% 边缘变色 17.2% 牙折 12.9% 冠折 6.6% 无固位力 2.6% 龋齿 2% 根管治疗 n. a.	崩瓷 19.5% 边缘变色 28.5% 牙折 1.9% 冠折 14.5% 无固位力 6.2% 龋病 3.2% 根管治疗 2.2%

当分析固定义齿并发症的发生率时，可以看出金属烤瓷修复体的常见并发症包括牙髓活力丧失、粘接剂脱落、根龋、崩瓷和美观问题[19]（图 3.5，图 3.6）。而全瓷冠并发症因所采用材料不同而有所差异，但总的来说，常见的并发症包括是冠折、边缘变色、牙髓活力丧失和龋病。

存活率结果见表 3.8。金属烤瓷和全瓷修复体在存活率上并无统计学差异。

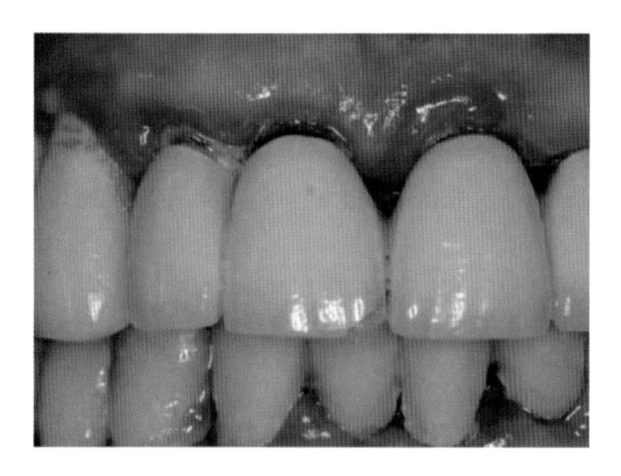

图 3.5 **三个单位连冠修复伴有崩瓷，根暴露、龋齿、牙龈炎和牙龈退缩等并发症**

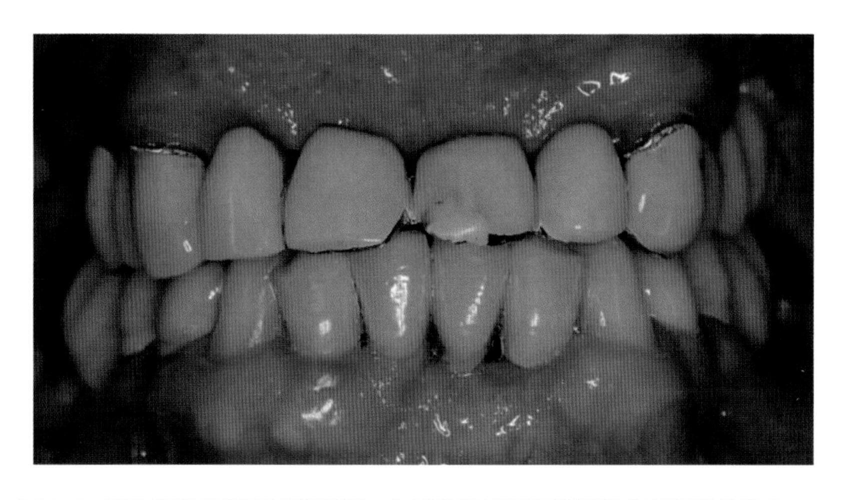

图 3.6 **FDP 修复且伴有牙龈退缩，金属边界暴露和崩瓷等美观问题并发症**

表 3.8 根据 meta 分析评估基牙固定义齿修复的存留率

Creugers 等[23]	传统的金属烤瓷 FDP	15 年后为 74%(95% CI：0.69，0.80)
Scurria 等[24]	传统的金属烤瓷 FDP	15 年后为 75%(95% CI：0.70，0.79)
Tan 等[19]	传统的金属烤瓷 FDP	15 年后为 89.1%(95% CI：0.81，0.94)
Salinas，Eckert[25]	传统的 FDP	15 年后为 67.3%(95% CI：0.50，0.84)
Pjetursson 等[22]	传统的金属烤瓷 FDP 传统的 FDP 全瓷(氧化锆)	15 年后为 94.4%(95% CI：0.91，0.97) 15 年后为 90.4%(95% CI：0.85，0.94)
Sailer 等[21]	金属烤瓷单冠 全瓷单冠(氧化锆)	15 年后为 94.7%(95% CI：0.94，0.97) 15 年后为 96.6%(95% CI：0.95，0.97)
Pjetursson 等[20]	金属烤瓷单冠 全瓷单冠	15 年后为 95.6%(95% CI：0.92，0.97) 15 年后为 93.3%(95% CI：0.91，0.95)
Sailer 等[26]	金属烤瓷单冠 全瓷单冠	15 年后为 94.7%(95% CI：0.94，0.97) 15 年后为 92.1%(95% CI：0.83，0.95)

3.3.2 种植体支持式固定义齿修复和单冠的存活率和并发症

文献中报道的常见并发症见表 3.9。单冠或种植体支持式 FDP 并发症的发生率会相应变化。关于单个种植体修复其常见并发症包括基台螺丝松动、脱位、折断、碎裂、基台折裂等[27]。

关于种植体支持式 FDP[28]，常见的并发症包括冠折、基台或螺丝松动、基台或螺丝断裂、金属支架折裂等(图 3.7)。种植体折裂是一种罕见但也有可能发生的并发症(图 3.8；表 3.10，表 3.11)。

表 3.9 根据 Goodacre 及其同事评价种植体修复的并发症发生率

	种植手术并发症	修复体并发症	种植体周围软组织并发症
Goodacre[27]	出血相关并发症 24% 神经感觉障碍 7% 下颌骨骨折 0.3%	修复体折断 14% 对颌修复体折断 12% 冠松动 7% 基台螺丝松动 6% 义齿螺丝折裂 4% 金属支架折裂 3% 基台螺丝断裂 2% 种植体折裂 1%	骨开窗/骨开裂 7% 牙龈发炎 6% 瘘 1%

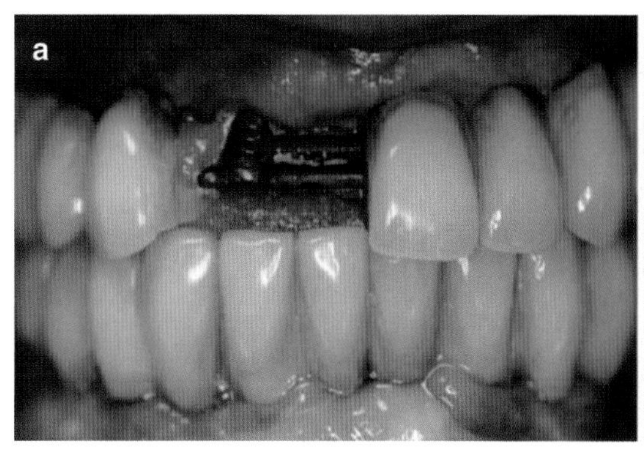

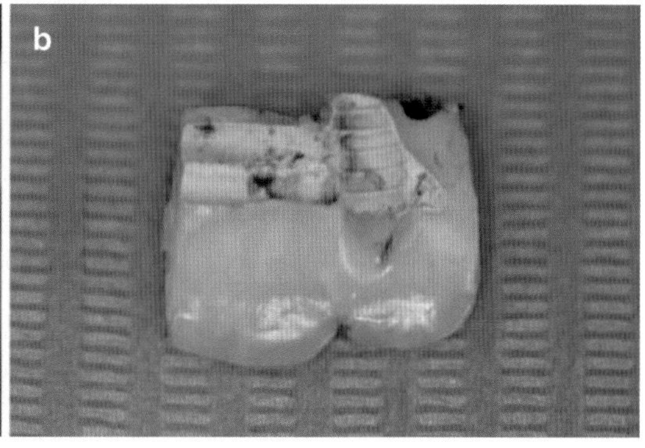

图 3.7 冠折是种植体支持式修复相对常见的并发症

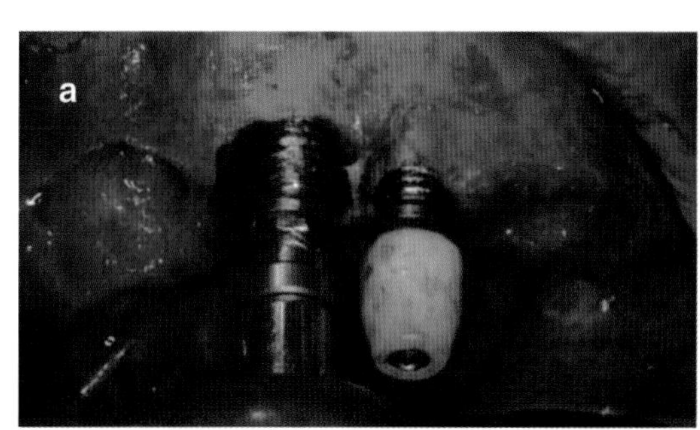

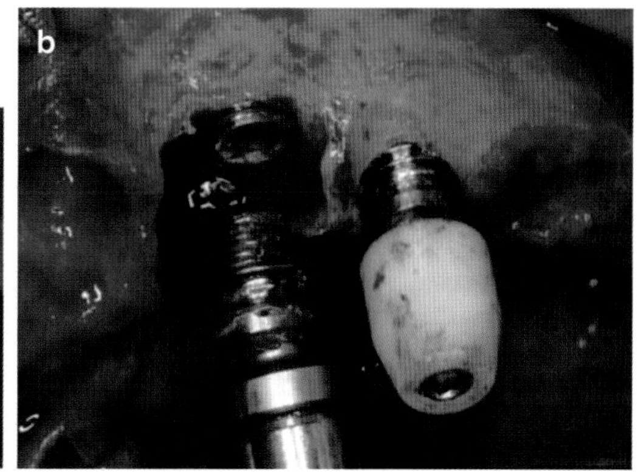

图 3.8 种植体折裂是罕见但可能的并发症

表 3.10 种植体修复的并发症发生率(5 年评估)

	生物学并发症	义齿并发症
Pjetursson 等[28] 5 年评估	总体上 8.6%	冠折 13.2% 基台或螺丝松动 5.8% 基台或螺丝折裂 1.5% 金属支架折裂 0.8% 种植体折裂 0.4%

表 3.11 单冠种植体修复的并发症发生率(5 年评估)

	单冠生物学并发症	单冠修复并发症
Jung 等[29] 5 年评估	软组织并发症(炎症，出血，化脓)7.1% 美观问题 7.1% 骨丧失 >2mm5.2%	基台或螺丝松动 8.8% 无固位力 3.5% 支架折裂 1.3% 基台或螺丝折裂 0.4% 种植体折裂 0.18%

表 3.11(续)

	单冠生物学并发症	单冠修复并发症
Pjetursson 等[30] 5 年评估	边缘性骨丧失 8.5%	冠折 7.8% 崩瓷 7.8% 螺丝通道破坏 5.4% 基台或螺丝松动 5.3% 无固位力 4.7% 基台或螺丝折裂 1.3% 金属支架折裂 0.5% 种植体折裂 0.5%
Zembic 等[31] 5 年评估	总体上 6.4%	基台或螺丝松动 4.6% 冠松动 4.3% 崩瓷 2.7% 美观问题 0.9% 种植体折裂 0.2%

表 3.12 根据各种系统回顾分析 FDP 和单冠的存留率

Lindh 等[32]	种植体支持式 FDP	8 年后 93.6% (95% CI: 0.91, 0.95)
Pjetursson 等[28]	种植体支持式 FDP	10 年后为 86.7% (95% CI: 0.83, 0.89)
Torabinejad 等[6]	种植体支持式 FDP	6 年以上 95% (95% CI: 0.93, 0.96)
Pjetursson 等[30]	种植体支持式 FDP	10 年后为 80.1% (95% CI: 66.8, 89.4)
Jung 等(2012)[29]	种植体支持的单冠	10 年后为 89.4% (95% CI: 0.83, 0.94)
Zembic 等(2014)[31]	种植体支持的单冠	5 年后 95.6% (95% CI: 0.94, 0.97)

不同的系统评价中种植体支持式 FDP 和单冠的存活率(表 3.12)分别为 89% ~95% 和 80% ~95%。这些报道中的义齿存活率(Prostheses Survival)十分令人在意。当专门分析种植体存活率时，其存活率更高。

当按年份对文献进行细分时，发现并发症和存活率有差异。事实上，在一段时间内更新的技术和材料对治疗结果的影响似乎是合理的。Pjetursson 及其同事的系统调查了 2000 年以前和 2000 年发表的研究以及 2000 年以后发表的研究[33]。研究结果证实，在最新的种植体出版物中，整体义齿存活率有所改善。对于种植体支持式 FDP 和单冠来说都是如此，无论是粘接还是螺丝固位。

单纯分析种植体支持式单冠的研究中发现义齿并发症发生率降低。与以前研究相比，种植体支持式单冠的美观问题和生物学并发症的发生率显著降低[29,31]。

如果单纯分析种植体支持式 FDPs，过去和最近研究发现义齿并发症的发生率近似，5 年的发生率为 16% ~53%[27-28,30,32]。值得注意的是即使牙齿存活率高，患者和临床医生也必须考虑在随访期间将花费一定的时间来解决上述并发症。

无论是较低的并发症还是较高的存活率都是由于技术的改进或临床医生经

过多年的口腔种植学研究而获得的积极学习曲线，这仍然是一个悬而未决的问题。无论如何，这两个因素都有一定的作用。

3.3.3 基牙与种植体支持式修复体的比较

尚缺乏基牙 FDP 与种植体修复的直接比较研究。虽然种植体和基牙内在一定程度上处于相同范围，但两种治疗方式之间存在的内在差异，也难以比较其并发症。也就是说，基于已发表的研究对存活率比较是可行的。

种植体修复的存活率提示短期失败率较高，这主要是因为缺乏骨整合而不是修复体问题。与基牙进行修复相比，种植体修复的长期效果更好[25]。

与前面的讨论一致，种植体支持式修复在长期疗效上比牙修复的预后好。此外，基牙预备需要牺牲健康的牙体组织，并且基牙患龋和牙折等并发症的发生率高。

种植体植入需要外科专业知识，在美观方面重建天然的硬组织和轮廓具有一定难度。

总之，在仔细评估患者的需求和意愿后，在进行单颗牙修复时，种植治疗是最好的选择。此外，种植体支持式 FDP 可以减少机械和生物学上的并发症，并增强义齿的寿命（流程图 3.2）。

3.4 牙创伤

牙外伤在年轻人中较为常见，且大多数发生在儿童和青少年。据统计，牙外伤中有 71%～92% 发生在 19 岁以前[34]，最常见的损伤部位是上颌前牙。

不同牙外伤的鉴别方法包括牙釉质折裂、牙釉质－牙本质折裂、牙釉质－牙本质－牙髓折裂、无牙髓冠折、冠折伴有牙髓暴露、根折、牙槽骨折、牙震荡、半脱位、完全脱位、侧向移位、嵌入性脱位、根性撕脱伤等。

牙外伤治疗决策基于临床和影像学表现。如有可能，尽量保持牙髓活力，以确保患牙有良好的长期预后[35]。

目前国际牙科创伤协会提出的指南（International Association of Dental Traumatology，IADT）[36]指出，保守/根管治疗是牙釉质牙本质折裂伴有或不伴有牙髓暴露的首选方法（表 3.13）。其他类型的牙外伤需要多学科评估，而种植修复是牙外伤最可靠的选择治疗方法之一。但注意的是，种植体植入只能在没有进一步骨生长的成人中进行。而对年轻患者，治疗的主要目标是保留骨骼结构和软组织轮廓，以便在生长停止时为种植体植入做好准备[37]。

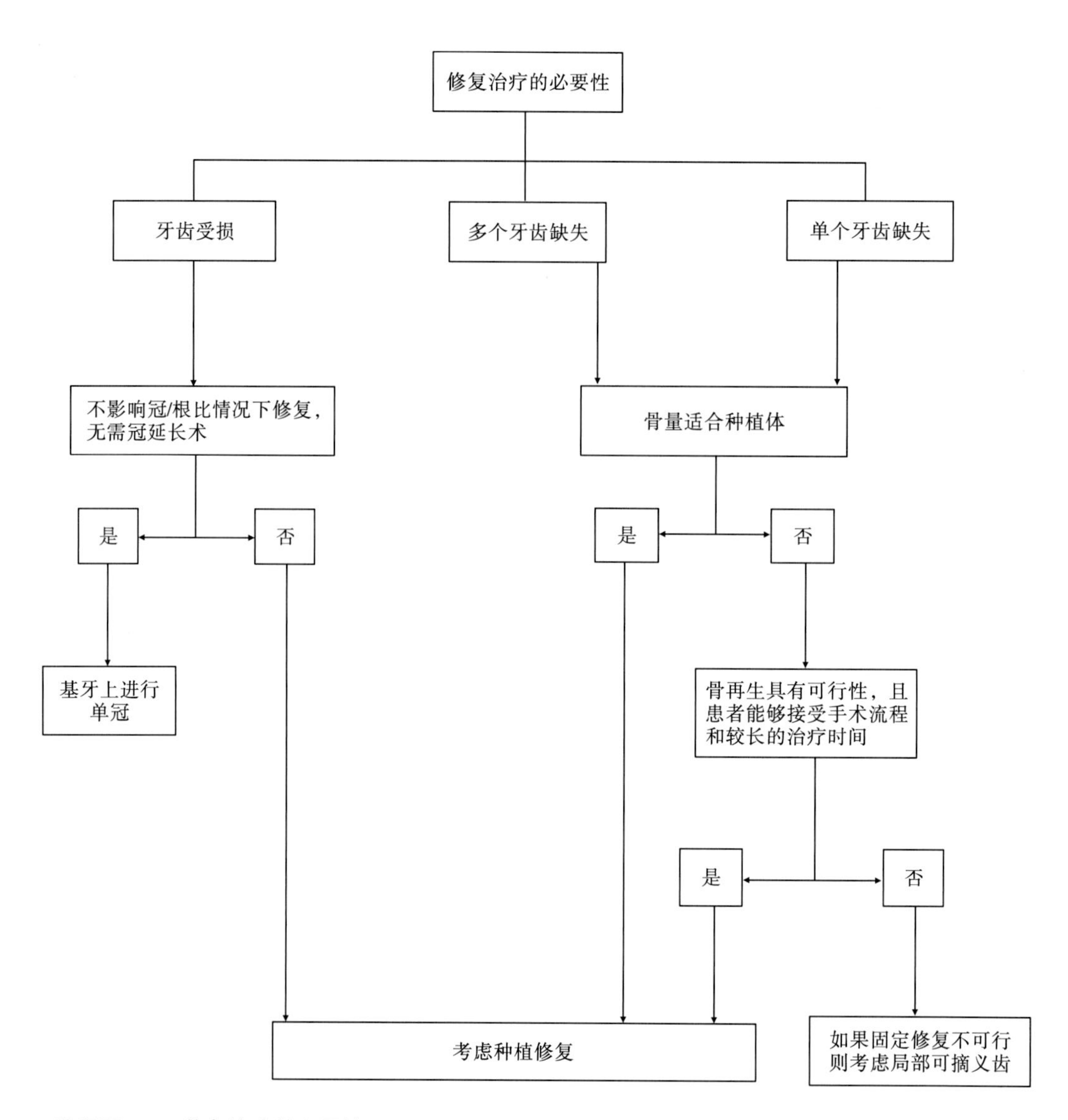

流程图 3.2 **修复治疗的必要性**

表 3.13 牙齿损伤处理指南

	IADT 创伤性牙齿损伤处理指南
冠根折 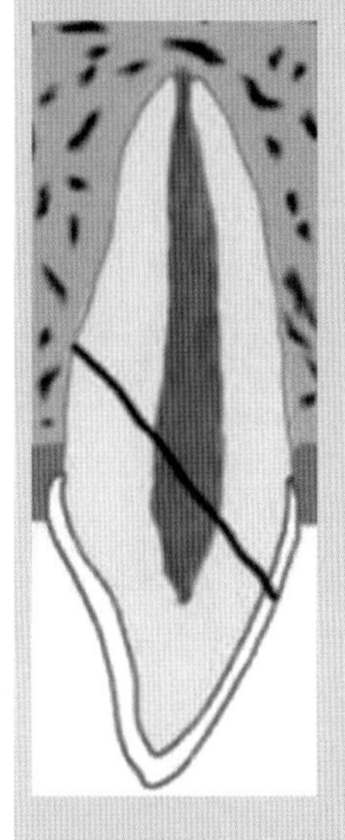	如果折裂线在牙龈水平以上，则去除断裂的冠部并进行修复处理。若折裂线低于牙龈水平以下，修复方法的可行性取决于折裂线的根向伸展情况，如果太深，则拔牙进行即刻或延迟种植修复
根折 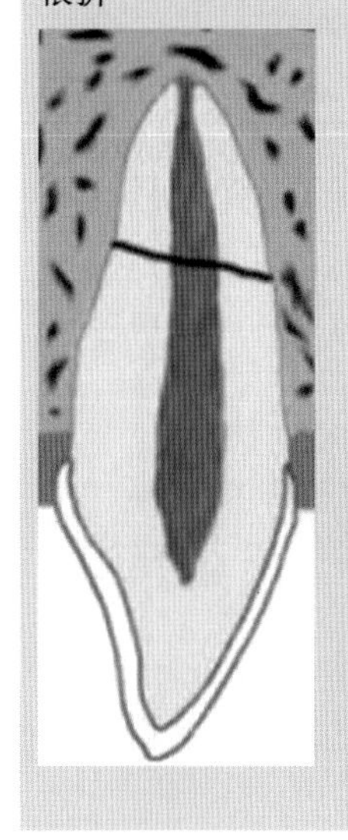	如果折裂线很小，需要重新定位冠状部位；紧接着进行夹板固定观察至少 4 周，如果发生牙髓坏死则需要进行根管治疗，如果出现炎症或愈合不良的影像学征象，则拔除后行种植修复

表 3.13(续)

	IADT 创伤性牙齿损伤处理指南
脱位 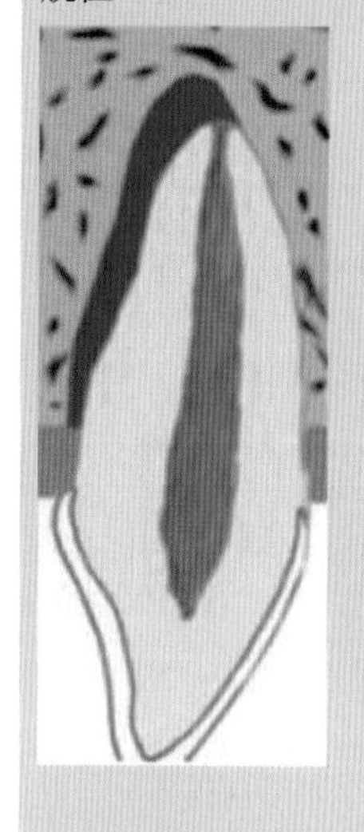	所有类型的脱位(半脱位，嵌入型，挤压型，侧位)，通过手术或正畸对牙齿进行复位可以获得最佳的长期结果，通常不建议拔牙后种植修复
根性撕脱伤 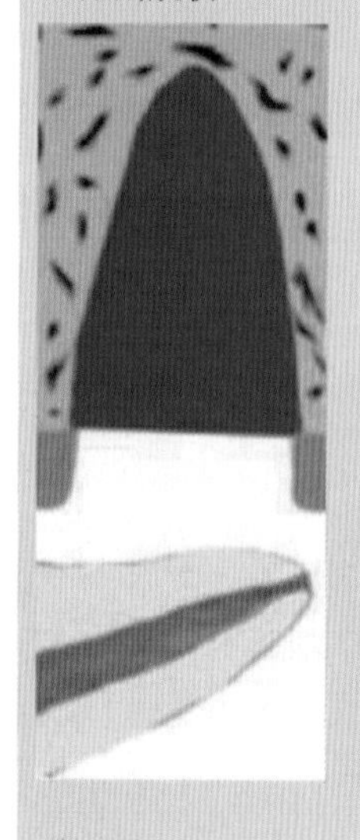	它发生在所有恒牙牙外伤中高达 3%，且需要及时评估和治疗诊断。再植仍然被认为是黄金标准，应该在事故发生后马上进行。如果不可能，将牙齿保存在适当的存储介质(平衡的 Hank 液、唾液、牛奶、盐水)中并运送到口腔医院。如果时间延迟 <60min，植入的预后良好；如果在 60min 后进行再植，则发生牙骨固连和(或)根吸收的概率很高。在这种情况下，与患者一起评估是否考虑种植体修复是合适的

牙外伤治疗方案的选择需要仔细评估牙齿的恢复性和预后(图 3.9)。特别是在年轻患者中，可以选择妥协治疗，牢记这些患者具有较高的预期效果，即使对于预后不良的牙齿也有延续寿命的可能[38-40]。与患者的交流对于获得令人满意的长期预后至关重要(流程图 3.3)。

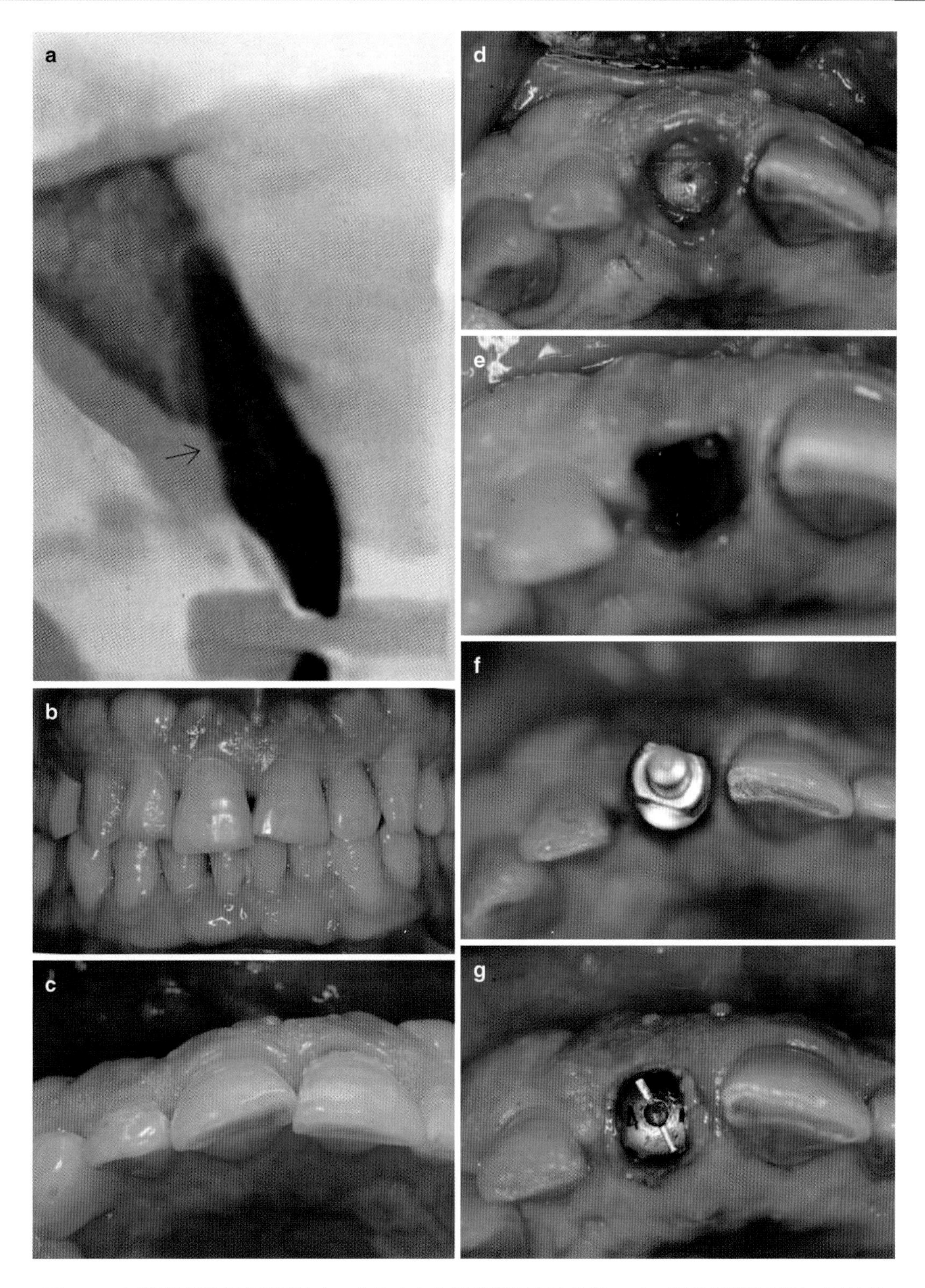

图 3.9　CT 评估显示根部断裂(a)，在临床上有轻微的冠部移位(b、c)，取出断裂的牙冠，可见断裂的线刚好位于牙龈水平而之下(d)。由于需要进行冠延长术且美观预后较差，传统固定修复不适合。拔除后行即刻种植(e～h)

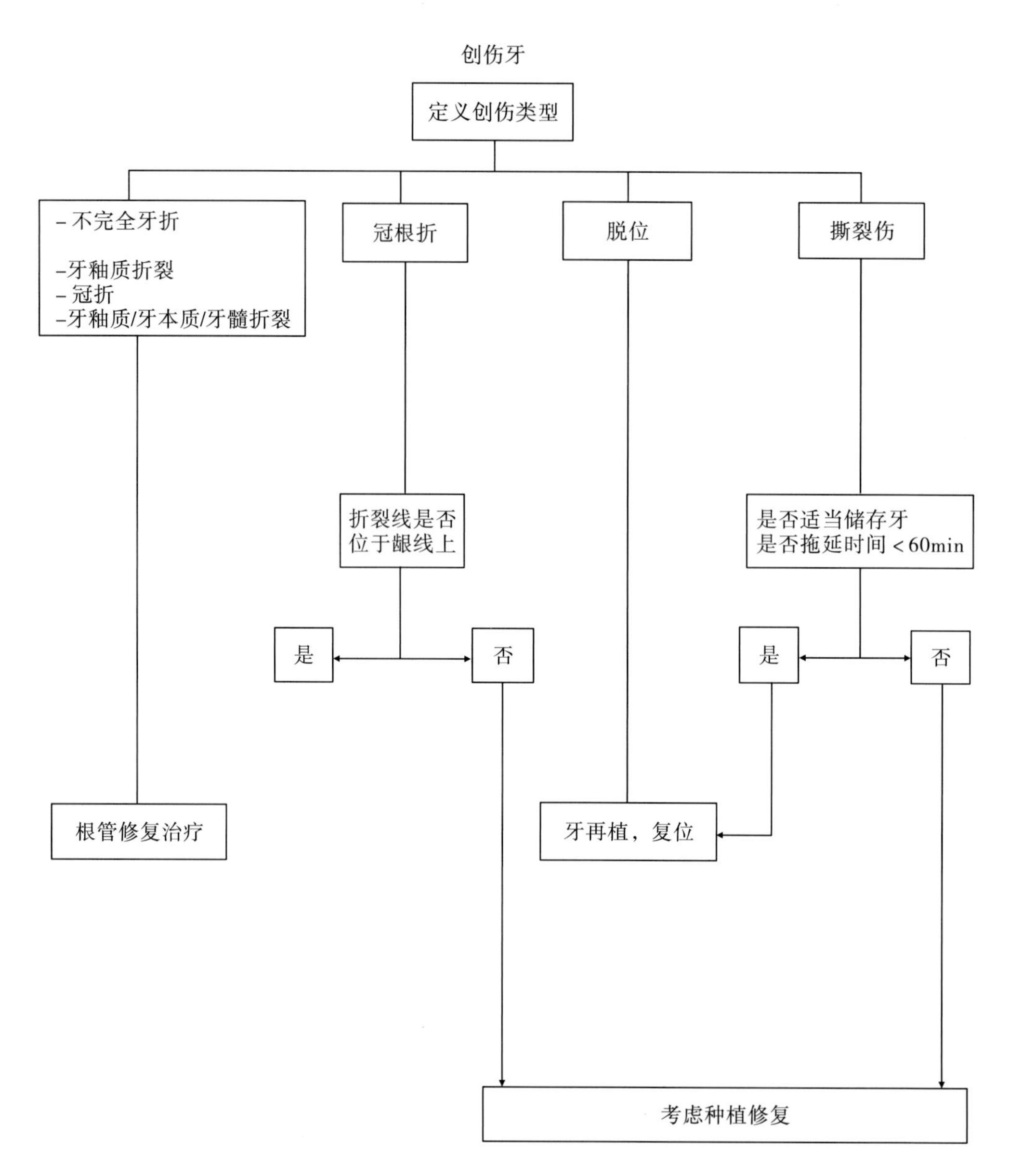

流程图 3.3 **创伤牙治疗流程图**

3.5 牙周病患者

以前牙周病治疗的主要目的是尽可能长时间保留牙齿，以便尽可能延缓用可摘义齿替代天然牙，或在牙周受损牙齿上进行固定修复。这是通过骨切除术或截根术完成的。

随着种植体的出现，使得将牙齿保留转变为骨保留的模式。在符合标准的患者中，可以看到以消除牙周袋为目的进行的骨切除手术是成功的。同时，为将来种植体植入而保留骨组织，比短期姑息保留一颗周围袋吸收的牙齿更加重要。

牙周再生手术是另一种治疗选择；然而，在某些情况下，牙周组织的完全难以实现再生，并且不可预测[41]。此外，只有某些类型的牙周缺陷才能进行再生，而在广泛性牙周炎患者中，唯一的可能是试图减缓疾病的进展。因此，确定何时进行拔牙或何时采取保守方法是非常重要的[42]。

一般来说，评估牙周疾病对牙列的影响需要考虑四个因素：

- 牙髓/修复状态：如果牙齿需要复杂的牙髓/修复程序(桩核、根管手术、冠延长等)则预后较差。如果在短时间对根管治疗失败的牙齿采用种植体治疗，则患者的成本可能会更高。
- 邻近牙列的状态：如果牙周损害的牙齿被选择为基牙，需要考虑一旦治疗失败的后果，广泛修复的风险很高，应考虑拔牙。
- 牙周状态：在进行复杂的牙周治疗前，牙周袋深度、根分叉、冠根比和口腔卫生是医生需要考虑的因素。患者依从性差和牙齿预后不良时应采取较简单的治疗方案。
- 美观性：牙周病所涉及前牙时应仔细评估。在这种情况下，骨切除手术被排除在外。如果牙周缺损预后良好(三壁至四壁牙周袋)，牙周再生是可能的。若牙周缺损的预后差，那么拔牙后种植体修复可能有助于获得更好的美学效果。

3.5.1 牙周病患者的种植体修复

许多研究评估了牙周炎易感患者中的种植修复效果，目的是评估在这个特定人群中种植体丧失风险和成功率的高低。如果牙周病使得患者发生炎症的风险增加，种植失败的概率可能会增加；鉴于牙周炎和种植体周围炎之间的相似病理学和微生物学，这是一个合乎逻辑的假设[43]。

meta 分析最适合用于比较正在接受种植治疗的健康和牙周病患者，因为该方法分析收集和更新相互矛盾的研究结果。迄今为止发表的所有 meta 分析结果都一致显示，与无牙周炎病史的患者相比，有牙周病史患者的种植牙失败风险更高(表 3.14 ~ 表 3.16)。

一些潜在因素(如吸烟和糖尿病等)并没有被清楚解释说明或根本没有考虑。迄今为止还没有发表任何关于此论点的随机对照试验。

必须指出的是，meta 分析中的潜在弱点可以通过所有研究中结果均匀的事实来克服[44-49]。最重要的是，meta 分析给出了明确的临床指征：有牙周病史的患者可以种植治疗(图 3.10)，但患者需要被告知，与牙周健康的人相比，牙周病的患者种植失败的风险会高。而且，与慢性牙周炎相比，侵袭性牙周炎会进一步增加这种风险率[48]。

总之，当对这一特定人群提出种植

治疗时，必须考虑到严格的随访和维护程序，并且应及早发现种植体周围疾病，以防止或减少疾病的进展[50-55]（流程图3.4）。

表3.14 牙周健康与患牙周炎患者接受种植治疗后成功率的meta分析

	效应值	牙周健康与牙周损伤比值(95% CI)	统计学意义	临床意义
Wen 等[44]	RR	1.04(1.02, 1.04)	+	有利于牙周健康的患者
Chrcanovic 等[45]	RR	1.78(1.50, 2.11)	+	有利于牙周健康的患者
Sgolastra 等[46]	RR	1.89(1.35, 2.66)	+	有利于牙周健康的患者
Safii 等[47]	OR	3.02(1.12, 1.85)	+	有利于牙周健康的患者

表3.15 侵袭性与慢性非侵袭性牙周炎患者接受种植治疗后成功率的meta分析

	效应值	慢性牙周炎与侵袭性牙周炎损伤比值(95% CI)	统计学意义	临床意义
Wen 等[44]	RR	1.03(1.01, 1.05)	+	有利于非侵袭性牙周病
Sgolastra 等[46]	RR	1.59(1.10, 2.32)	+	有利于非侵袭性牙周病
Monje 等[48]	RR	3.97(1.68, 9.37)	+	有利于非侵袭性牙周病

表3.16 meta分析评估种植体周围炎发展的风险率

	效应值	牙周健康与牙周损伤比值(95% CI)	统计学意义	临床意义
Wen 等[44]	RR	1.03(1.01, 1.05)	+	有利于牙周健康的患者
Sgolastra 等[46]	RR	2.21(1.42, 3.43)	+	有利于牙周健康的患者
Monje 等[48]	RR	3.97(1.68, 9.37)	+	有利于牙周健康的患者

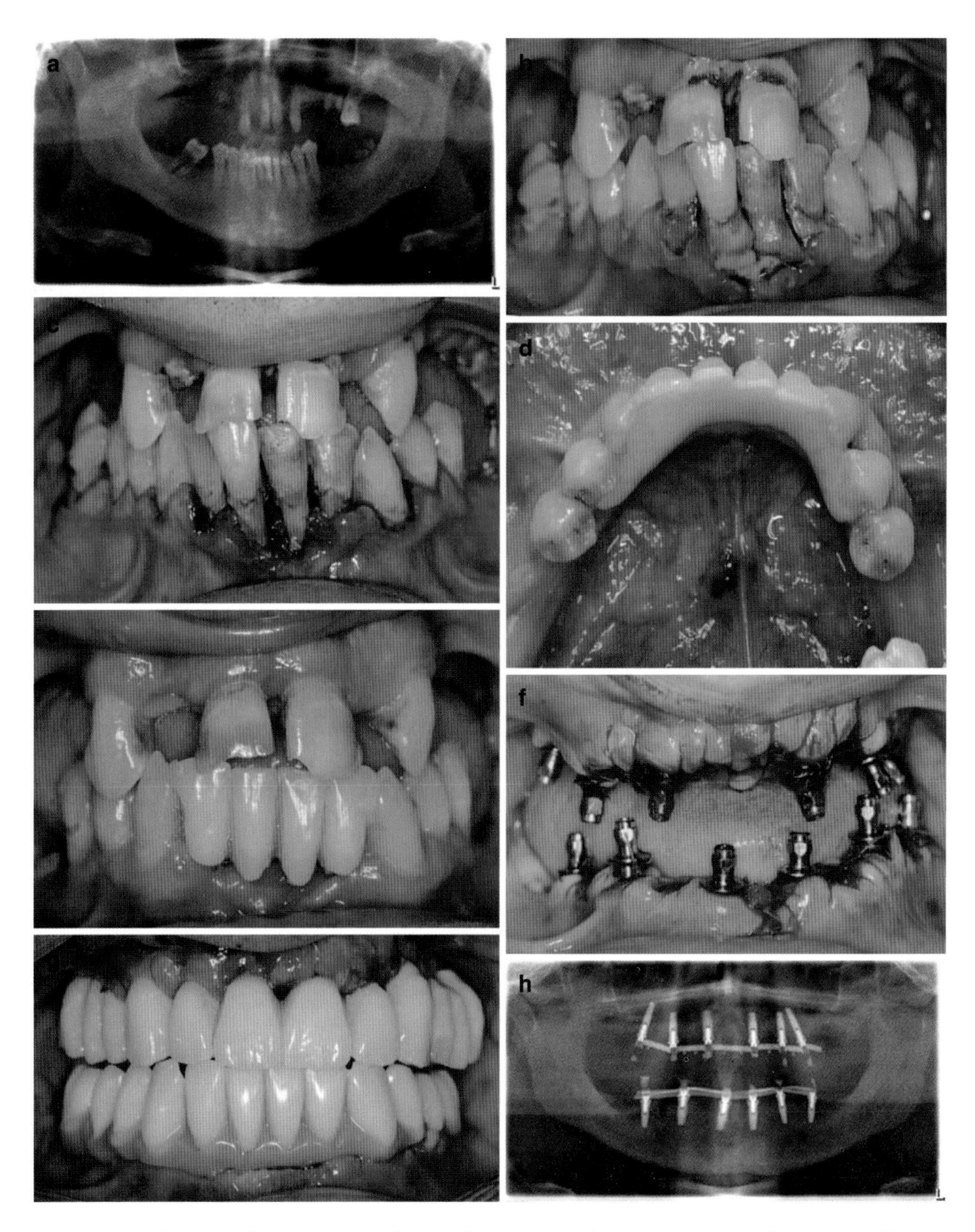

图 3.10　牙结石堆积造成的慢性牙周炎和口腔卫生不良的患者(a～b)预后不良。(c)采取拔牙；最初只拔除前牙并进行临时修复，以便患者保持口腔卫生，促进伤口愈合(d～e)。经过 3 个月的随访，患者接受种植治疗(f～h)

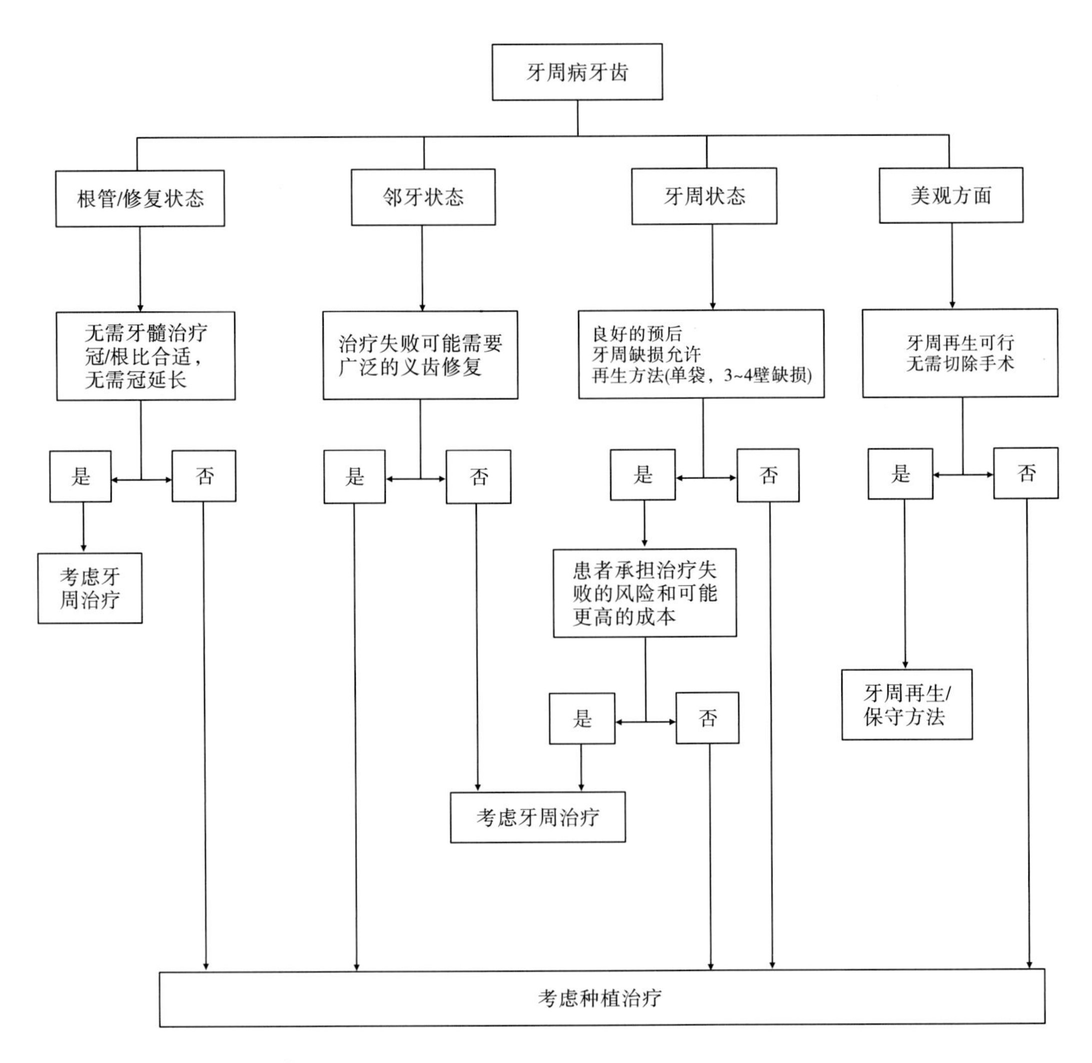
牙周病牙齿
根管/修复状态
邻牙状态
牙周状态
美观方面
无需牙髓治疗
冠/根比合适，
无需冠延长
治疗失败可能需要
广泛的义齿修复
良好的预后
牙周缺损允许
再生方法(单袋，3~4壁缺损)
牙周再生可行
无需切除手术
是
否
是
否
是
否
是
否
考虑牙
周治疗
患者承担治疗失
败的风险和可能
更高的成本
牙周再生/
保守方法
是
否
考虑牙周治疗
考虑种植治疗

流程图 3.4　**牙周病牙齿**

参考文献

[1] Albrektsson T, Zarb G, Worthington P, et al. The long-term efficacy of currently used dental implants: a review and proposed criteria of success int. J Oral Maxillofac Surg, 1986, Implants 1: 11 – 25.

[2] Smith D C, Zarb G A. Criteria for success of osseointegrated endosseous implants. J Prosthet Dent, 1989, 62: 567 – 572.

[3] Orstavik D, Kerekes K, Eriksen H M. The periapical index: a scoring system for radiographic assessment of apical periodontitis. Endod Dent Traumatol, 1986, 2: 20 – 34.

[4] Estrela C, Bueno M R, Azevedo B C, et al. A new periapical index based on cone beam computed tomography. J Endod, 2008, 34: 1325 – 1331.

[5] Zitzmann N U, Krastl G, Hecker H, et al. Endodontics or implants? A review of decisive criteria and guidelines for single tooth restorations and full arch reconstructions. Int Endod J, 2009, 42: 757 – 774.

[6] Torabinejad M, et al. Readers' roundtable. Outcomes of root canal treatment and restoration, implant-supported single crowns, fixed partial dentures, and extraction without replacement: a systematic review. J Prosthet Dent, 2008, 99: 1.

[7] Morris M F, Kirkpatrick T C, Rutledge R E, et al. Comparison of nonsurgical root canal treatment and single-tooth implants. J Endod, 2009, 35: 1325 – 1330.

[8] Zitzmann N U, et al. Strategic considerations in treatment planning: deciding when to treat, extract, or replace a questionable tooth. J Prosthet Dent, 2010, 104: 80 – 91.

[9] Iqbal M K, Kim S. For teeth requiring endodontic treatment, what are the differences in outcomes of restored endodontically treated teeth compared to implant-supported restorations? Int J Oral Maxillofac, 2007, Implants 22(Suppl): 96 – 116.

[10] Torabinejad M, Corr R, Handysides R, et al. Outcomes of nonsurgical retreatment and endodontic surgery: a systematic review. J Endod, 2009, 35: 930 – 937.

[11] Del Fabbro M, Taschieri S, Testori T, et al. Surgical versus non-surgical endodontic retreatment for periradicular lesions. Aust Dent J, 2007, 52: 340 – 341.

[12] Kang M, Jung H, Somg M, et al. Outcome of nonsurgical retreatment and endodontic microsurgery: a meta-analysis. Clin Oral Investig, 2015, 19: 569 – 582.

[13] Torabinejad M, Landaez M, Milan M, et al. Tooth retention through endodontic microsurgery or tooth replacement using single implants: a systematic review of treatment outcomes. J Endod, 2015, 41: 1 – 10.

[14] Setzer F C, Kim S. Comparison of long-term survival of implants and endodontically treated teeth. J Dent Res, 2014, 93: 19 – 26.

[15] Stavropoulou A F, Koidis P T. A systematic review of single crowns on endodontically treated teeth. J Dent, 2007, 35: 761 – 767.

[16] Setzer F C, Shah S B, Kohli M R, et al. Outcome of endodontic surgery: a meta-analysis of the literature-part 1: comparison of traditional root-end surgery and endodontic microsurgery. J Endod, 2010, 36: 1757 – 1765.

[17] Setzer F C, Kohli M R, Shah S B, et al. Outcome of endodontic surgery: a meta-analysis of the literature-part 2: comparison of endodontic microsurgical techniques with and without the use of higher magnification. J Endod, 2012, 38: 1 – 10.

[18] Goodacre C J, Bernal G, Rungcharassaeng K, et al. Clinical complications in fixed prosthodontics. J Prosthet Dent, 2003, 90: 31 – 41.

[19] Tan K, Pjetursson B E, Lang N P, et al. A systematic review of the survival and complication rates of fixed partial dentures(FPDs) after an observation period of at least 5 years III conventional FPDs. Clin Oral Implant Res, 2004, 15: 654 – 666.

[20] Pjetursson B E, Brägger U, Lang N P, et al. Comparison of survival and complication rates of tooth-supported fixed dental prostheses (FDPs) and implant-supported FDPs and sin-

gle crowns (SCs). Clin Oral Implants Res, 2007, 18: 97 - 113.

[21] Sailer I, Makarov N A, Thoma D S, et al. All-ceramic or metal-ceramic tooth-supported fixed dental prostheses (FDPs)? A systematic review of the survival and complication rates. Part I: Single Crowns (Scs). Dent Mater, 2015, 31: 603 - 623.

[22] Pjetursson B E, Sailer I, Makarov N A, et al. All-ceramic or metal-ceramic tooth-supported fixed dental prostheses (FDPs)? a systematic review of the survival and complication rates. Part Ⅱ: multiple-unit FDPs. Dent Mater, 2015, 31: 624 - 639.

[23] Creugers N H, Kreulen C M. Systematic review of 10 years of systematic reviews in prosthodontics. Int J Prosthodont, 2003, 16: 123 - 127.

[24] Scurria M S, Bader J D, Shugars D A. Meta-analysis of fixed partial denture survival: prostheses and abutments. J Prosthet Dent, 1998, 79: 459 - 464.

[25] Salinas T J, Eckert S E. In patients requiring single-tooth replacement, what are the outcomes of implants as compared to tooth-supported restorations? Int J Oral Maxillofac, 2007, Implants 22(Suppl): 71 - 95.

[26] Sailer I, Pjetursson B E, Zwahlen M, et al. A systematic review of the survival and complication rates of all-ceramic and metal ceramic reconstructions after an observation period of at least 3 years. Clin Oral Implants Res, 2007, 18: 86 - 96.

[27] Goodacre C J, Bernal G, Rungcharassaeng K, et al. Clinical complications with implants and implant prostheses. J Prosthet Dent, 2003, 90: 121 - 132.

[28] Pjetursson B E, Tan K, Lang N P, et al. A systematic review of the survival and complication rates of Fixed Partial Dentures (FDPs) after an observation period of at least 5 years. Clin Oral Implants Res, 2004, 15: 625 - 642.

[29] Jung R E, Zembic A, Pjetursson B E, et al. Systematic review of the survival rate and the incidence of biological, technical, and aesthetic complications of single crowns on implants reported in longitudinal studies with a mean follow- up of 5 years. Clin Oral Implants Res, 2012, 23: 2 - 21.

[30] Pjetursson B E, Thoma D, Jung R, et al. A systematic review of the survival and complication rates of Fixed Partial Dentures (FDPs) after an observation period of at least 5 years. Clin Oral Implants Res, 2012, 23(suppl): 22 - 38.

[31] Zembic A, Kim S, Zwahlen M, et al. Systematic review of the survival rate and incidence of biologic, technical, and esthetic complications of single implant abutments supporting fixed prostheses. Int J Oral Maxillofac, 2014, Implants 29: 99 - 116.

[32] Lindh T, Gunne J, Tillberg A, et al. A meta-analysis of implants in partial edentulism. Clin Oral Implant Res, 1998, 9: 80 - 90.

[33] Pjetursson B E, Asgeirsson A G, Zwahlen M, et al. Improvements in implant dentistry over the last decade: comparison of survival and complication rates in older and newer publications. Int J Oral Maxillofac, 2014, Implants 29(Suppl): 308 - 324.

[34] Glendor U. Epidemiology of traumatic dental injuries-A 12 year review of the literature. Dent Traumatol, 2008, 24: 603 - 611.

[35] Andreasen J O, Lauridsen E, Gerds T A, et al. Dental trauma guide: a source of evidence-based treatment guidelines for dental trauma. Dental Traumatol, 2012, 28: 345 - 350.

[36] IADT Revised Trauma Guidelines. [2011]. http://www.iadt-dentaltrauma.org/guidelines_book.pdf.

[37] Sheng L, et al. Replacement of severely traumatized teeth with immediate implants and immediate loading: literature review and case reports. Dent Traumatol, 2015, 31: 493 - 503.

[38] DiAngelis A J, et al. International Association of Dental Traumatology guidelines for the management of traumatic dental injuries: 1. Fractures and luxations of permanent teeth. Dent Traumatol, 2012, 28: 2 - 12.

[39] Andersson L, et al. International Association of Dental Traumatology guidelines for the management of traumatic dental injuries: 2. Avulsion of permanent teeth. Dent Traumatol, 2012, 28: 88 - 96.

[40] Alani A, Austin R, Djemal S. Contemporary management of tooth replacement in the traumatized dentition. Dent Traumatol, 2012, 28: 183 - 192.

[41] Kao R T, Nares S, Reynolds M A. Periodontal regeneration-intrabony defects: a systematic review from the AAP regeneration workshop. J Periodontol, 2015, 86: S77 - S104.

[42] Tomasi C, Wennström J L, Berglundh T. Longevity of teeth and implants-a systematic review. J Oral Rehabil, 2008, 35: 23 - 32.

[43] Worthington H V. Outcome of implant therapy in patients with previous tooth loss related to periodontitis, 2007, Bdj 202: 547 - 547.

[44] Wen X, Liu D M, Li D, et al. History of periodontitis as a risk factor for long-term survival of dental implants: a meta-analysis. Int J Oral Maxillofac, 2014, Implants 29: 1271 - 1280.

[45] Chrcanovic B R, Albrektsson T, Wennerberg A. Periodontally compromised vs. periodontally healthy patients and dental implants: a systematic review and meta-analysis. J Dent, 2014, 42(12): 1509 - 1527.

[46] Sgolastra F, Petrucci A, Severino M, et al. Periodontitis, implant loss and periimplantitis. A meta-analysis. Clin Oral Implants Res, 2015, 26: 8 - 16.

[47] Safii S H, Palmer R M, Wilson R F. Risk of implant failure and marginal bone loss in subjects with a history of periodontitis: a systematic review and meta-analysis. Clin Implant Dent Relat Res, 2010, 12: 165 - 174.

[48] Monje A, et al. Generalized aggressive periodontitis as a risk factor for dental implant failure: a systematic-review and meta-analysis. J Periodontol, 2014, 85: 1 - 17.

[49] Zangrando M S, et al. Long-term evaluation of periodontal parameters and implant outcomes in periodontally compromised patients: a systematic review. J Periodontol, 2015, 86: 201 - 221.

[50] Schou S. Implant treatment in periodontitis-susceptible patients: a systematic review. J Oral Rehabil, 2008, 35: 9 - 22.

[51] Ramanauskaite A, Baseviciene N, Wang H L, et al. Effect of history of periodontitis on implant success. Implant Dent, 2014, 23(6): 687 - 696.

[52] Karoussis I K, Kotsovilis S, Fourmousis I. A comprehensive and critical review of dental implant prognosis in periodontally compromised partially edentulous patients: review. Clin Oral Implants Res, 2007, 18: 669 - 679.

[53] Ong C T T, et al. Systematic review of implant outcomes in treated periodontitis subjects. J Clin Periodontol, 2008, 35: 438 - 462.

[54] Faggion C M, Giannakopoulos N N. Critical appraisal of systematic reviews on the effect of a history of periodontitis on dental implant loss. J Clin Periodontol, 2013, 40: 542 - 552.

[55] Anson D. The changing treatment planning paradigm: save the tooth or place an implant. Compend Contin Educ Dent, 2009, 30: 506 - 508, 510 - 512, 514 - 517; quiz 518, 520.

[56] Kim S, Kratchman S. Modern endodontic surgery concepts and practice: a review. J Endod, 2006, 32: 601 - 623.

[57] The glossary of prosthodontic terms. J Prosthet Dent, 2005, 94(1): 10 - 92.

第4章　骨组织对种植体的反应

Oreste Iocca

摘要

成功种植的前提是有效的骨整合，即骨组织在种植体表面的直接附着。种植体表面特性在骨组织反应及实现骨整合的过程中发挥了极其重要的作用。基于此，必须评价种植体表面的化学和物理特性，以便选择最合适的种植体并获得最佳临床效果。尽管尚不明确哪种种植体表面具有真正的优势，但当前的共识是粗化的表面优于机械加工的表面。

拔牙后骨改建会影响种植治疗方案的制定及最终临床效果。优化骨整合机制，保持良好的骨－种植体接触，获得良好的初期稳定性，才能保证种植治疗的长期效果。

近年来，超声骨刀在种植临床的应用日益广泛。超声骨刀在高效切割矿化组织的同时不会导致骨组织过热，有助于减轻种植体植入前的骨损伤；此外还有助于种植体植入在其脆弱的解剖结构区域，如下牙槽神经或上颌窦区域。

4.1　骨组织对种植体的反应

骨整合的定义包括：①组织学上，骨组织在种植体表面的直接附着；②临床上，种植体与骨组织结构的结合。显然，骨整合取决于种植体表面与骨组织的交互作用。

种植体材料和表面形态显著影响骨组织的反应性。诸多研究的开展旨在增强骨组织与种植体的交互作用，继而提高种植治疗的成功率。

O. Iocca, DDS
International Medical School, Sapienza University of Rome, Viale Regina Elena 324, 00161 Rome, Italy
Private Practice Limited to Oral Surgery,
Periodontology and Implant Dentistry,
Rome, Italy
e-mail: oi243@ nyu. edu

4.1.1 种植体表面特性

种植体表面特性显著影响着骨组织的反应和骨整合过程。基于此，必须定义种植体关键表面参数，以便理解表面的如何影响骨整合愈合时间以及种植体最终成功率[1,2]。

种植体表面特性可分为化学特性和物理特性。

4.1.1.1 化学特性

种植体化学特性与其主体材料和多种方式引入的表面添加物有关。在种植体制作过程中，钛(Ti)最为常见，但近年来，氧化锆已被用于钛种植体的一种替代材料。

纯钛及钛合金均可用于牙科种植体的制作。根据组分中氧和铁的含量，可将商用纯钛分为4级。4级纯钛因具有高弹性模量和拉伸强度，最常用于种植体的制作。合金元素常被用于增强材料的机械强度。5级钛合金中就加入了钒和铝(Ti-6Al-4V)。

氧化锆种植体分为氧化钇部分稳定氧化锆(Ittrya-partiallystabilized zirconia，Y-PSZ)或氧化钇稳定的四方氧化锆(Ittrya-stabilizedtetragonal zirconia，Y-TZP)。相比于其他牙科陶瓷，Y-TZP具有更强的抗腐蚀和抗磨损性，故在种植临床中最为广泛。

- 种植体表面指厚度为100nm的种植体最表层[3]。
- 表面浸渍指化学佐剂与主体材料的融合。浸渍的程度取决于融入主体材料中元素所占的比重；所谓高浸渍(添加元素>5%)可见于主体材料和二氧化钛层实质性化学改性过程，如阳极氧化(见后文)。涂层是指仅在主体材料表面的附着。
- 制造商已经能够将多种材料用于种植体表面涂层，并且不断研究其他材料是否可用于增强骨-种植体之间的交互作用。尽管羟基磷灰石涂层已被广泛研究和应用，但考虑到微生物附着，骨质破坏及涂层失效等常见问题，其长期预后仍存在争议。

其他材料(生物活性玻璃和TiN涂层)的研究正在进行中，且已在离体研究和小型活体研究中取得了良好结果。因缺乏精准的大型临床研究，无法对不同种植体涂层的表现进行全面评价。

4.1.1.2 物理特性

无论以何种方法成型的固态表面均存在不规则性和变形，并由此生成独特的纹理。

微观和纳米级特征会影响骨-种植体交互作用。种植体表面形态与粗糙程度及表面不规则性有关。2D和3D参数必须分别测量和描述，以便完整地认识种植体表面形态[4]。

研究者在进行二维定量分析时最常采用的微观参数如下(图4.1)：

Rz：取样长度上外形轮廓波峰高度最大值和波谷深度最大值的和值(图4.2)。

Ra：取样长度上波峰高度绝对值和波谷深度绝对值的算术均数(图4.3)。

Rsm：取样长度上沿外形轮廓波峰间距离的均值。

最常用的三维参数有：

Sa：可视为Ra的3D值，即三维方向上波峰高度绝对值和波谷深度绝对值的均数(图4.4)。

Sds：特定区域内的顶点密度或波峰数量(图 4.5)。

Sdr：表面展开面积比值，即如果将特定表面展开，测量其表面的增大量。完全平整表面对应的 Sdr 值为 0%，当表面因粗糙度而使其面积为展开面积两倍时，Sdr 值为 100%。

根据 Wennerberg 等学者的研究[5]，相比于单纯的二维测量，三维测量的一致性和可信度更好，后者是描述种植体表面特性的最佳方法。尤其是 Sdr 值，其本身是一个混合参数，测量时需同时考虑 Sds 和 Sa 值，根据 Sdr 值便可知特定表面上波峰的高度和数量信息[6]。

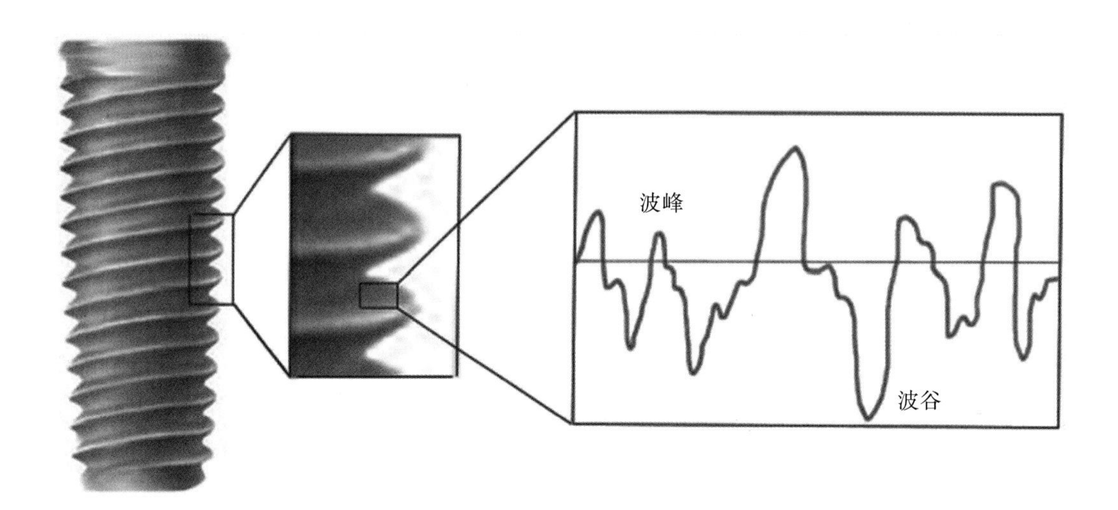

图 4.1 种植体表面

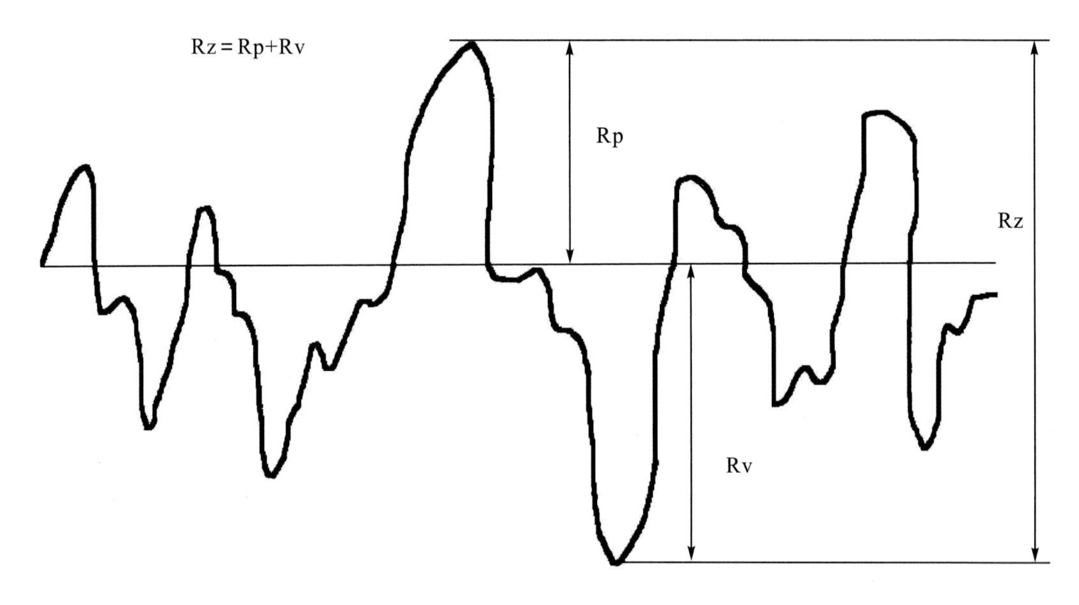

图 4.2 种植体表面的 2D 示意图和 Rz 值的表示

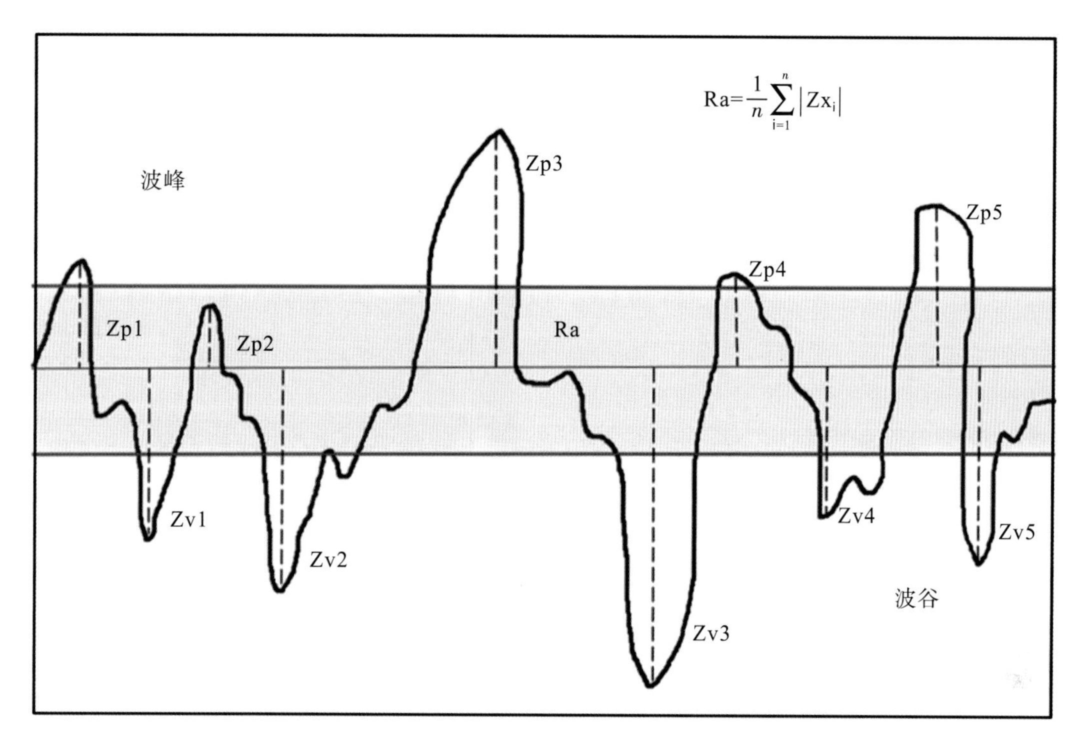

图 4.3 **种植体表面的2D示意图和Ra值**

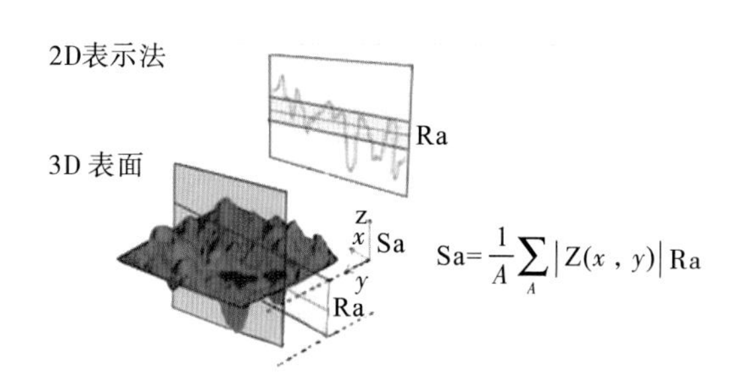

图 4.4 **种植体表面的3D示意图和Sa值**

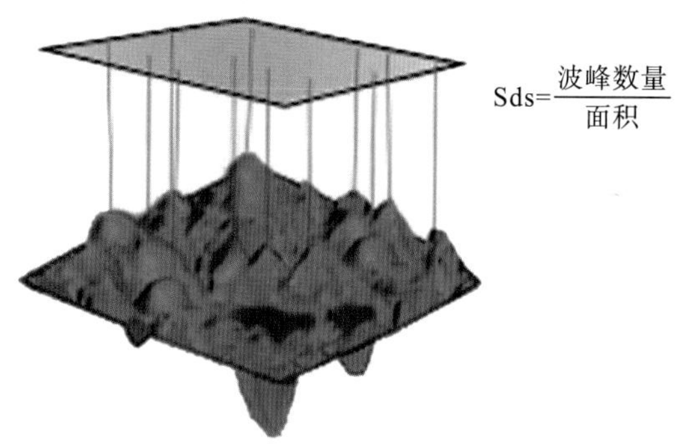

图 4.5 **种植体表面的3D示意图和Sds值**

在纳米水平上，表面能是形容表面具有不饱和键的程度。换言之，如果表面具有疏水性或亲水性，均会影响表面的润湿性。理论上讲，高表面能(高亲水性)会增强表面对血液的润湿性，从而利于细胞贴附、分化和增殖[7]。鉴于此，所有表面均表现出某种程度的纳米形态，但不一定具有显著的纳米结构(1～100nm)。如果纳米结构并非清晰可见或者不具有同质性和可重复性，则将该表面视为纳米级光滑面[8]。根据体外研究所见，在骨整合过程中，纳米级形态的研究十分重要且令人兴奋。尽管如此，有关活体适用性的基础研究结果仍有待进一步阐明[9]。

4.1.2 种植体表面形态修饰

数十年来，Brånemark 种植体表面一直被视为金标准，该种植体在牙科文献中常作为“机械加工”种植体的同义词，即制作过程中未经任何车削加工处理的种植体。事实上，无论机械加工方法如何精细，也无法制作出完全平整的表面。所选用的机械加工方法不同，种植体的表面形态就不同。因此，诸多研究在比较具有不同粗糙面的机械加工表面时，我们并不清楚实际分析的是何种表面。以此为前提，或许可以采用下述方法区分不同的表面[5]（图 4.6）：

- 机械加工表面，Sa 值 <0.5μm
- 最低限度粗糙表面，Sa 值：0.5～1μm
- 粗糙表面，Sa 值 >2μm

鉴于不同表面均可出现骨整合现象，骨整合过程似乎与特定表面性质无关。尽管如此，表面的改变，尤其是表面粗化处理后，骨－种植体反应明显改善，表现为加载前愈合时间缩短，种植体在骨质较差区域（Ⅳ型骨）能够获得更强的结合力。

- 酸蚀粗化

强酸（如 HCl、HF）等酸蚀处理可使种植体表面形成直径为 0.5～2μm 的微小坑凹[36]。动物实验研究发现，与机械加工表面相比，酸蚀表面可明显促进骨整合，但活体研究发现两者的存活率并无差异。

- 钛浆喷覆（Titanium plasma spray，TPS）粗化

TPS 是指将钛粉注入高温等离子喷枪中，而后将钛粒喷覆在种植体表面并形成厚度约 30μm 的膜。

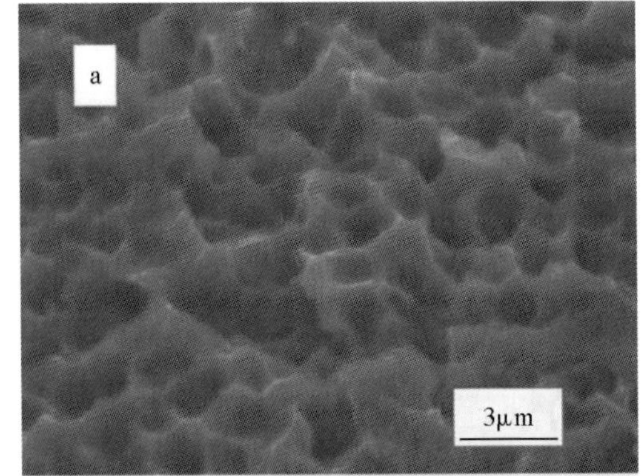

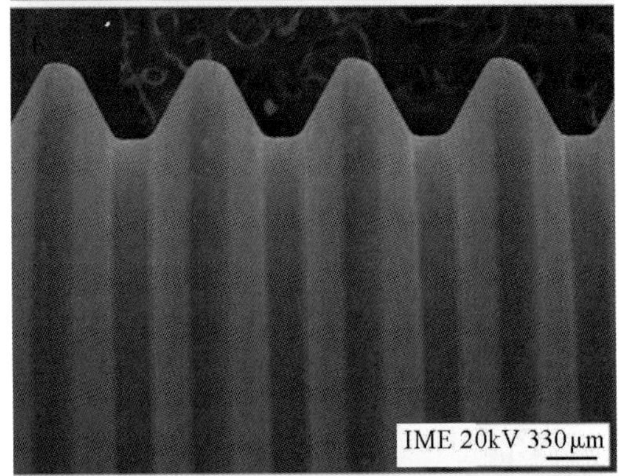

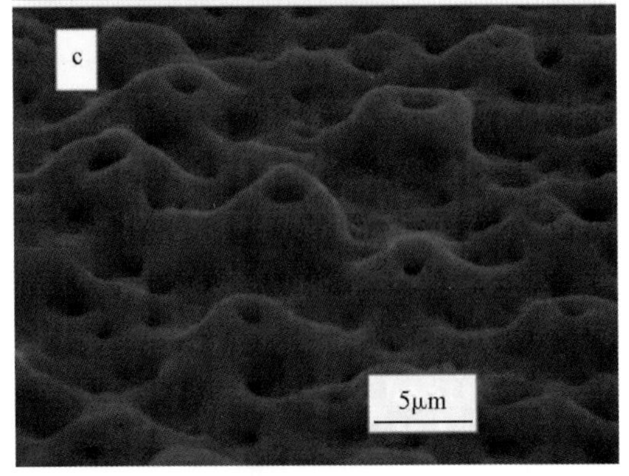

图 4.6 **不同表面的 SEM 图像** a. 机械加工。b. 最低程度粗化。c. 粗化表面（经 Elias 等允许转载）

TPS 可使种植体获得非常粗糙的表面，其 Ra 均值为 7μm。然而，文献结果表明具有该粗糙表面的种植体的存活率低于光滑表面和最低限度粗糙表面的种植体。

- 喷砂粗化

喷砂处理是一种借助压缩空气将坚

硬陶瓷颗粒高速喷射在种植体表面以使其粗化的方法。多种陶瓷材料均可采用此法粗化种植体表面。其他常见材料还包括铝，氧化钛和磷酸钙。

此方法可使种植体获得最佳表面粗糙度，一篇新近综述报道喷射粗化后种植体表面 Ra 均值介于 0.6 ~ 2μm。

相比于机械加工表面，喷砂后种植体能够获得更好的骨整合，但两者在种植体成功/失败率方面并无显著差异。

- 阳极氧化粗化

将钛种植体放入含有强酸的恒电流室内，高电压(100V)条件下可使种植体获得多孔的表面。这种电化学处理可使种植体表面形成厚度大于 1000nm 的氧化层；而后，溶液中强酸作用会使该氧化层沿电流对流线溶解，从而形成微孔表面。

阳极氧化表面能够增强骨反应性，这可能归因于多孔表面增大了机械锁结和生物化学键的形成。据文献报道，当种植体需要即刻植入和即刻加载时，阳极氧化表面比机械加工表面更具有临床优势。

- 喷砂 + 酸蚀粗化

喷砂和酸蚀相结合可使种植体在喷砂过程中获得最佳表面粗糙度，与此同时，额外的酸蚀处理使得不规则波峰变得更为光滑。与机械加工种植体相比，此方法处理的种植体能获得更好的骨整合，但尚无临床证据表明喷砂 + 酸蚀处理表面优于其他方式处理的表面。

- 陶瓷涂层

六十年前，含有羟基磷灰石(Hydroxyapatite，HA)涂层的种植体开始投放市场。第一代该类种植体具有良好的初期成功率，但后期由于整个表面层与下方钛主体剥离使得初期骨整合作用被迫中止，急剧增高的失败率导致该类产品被市场所淘汰。

新一代 HA 涂层采用了等离子电镀的方法，在种植体表面形成的瓷层厚度≤1μm。因此并发症发生风险低于第一代 HA 涂层，但仍需大量长期临床随访研究以最终确定是否推荐用于临床。

总之，种植体表面形态会影响种植体植入后骨组织的反应性。许多研究缺乏对表面形态的特征描述，要知道即使是机械加工种植体也会因制造商采用不同车削加工方法而发生表面形态特征的变化。鉴于此，我们很难通过比较研究去定义最佳种植体表面。另外，动物实验和临床研究均表明种植体表面粗化处理能够增强骨反应性[10]。现在普遍认为适度粗糙表面(Sa：1 ~ 2μm，Sdr：50%)的性能最佳，尽管其生物学机制尚不明确。与机械加工表面相比，粗化表面的优势明显，尤其是需要更强骨反应的临床情况下，如术区骨质较差或因采用即刻或早期加载而需要缩短愈合时间。

4.1.3 关于当前最常见种植体表面的有效证据

鉴于大多数研究报道种植成功率高于 90%，当前的重点是评价何种表面修饰方法更具有优势，评价内容包括获得快速骨整合和多种不良临床条件下的可靠性，如术区骨质差，老年患者愈合迟缓，代谢障碍和骨质疏松等。

动物实验和某些临床研究结果表明，当前有效的种植体表面修饰方法有助于改善上述临床条件带来的不良影响。对现有文献进行系统性综述后发现，试图综合分析当前有效证据的想法并不可行，主要是因为大多数研究对种植体表面特征的测量分析不恰当或报道不全。

关于种植体表面特征影响种植体周围炎发病率的研究不足。动物实验和人体观察性研究发现，不同随访期(数周至5年)内，粗糙表面和机械加工表面种植体植入后的临床指征及组织学结果并无差异。有学者认为粗糙表面比机械加工表面更难以清理，这会导致已有的种植体周围炎进一步发展；然而，另有一些以狗为对象的研究结果表明，粗糙表面清理后再次骨整合率高于机械加工表面[12]。

当前，仍需要对不同种类和规格的种植体表面做进一步的临床研究分析，以便为特定临床条件下种植体表面的选择提供依据。此外，尚缺乏对不同种植体表面的临床比较研究，因此更难以得出客观的结论(表4.1)。

表4.1 由Wennerberg和Albrektsson测量的最常见种植体表面Sa和Sdr值

	Biomet 3i *Prevail*	Biomet 3i *NanoTite*	Biomet 3i *Osseotite*	Brånemark	Astra Tech *OsseoSpeed*
表面特征和加工方法	车削加工颈圈，酸蚀处理主体，5级纯钛(更硬，更光滑)	CaP修饰以产生离散的晶体沉积	车削加工颈圈，酸蚀处理种植体主体	车削加工	二氧化钛颗粒喷砂处理
Sa	0.3μm	0.5μm	0.68μm	0.9μm	1.1μm
Sdr	24.00%	40.00%	27.00%	34.00%	31.00%
	Noble Biocare *TiUnite*	Astra Tech *OsseoSpeed*	Straumann *SLActive*	Straumann *SLA*	
表面特征和加工方法	阳极氧化处理	二氧化钛颗粒喷砂处理后氢氟酸表面化学修饰	酸蚀和喷砂处理后，在氮气保护下冲洗并存放在NaCl溶液中 具有亲水性	酸蚀和喷砂处理 具有疏水性	
Sa	1.1μm	1.4μm	1.75μm	1.78μm	
Sdr	37.00%	37.00%	143.00%	97.00%	

4.1.4 氧化锆种植体

过去数十年，光滑和粗糙表面纯钛种植体因具有较高的成功率和存活率，而被广泛应用于临床。尽管如此，由于黑色纯钛种植体可能出现本色暴露，尤其是薄龈型患者，因而限制了纯钛种植体支持式义齿的应用。随着人们对美学要求的增高，氧化锆开始逐步替代纯钛种植体[13]。氧化钇稳定的四方氧化锆(Ittrya-stabilizedtetragonal zirconia，Y-TZP)具有诸多优点，尤其是具有较高的挠曲强度和断裂韧性，使其非常适合用于种植体加工制作。离体研究和动物研究结果均表明，Y-TZP可获得良好的骨整合及软组织反应性，并能抑制细菌克隆增殖。与纯钛种植体一样，氧化锆种植体表面修饰能够增强骨反应，促进骨整合。

整形外科在使用氧化锆种植体的过程中发现，该类材料存在老化现象，而这会影响其长期稳定性。该现象与材料内部亚稳态四方相进行性转变为单斜晶相有关，从而降低了材料的机械抗力。因此，尚需进一步长期研究以评估氧化锆牙科种植体是否也存在老化问题[14]（图4.7）。

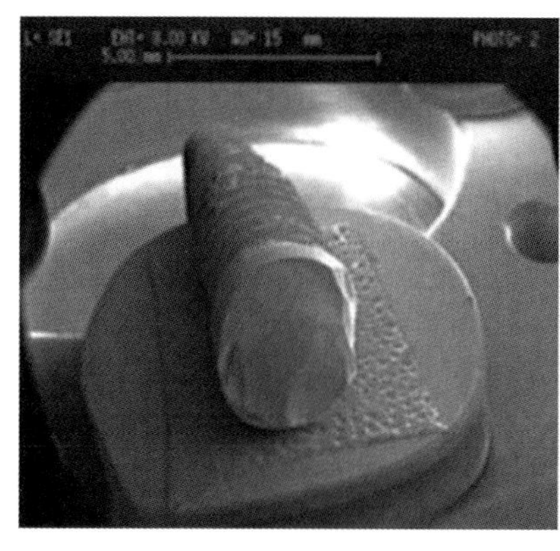

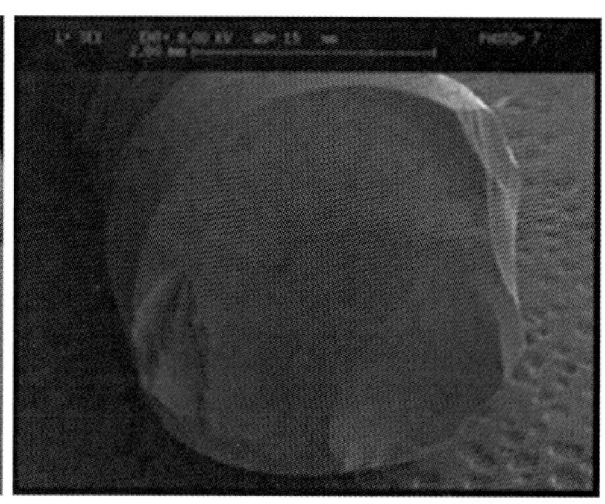

图4.7 **电镜下断裂的氧化锆种植体** 可见明显裂纹(b)(经Osmanand等允许转载)

当前，并无临床科学数据支持该类种植体的临床应用。正因为缺乏对该类种植体在患者口内安全性和可预测性的研究，即便我们已知其具有良好的生物和机械属性，仍然对其商业化应用保持疑虑。

总之，基于当前证据，我们不推荐临床选用氧化锆种植体。在考虑将氧化锆种植体作为纯钛种植体的有效替代品之前，仍需进行大量的研究。

4.2 拔牙后骨改建及种植体周围组织愈合

拔牙后牙槽窝的愈合一直备受口腔医学界关注，因为牙拔除后牙槽窝软硬组织变化会显著影响种植体的植入，植入后成功率及美学效果。

牙槽突是指牙齿周围骨质。牙槽窝靠内的部分由束状骨（牙槽骨本身）组成，有来自牙周膜的穿通纤维穿入其中。牙槽窝这部分结构属于牙齿依赖性组织，有别于牙槽骨，牙槽骨在牙拔除后仍然存留。

动物及人体研究证实，拔牙后牙槽骨尺寸会发生变化。牙拔除后，牙槽嵴存在垂直向和水平向吸收[16-17]（图4.8）。两篇新近综述通过分析患者拔牙后牙槽窝的骨尺寸变化，一致认为牙槽骨宽度的丧失大于高度的丧失，且颊侧骨吸收多于舌侧[17-18]（表4.2）。该结论符合解剖学实际，即大多数颊侧骨板为束状骨，牙拔除后会出现快速吸收。拔牙后三个月内骨尺寸变化最为显著。定量分析发现拔牙后牙槽嵴约降低50%，且磨牙区骨吸收率最大。手术再入和影像学评价结果均表明，拔牙后牙槽嵴吸收的绝对数值为：水平向1.0～1.5mm；垂直向3.0～4.0mm。

表 4.2 患者拔牙后牙槽窝骨尺寸变化的系统性综述

	综述所包括的研究	牙槽骨宽度变化(mm)(95% CI)	牙槽骨高度变化(mm)(95% CI)
Vander Weijden 等学者	RCT 临床试验 病例报告	3.87 (3.7, 4.06)	1.67 (1.4, 1.9)
Tan 等学者	RCT 临床试验 队列研究	3.79 (2.46, 4.56)	1.24 (0.8, 1.5)

Caneva 等[19]在 6 条狗口内新鲜拔牙窝即刻植入种植体，发现种植体植入位置应偏向牙槽嵴舌方且至少在牙槽嵴顶下方 1mm 处(图 4.9)。Tomasi 等学者通过分析种植体植入位点与颊侧牙槽嵴吸收的关系，发现种植体在牙槽嵴的位置会显著影响颊侧牙槽嵴的吸收量。

一项关于临床即刻种植后骨改建的 meta 分析结果再次证实，牙槽嵴垂直向吸收大于水平向吸收，但与拔牙后自然愈合相比，前者牙槽嵴吸收更为轻微[20]。

理解骨吸收方式对于种植医师而言十分重要，因其会影响临床决策的制定。例如，拔牙后即刻种植需考虑不可避免的骨吸收问题。种植体与颊侧骨表面需预留至少 2mm 的间隙，否则在随后几个月可能因种植体表面暴露而导致修复失败。

此外，美学区骨吸收可能会导致生理性骨轮廓的丧失，这就要求在种植体植入或暴露种植体时进行必要的软硬组织移植。

最后，现有证据表明即刻种植本身并不能阻止拔牙后骨吸收，但可稍微减少骨吸收量。尽管如此，仍需进一步研究以证实这些结果[22]。

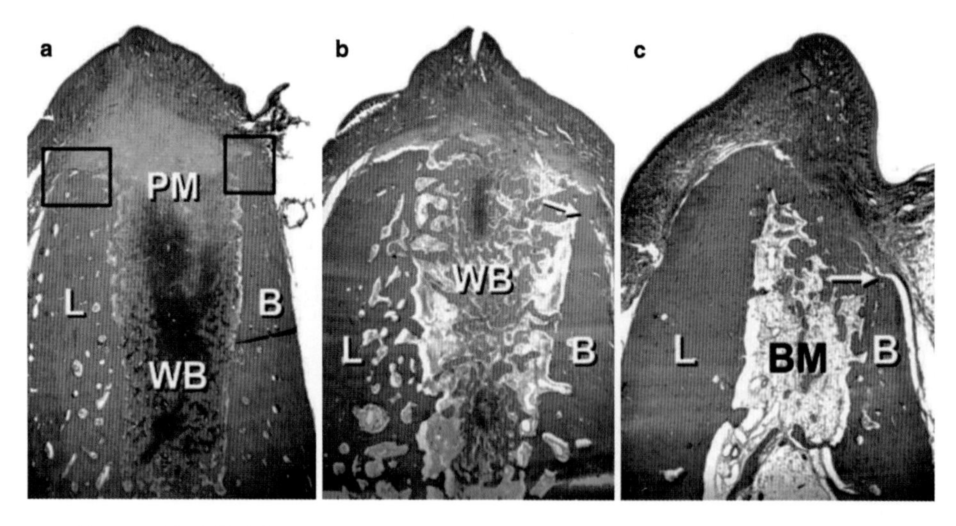

图 4.8 **拔牙后牙槽嵴的变化** 比格犬牙拔除后 1 周(a)，2 周(b)和 8 周(c)时牙槽嵴组织学检测结果(HE，放大 16 倍)。L：舌侧，B：颊侧，C：血凝块，PM：临时基质，WB：编织骨，BM：骨髓(经 Araujo 等允许转载)

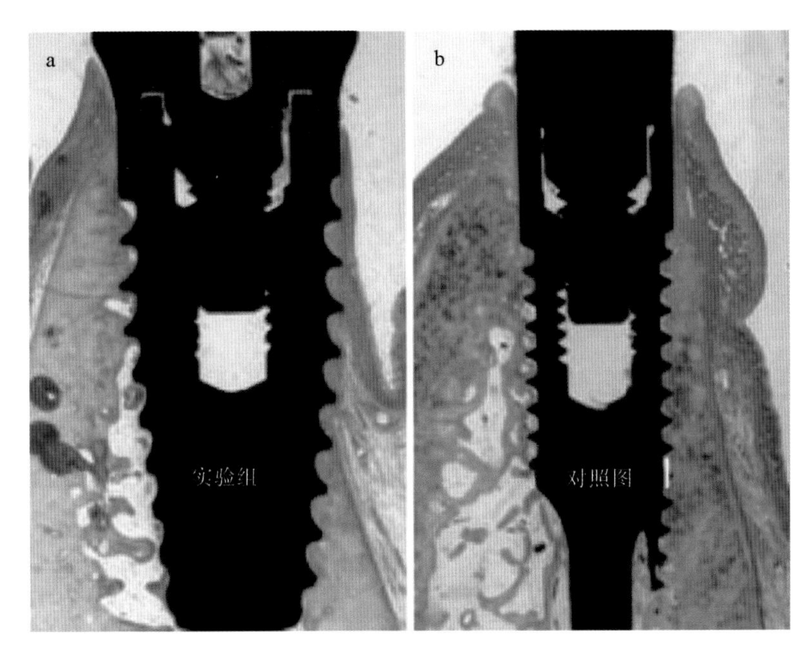

图4.9 **狗口内不同尺寸种植体的实验性研究** 结果显示较大尺寸(a)的种植体并不能防止颊侧骨吸收，相反会导致种植体暴露。较小尺寸种植体与颊舌两侧均保持接触。甲苯胺蓝(放大16倍)(经Caneva等允许转载)

4.2.1 种植前牙槽嵴的保存

牙槽嵴保存方法是通过将移植材料植入拔牙窝，从而最大程度减少牙槽突宽度和高度的丧失。不同生物材料所产生的效果各不相同[23]。常用材料包括：

自体移植：骨组织取自患者自身；

同种异体移植：骨移植物来源于同系物种(尸体骨)；

异种移植：骨组织取自其他物种，如牛骨；

异体移植：合成材料。

当前对牙槽嵴保存方法效果的分析面临一个难题，即大多数关于该方法的研究为病例报告。

由于上述方法学和临床异质性的存在，系统性综述无法提供相关性结果如线性或体积变化。针对随机对照试验(Randomized controlled trials，RCTs)和非随机试验的有效meta分析所得出的定量结果见表4.3～表4.5[24-26]。

表4.3 Vittorini Orgeas等学者的meta分析

	效应量	移植后骨宽度变化(mm)(95% CI)	单纯采用屏障膜后骨宽度变化(mm)(95% CI)	屏障膜结合移植后骨宽度变化(mm)(95% CI)	移植后骨高度变化(mm)(95% CI)	单纯采用屏障膜后骨高度变化(mm)(95% CI)	屏障膜结合移植后骨高度变化(mm)(95% CI)	临床意义
Vittorini Orgeas等[24]	加权均数差	1.3 (0.01, 2.66)	2.99 (2.3, 3.5)	1.99 (0.086, 2.4)	0.78 (-0.95, 2.5)	0.9 (0.4, 1.3)	0.9 (-1.1, 3.1)	支持牙槽移植

表 4.4 Avila-Ortiz 等学者的 meta 分析

	效应量	颊舌向测量值(95% CI)	颊侧正中测量值(95% CI)	舌侧正中测量值(95% CI)	近中测量值(95% CI)	远中测量值(95% CI)	临床意义
Avila-Ortiz 等[25]	均数差(mm)	1.89 (1.41, 2.36) $P<0.001$	2.07 (1.03, 3.12) $P<0.001$	1.18 (0.17, 2.19) $P=0.22$	0.48 (0.18, 0.79) $P=0.002$	0.24 (−0.05~0.53) $P=0.102$	支持拔牙窝植骨

拔牙窝植骨 6 个月相比于自然愈合 6 个月后骨宽度和高度的变化

表 4.5 Willenbacher 等学者的 meta 分析

	效应量	颊舌向测量值(95% CI)	冠根向测量值(95% CI)	临床意义
Willenbacher 等[26]	均数差(mm)	1.54(0.44, 2.64) P 值未报道	1.12(0.62, 1.63) P 值未报道	支持拔牙窝植骨

拔牙窝植骨 6 个月相比于自然愈合 6 个月后骨宽度和高度的变化

RCTs 和非随机试验结果均表明，相比于自然愈合，牙槽嵴保存方法更有助于限制生理性牙槽嵴吸收。同时，ARP 的效果变异度很大，易受局部和全身因素影响。

总之，所有系统性综述一致认为与牙槽窝自然愈合相比，牙槽嵴保存方法虽然不能完全阻止骨吸收，但有助于限制颊舌向骨宽度和颊侧壁高度的减少。目前，尚不清楚何种生物材料最优，也不知道何种方法能获得最佳效果。综述里对翻瓣和无翻瓣拔牙的优劣性仍存在争议，一些研究强烈建议避免采用翻瓣，但另一些研究认为手术方法并不影响牙槽骨吸收[27]。

是否采用屏障膜对结果并无影响。

一篇考科蓝综述通过对已有证据的分析再次证实了上述说法，且提出牙槽保存方法并不影响种植修复的外观或耐久性。

如前所述，导致这些不明确结果的主要原因是系统性综述所纳入的大多数研究存在明显偏倚，如随机化处理不明确，患者/测试者未采用盲法以及代表性人群的选择不明确。同样地，被纳入研究彼此之间存在显著异质性，这是另一个需要考虑的因素[28]。

总之，拔牙后牙槽突高度和宽度的减小不可避免，这是建立牙槽嵴保存方法的基本原因。因此，出于外科和修复考虑，应尽可能减轻牙槽骨吸收，尤其是在美学区。是否选择在拔牙窝移植需谨慎评估，原因在于即便移植导致并发症的风险很小，但也会增加患者的经济负担[29-31]。

尽管有证据表明牙槽嵴保存方法可在一定程度上减轻牙槽骨吸收，但相似临床研究所得结果不尽相同，因而无法在材料和方法选择上达成一致，仍需进一步研究以便取得共识。

4.3 种植体的骨整合

骨整合的定义是种植体与骨组织之间呈现的无纤维结缔组织界面层的直接接触。骨整合过程中会依次形成血凝块、肉芽组织、临时基质、编织骨，并最终形成板层骨(如图4.10)。Abrahamsson等学者通过将具有喷砂/酸蚀处理表面和机械加工表面的螺纹状种植体植入狗的口腔内，从而观察不同时间节点种植体周围的组织学变化[33]。研究结果为骨整合研究提供了一个优良模型。粗糙种植体表面组织学观察结果如下：

• 种植体植入后数小时内，其表面形成血凝块，纤维蛋白网捕获红细胞，中性粒细胞和巨噬细胞。植入后3～4d，血凝块被含有间充质细胞的肉芽组织所替代，并可见不规则结缔组织基质和新生血管。

• 种植后1周，绝大部分炎性细胞被吸收，可见不成熟编织骨和新生血管。植入后2周时，围绕种植体的编织骨更加明显并夹杂有陈旧骨，这是骨整合的明显标志。同时，破骨细胞形成并参与骨改建。

• 种植后4周，新生矿化骨组织由现有骨表面向种植体表面延伸。初级骨髓组织富集有血管和间充质细胞。

• 在第6～12周时，开始骨改建，可见具有初级和次级骨单位的成熟骨组织增多。板层状和平行纤维骨沉积。成熟骨组织和骨髓一直与种植体表面保持接触，直到第12周结束。

光滑表面种植体植入后所见组织学变化与此类似，但仍需指出两者之间的差异。首先，粗糙表面可见更好的骨-种植体接触(Bone-to-implant contact，BIC)，且不同时间点上，该接触始终存在。其次，粗糙表面骨形成的特点是所谓的接触式骨生成，换言之，粗糙表面与新生骨组织直接接触。与之不同的是光滑表面仅可见远处骨生成，即新生骨从陈旧骨向种植体表面延伸。

前文提及的狗模型尽管为我们理解牙科种植体周围骨组织愈合提供了重要线索，但其并不能反映患者种植治疗后，种植体周围组织学确切的时序变化。事实上，狗的愈合速度快。

大鼠基因表达谱的研究提出了令人感兴趣的关于骨整合过程的见解。Donos等[34]学者将微粗糙表面(SLA)和机械加工表面种植体植入大鼠颅顶盖，并分别在植入后7d和14d时分析骨组织基因表达谱。植入后1周时，两组基因表达无显著差异，但在植入后14d时，SLA组基因表达明显强于机械加工表面组。具体而言，SLA组内再生相关性基因如Notch-1的表达增强。同样地，颅面发育过程中典型表达的间充质细胞分化基因如*Fgfr*-1、*Fgfr*-2和*Sox*9，在SLA组内的表达也增强。此外，SLA组内血管生成相关基因和骨骼发育相关基因也处于过表达。

总之，SLA组内多种基因表达上调的主要通路是Wnt通路。普遍认为Wnt通路是不同Ti表面再生性反应的主要调节因子。

该研究结果证实骨组织对种植体反应性的调节受种植体表面特征的影响，尤其是植入2周时，微粗糙表面可获得骨愈合及再生相关基因的优势表达[35-38]。

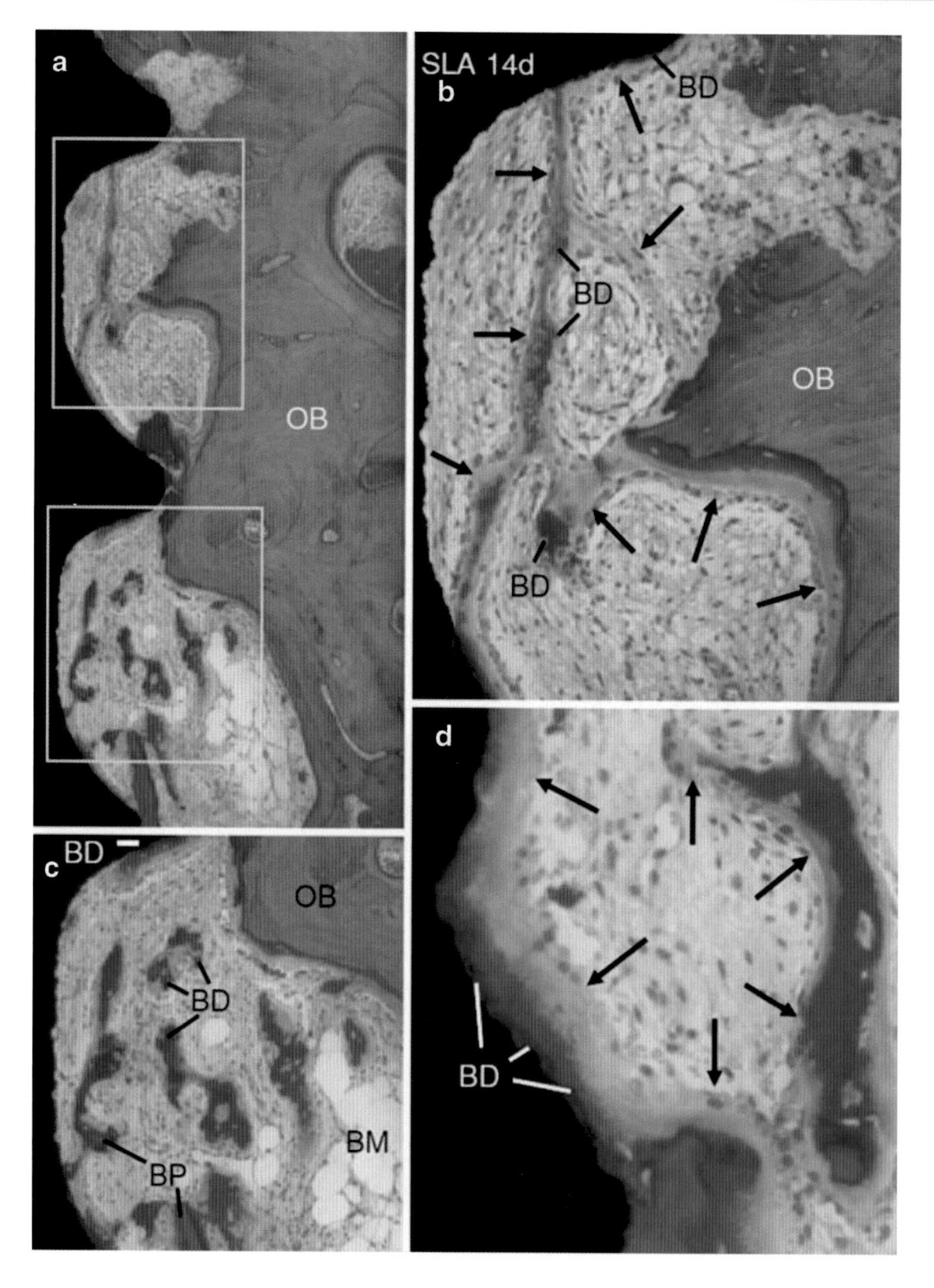

图 4.10 **植入后 14d，SLA 种植体表面和周围组织的光学显微照片** 图 b 和图 c 分别是图 a 中上方和下方矩形所示范围的放大图像。a. 陈旧骨(Old bone，OB)与种植体螺纹间存在点接触，相邻螺纹间可见暂时性软组织基质和新生骨组织。b. 新生骨组织(箭头所示)形成骨小梁网状结构将陈旧骨表面和种植体表面相连。注意骨小梁网状结构分布于暂时性软组织基质内骨碎片(BD)所在的位置和种植体的表面。c. 种植体表面初始骨附着以及软组织内初始骨形成均与骨碎片和骨颗粒(BP)有关。注意陈旧骨附近的骨髓(Bone marrow，BM)组织。d. 更高倍放大图像显示的是暂时性软组织基质和种植体表面初始骨的形成(箭头所示)。注意种植体表面骨碎片着色比新生骨矿化基质着色深。邻近的类骨质着色较轻(经 Bosshardt 等允许转载)

4.3.1 种植体稳定性

足够的种植体稳定性对于组织愈合及骨整合而言必不可少。初期稳定性发生在种植体植入时，而二期稳定性发生在种植体表面骨再生和骨整合过程中。

种植体植入时的首要目标是获取良好的初期稳定性，其可在植入后即刻测量。该稳定性使得种植体能够与宿主骨发生机械锁结，以便达成二期稳定性。

微移动是指功能性加载时种植体表面与邻近骨组织间的相对运动。初期稳定性有助于种植体抵抗微移动，从而确保骨组织愈合及骨整合作用的实现[40]。

关于初期稳定性最小或最大推荐值并未形成共识。临床研究报道称，种植体植入后即刻获得的稳定性，应足以避免种植体移动。

客观评价种植体稳定性的方法包括动度测量(periotest，PT)和共振频率分析(resonance frequency analysis，RFA)。PT量表尖端在反复轻敲种植体的过程中保持与种植体的接触。轻敲后所得PT值(范围：8~50)反映种植体的动度。

RFA基于基本的振动理论，将传导器置于种植体顶部，一定范围的频率会激活传导器。综合共振频率取决于所测试结构的刚度，因此，频率降低意味着种植体稳定性降低。

即便RFA能够更加准确地描述种植体初期稳定性，但该方法是否能够获得更高的种植成功率尚缺乏临床研究证实。

与上述两种方法相比，种植体植入扭矩值(Insertion torque values，ITV)更常用于评价初期稳定性。种植时，可通过设定种植手机的转矩值(N/cm)，并最终借助带转矩控制的手动扳手确定ITV。有证据表明ITV能够反映植入区域骨质，骨量，种植体初期机械稳定性，以及骨-种植体接触情况[41]。

当前，人们普遍认为扭矩值必须 > 32N/cm，以便在即刻加载的情况下获得较高的成功率[42]。

影响初期稳定性的因素包括骨质量、种植体设计和植入方法。

通常采用Lekholm和Zarb[43]制定的标准评价骨质量。在此标准下，骨质量可分为四型，Ⅰ型骨质最为致密，Ⅳ型骨质最为疏松。

这种分类方法虽然实用，但也会受到不同程度的主观影响。此外，该方法并没有明确定义如何测量骨密度。在植入床准备时，临床医生通常用触觉来判断植入区骨质。目前，随着锥体光束计算机断层扫描(cone beam computed tomography，CBCT)的广泛应用，人们更容易通过骨组织形态学和定量分析评价骨矿化密度(hounsfield units，HU)。

据Marquezan等学者的综述报道[44]，术前CBCT测量的HU值与牙科种植体稳定性正相关，相关系数为0.46~0.88，也就是说两者间相关性属于中度相关或强相关。当HU值更大时，应采用更大的植入扭矩。

Elias等学者[4]评价了人造骨和天然骨(猪肋)内种植体的初期稳定性，并对具有不同设计和表面特征的种植体的植入和去除扭矩进行了测定。研究结果表明，种植体的初期稳定性取决于骨的性质。采用相同的术式和种植体设计，当种植体植入在致密骨质区域时，所需植入和去除扭矩值增大；从临床角度而言，这意味着随着骨密度的增加，初期稳定性会成比例增大。

就种植体设计而言，植入和去除扭矩值会随着种植体直径和长度的增大而增大。这表明在临床可行的前提下，尤其是在骨质较差区域，直径更大、长度更长的种植体能获得更好的初期稳定性。此外，锥形种植体的植入扭矩高于圆锥形种植体[45]。

外科钻孔技术似乎比种植体设计更重要。从某种意义上说，减少最后一次钻孔的直径可能会增加初期稳定性。一个较小的植入位点能够增加初期稳定性，这种现象在低骨密度的情况下更为明显。

就种植体表面特征而言，与酸蚀和机械加工表面相比，阳极氧化表面能够使种植体获得最佳初期稳定性[46]。

4.3.2 Ⅳ型骨和牙科种植体寿命

考虑到Ⅳ型骨（疏松骨）降低了种植体初期稳定性，人们推测该类骨组织会降低种植体植入后存活率。

Goiato 等学者[47]曾研究植入Ⅳ型骨的种植体寿命是否低于植入质量更好的骨组织的种植体。该综述涵盖有 RCTs，回顾性和前瞻性研究，其结果表明种植体植入Ⅳ型骨后累积生存率为 88.8%，低于种植体植入其他类型骨组织（Ⅰ型骨：97.7%，Ⅱ型骨：96.2%，Ⅲ型骨：96.4%）。尽管该结果具有一定的参考价值，但仍受限于以下几个方面：首先，仅有少量种植体植入Ⅳ型骨组织；其次，大多数研究并未明确报告种植体植入的下颌区域；最后，结果并未按修复体类型进行亚组分析，而这一信息具有特别重要的意义，因为与单个种植体相比，全口重建时以夹板形式固定在一起更有助于减少种植体微动度，从而提高骨整合率。无论怎样，文献的分析结果证实与其他骨类型相比，较差的骨质会降低种植体植入后存活率。

4.3.3 骨－种植体接触

骨与种植体接触率（BIC）指的是与种植体表面直接接触的骨组织比例（图 4.11）。该参数是定义骨整合程度的重要因素，并可能影响短期和长期治疗结果。

一篇新近 meta 分析评价了患者口内种植体的 BIC。评价时分别参考了以下几个因素：解剖位点、种植体品牌、加载状态和愈合时间[48]。作者得出的结论是下颌种植体 BIC（95% CI：68.8，73.8）比上颌种植体（95% CI：49.8，56.6）高出 25%；下颌前牙区种植体 BIC 比下颌后牙区高出 10%。上颌后牙区种植体 BIC 最低。上述结果再次证实 BIC 取决于种植体植入时的骨密度，事实上，下颌前牙区骨质最为致密，其次是下颌后牙区和上颌前牙区，上颌后牙区骨质最为疏松。

另一个有趣的结果是，BIC 似乎更依赖于解剖位置，而非种植体表面化学和形态特征。从本质上讲，良好的种植体表面特性是十分重要的，尤其是当种植体植入低质量骨区，骨整合度不可避免降低的时候。

种植体的加载状态会显著影响 BIC。传统加载种植体（至少植入 3 个月后）的 BIC 明显高于即刻加载种植体，但这似乎并未影响种植体的长期成功率。

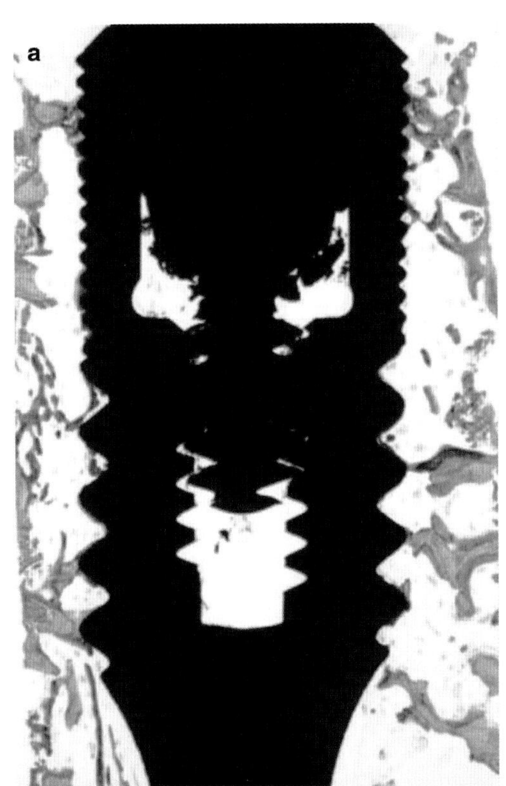

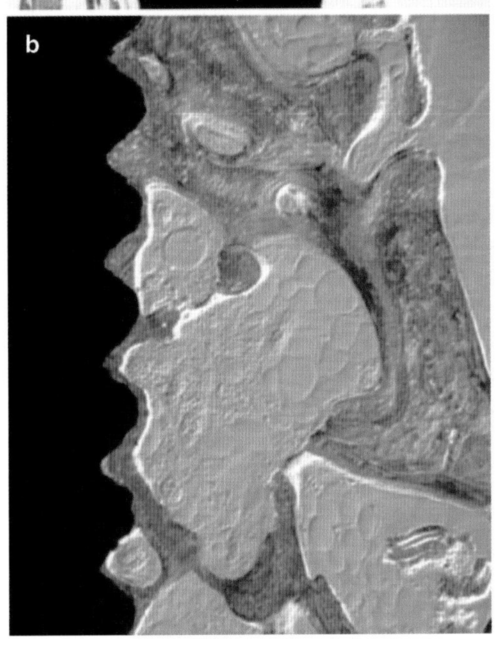

图4.11 **植入后3个月时的骨愈合情况，可见良好的骨－种植体接触** 甲苯胺蓝染色，放大16倍(a)，放大50倍(b)(经Donati等允许转载)

4.4 种植体过负荷

骨是一种动态组织，能够在外部力量作用下实现自我重建。机械负荷会使组织产生应力和应变。应变的定义是应力作用所引发的形变，通常以字母 ε 表示，1000με 对应于0.1%的形变。

Frost 定义了长骨的四种机械应变，且这一分类同样适用于上下颌骨[49]。四个微应变区包括：废用(＜200με)、稳态(200～2500με)、生理性过载(2500～3500με)和病理性加载(＞3500με)。值得注意的是这一分类适用于静态负荷。由于上下颌骨所接受的通常为循环载荷，因此在分类时应加以区别和延伸。此外，口腔医学中“过负荷”的定义并不明确，且所有模拟修复体加载的模型均未考虑骨－种植体表面所产生的应力，因为该应力无法直接在体内测量。有限元分析虽然能够在一定程度上模拟，但其前提是对人体骨骼物理特性的过多假设。至今，不同加载情况下骨－种植体界面所产生的应力仍未可知。

人们认为种植体过负荷会导致骨整合丧失，但尚缺乏证据支持这一说法。Chang 等学者[50]综述了有关该争论的动物和临床研究。其中几乎没有 RCTs，因为针对该问题的 RCTs 不符合伦理要求，同样地，其他证据来源也很有限。

所有动物，尤其是猴子和狗的实验中，静态或动态过负荷均未导致种植失败。相反，基于 BIC 结果，种植体静态加载似乎能够增强种植体周围骨改建[51]。

来自病例报告和队列研究的临床观察并未提出强有力的证据，以表明过负荷是导致种植失败的原因。这一结果的出现主要归因于不同研究对超载的定义是完全主观且可变的[52]。

尽管已有回顾性研究报道，过负荷可引起边缘性骨吸收，但尚不清楚该现象是否直接由过量载荷造成，或者由其他因素(如不良口腔卫生)所引起。

Naert 等学者[53]认为在良好的口腔卫生条件下，试验性早接触所引起的过负荷似乎并不影响骨整合作用。另一方面，卫生条件不良时，菌斑引起的炎性反应会导致种植体周围骨吸收，而上述过负荷会进一步增强骨吸收。

当前，尚无法确定过负荷对种植体周围骨组织的作用。动物研究结果表明，过负荷似乎不应该成为导致骨整合丧失的常见原因，但与此同时，过负荷又会加速菌斑所导致的骨吸收。

鉴于循环和静态过负荷对种植体周围骨组织生物学和临床作用的不确定性，建议在功能异常患者接受种植治疗时，预先制定详尽的治疗方案，同时避免种植体早接触。

4.5 感染区域即刻种植

在临床上，患牙常因根尖周或牙周炎而需要拔除。

令人担忧的是，种植体存活可能会受到慢性炎症和感染部位残留细菌的影响。研究表明，即使对感染组织清创处理并冲洗拔牙窝后，致病菌仍可能存在于愈合的骨组织中[54]。尽管文献中少有报道，但在这种条件下可能会发生逆行性种植体周围炎。

诸多动物研究以狗为对象，试图评价实验性根尖周病损条件下，种植体植入后的骨整合作用和 BIC。Novaes 等[55]学者在狗的口腔内制造了大面积根尖周病损，以使根管区域与口腔相通；9 个月后，作者发现即刻植入的种植体 BIC 与正常对照相比并无差异。

另一项研究也观察到了同样的结果。该研究是在狗的口腔内创造出实验性慢性牙周病损，而后即刻种植，并在3 个月愈合期后进行评价[56]。

针对该主题的系统性综述发现，感染牙髓或牙周组织植入的种植体与健康组织植入的种植体相比，两者的存活率相似[57]。事实上，前瞻性和回顾性研究结果表明，一旦实现了初期稳定，感染区域并不会导致种植并发症或失败率的增加。感染组织即刻种植前建议深度清创，系统性或局部抗生素治疗，以及带有或不带有移植的骨引导再生处理。为了减少感染并发症的发生，建议术后氯已啶冲洗[58]。

动物和人体研究中有限的短期数据表明，只要种植前进行了适当的临床处理，感染区域植入的种植体能够获得较高的存活率和正常的边缘骨变化。因缺乏对比，所以并不知道感染牙槽窝的最佳清创方式或系统性抗生素治疗的理想方案。尽管如此，人们普遍认为术后采用刮匙深度清创，全身性抗生素治疗，抗生素或 H_2O_2 冲洗，以及 0. 12% 氯已定冲洗，应该能保证良好的效果，类似于非感染部位的种植[59-60]。

4.6 超声骨刀种植和骨组织反应

超声骨刀是基于压电效应，当电流

通过时会导致一些陶瓷和晶体变形。这种变形将引起陶瓷振荡并产生超声频率。振荡随后传递至与牙科手机相连的振动器尖端，并被临床医生应用于组织处理。

当尖端与骨组织接触时，所谓的空化效应实现了对矿化组织的机械切割。频率范围在25kHz~30kHz的超声波将引起振幅为60~210μm的微小振动，并产生5W的功率。为避免骨组织过热和坏死，超声骨刀操作时需适当冲洗降温，通常采用预冷至4℃的盐溶液持续冲洗[61]。

尖端轻压在术区可保证最大的切削效率；相反，更大的压力不仅限制了切割量，而且会产生更多的热量。因此，通常采用尖端轻压和连续移动的方式以获得最佳临床效果。

超声骨刀尤其适用于术区有脆弱解剖结构如下颌神经或上颌窦膜存在破损风险的情况；这是因为超声骨刀尖端并不会直接切开软组织。此外，超声骨刀还能为医师提供一个清晰的术野，因为空气-水界面的空化效应导致了气泡的产生，这些气泡能将血液从术区冲走[62]。

多种超声骨刀尖端可满足口腔颌面部不同需求，如牙髓手术、种植位点预备等。此外，不同的模式也适于不同用途：低功率模式用于根尖手术，增强模式可用于截骨和骨成形术，高功率模式用于清洁和平滑处理骨边缘。

与传统预备钻相比，选用超声骨刀预备种植位点的优势是减少骨组织损伤。此外，当种植位点邻近脆弱解剖结构时，超声骨刀的使用可减少手术并发症的发生[63]。

Vercellotti等[62]学者通过狗模型评价了超声骨刀和传统预备钻处理后的骨反应。术后56d时，组织学结果表明超声骨刀处理组术区可见骨修复，而碳化物或金刚砂钻处理组可见一定程度的骨丧失。

以迷你猪为研究对象的研究发现，与传统预备钻相比，超声骨刀预备组织内BMP-4和TGF-2的表达增高，且连续成骨更为显著[63]。

当前，尚缺乏RCTs以比较超声骨刀预备和传统预备的优劣。另一方面，多项观察性研究证实了不同临床条件下应用超声骨刀的安全性。

Stacchi等[64]学者在一项RCT中评价了不同种植位点预备方法处理后的种植体稳定性(ISQ值)。作者在长达90d的时间内，于特定时间点测量了ISQ值。结果表明：超声骨刀处理组ISQ值先降低后立即增高，且全程高于传统预备组。这表明前者骨愈合速度更快，原因可能是超声骨刀处理降低了骨损伤，且炎性反应和骨吸收更加轻微。尽管如此，应注意该研究仅纳入40例患者，且全程仅一名医生参与。仍有待进一步采用更大型试验以证实该结果。

超声骨刀的不足之处在于皮质骨切割效率相对较低，但好处是降低了骨组织和软组织损伤[65]。因此，尽管手术时间更长，但能保证手术安全性也是值得的[66]。

由于缺少合理设计的研究，我们无法进行定量或meta分析。尽管如此，超声骨刀能够适用于口腔手术和种植治疗(图4.12)，该技术不但能够保护软组织，减少骨损伤，为医生提供清晰术野，而且助于种植体获得更好的初期稳定性[67]。当前，仍需要进一步合理设计的研究，以证实超声骨刀预备后，种植体的存活率和成功率是否也高于传统手术预备方法。

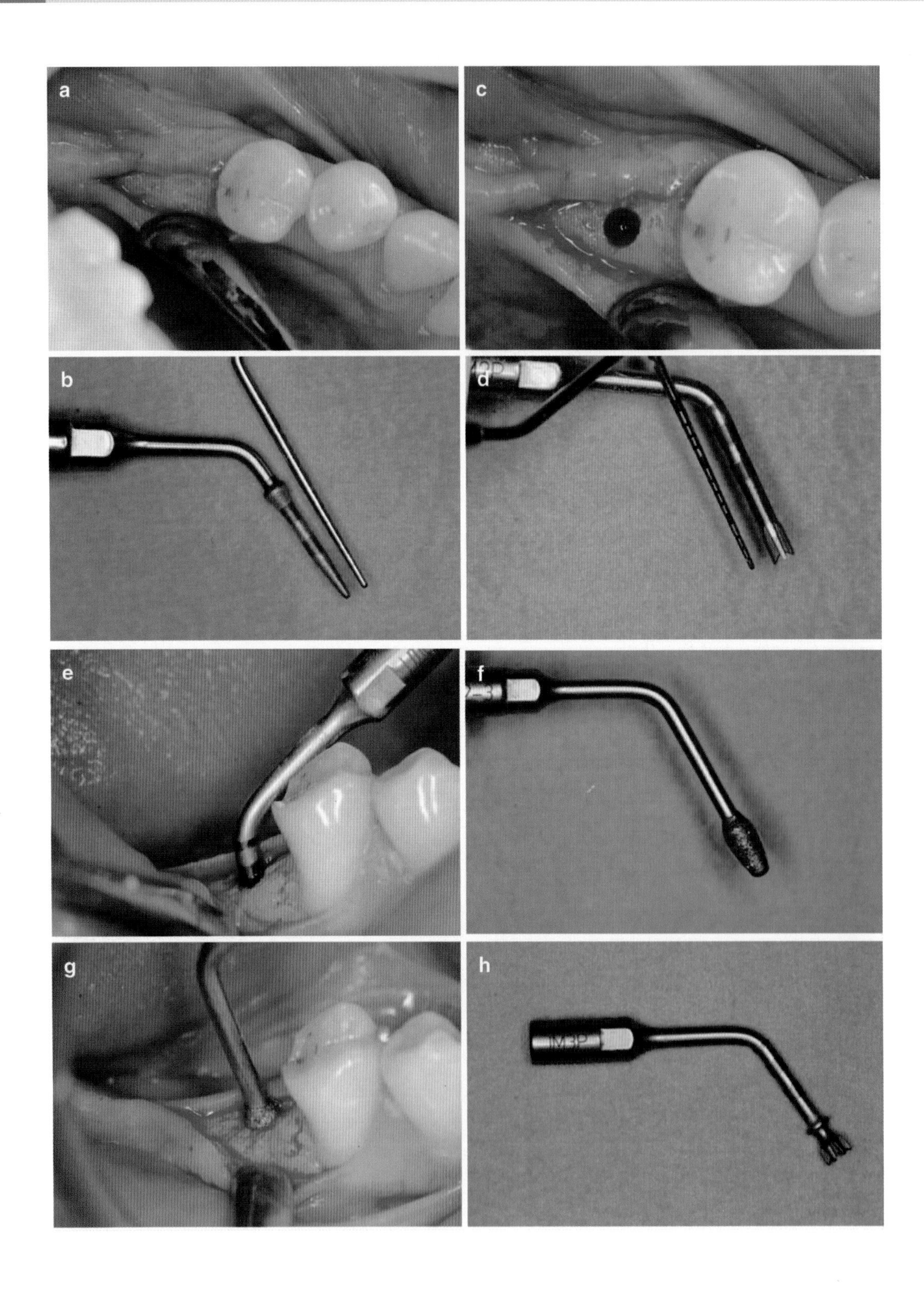
a
b
c
d
e
f
g
h
IM3P

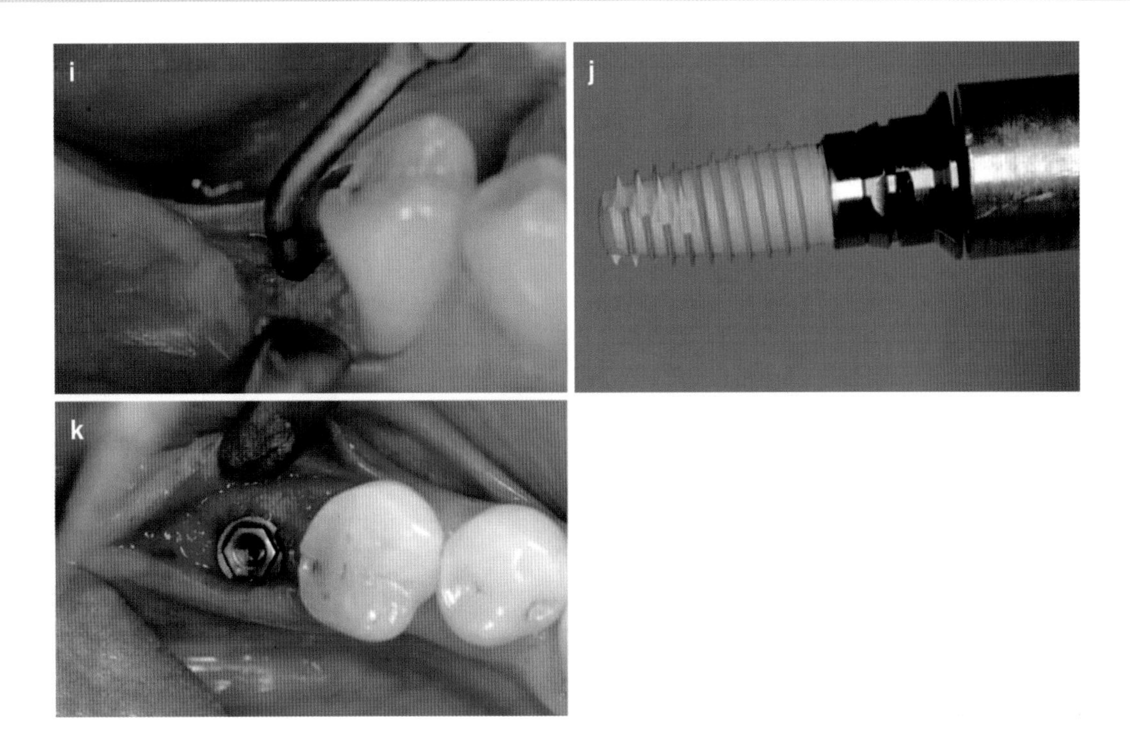

图4.12 **依次为超声骨刀尖端预备种植位点的图像** 骨嵴暴露(a)。一号尖用于骨组织钻孔(b、c)。二号尖用于种植位点引导(d、e)。三号尖用于皮质骨扩径(f、g)。四号尖和种植体植入(h~k)

参考文献

[1] Albrektsson T, Wennerberg A. Oral implant surfaces: part 1-review focusing on topographic and chemical properties of different surfaces and in vivo responses to them. Int J Prosthodont, 2004, 17: 536-543.

[2] Junker R, Dimakis A, Thoneick M, et al. Effects of implant surface coatings and composition on bone integration: a systematic review. Clin Oral Implants Res, 2009, 20: 185-206.

[3] Dohan Ehrenfest D M, Coelho P G, Kang B S, et al. Classification of osseointegrated implant surfaces: materials, chemistry and topography. Trends Biotechnol, 2010, 28: 198-206.

[4] Eliasa C N, Rocha F A, Nascimento A L, et al. Influence of implant shape, surface morphology, surgical technique and bone quality on the primary stability of dental implants. J Mech Behav Biomed Mater, 2012, 16: 169-180.

[5] Wennerberg A, Albrektsson T. On implant surfaces: a review of current knowledge and opinions. Int J Oral Maxillofac, 2009, Implants 25: 63-74.

[6] Bhushan B. Princ. Appl. Tribol: 2nd ed. New York: Wiley, 2013: 181-269.

[7] Shalabi M M, Gortemaker A, Van't Hof M A, et al. Implant surface roughness and bone healing: a systematic review. J Dent Res, 2006, 85: 496-500.

[8] Aljateeli M, Wang H L. Implant microdesigns and their impact on osseointegration. Implant Dent, 2013, 22: 127-132.

[9] Barfeie A, Wilson J, Rees J. Implant surface characteristics and their effect on osseointegration. Bdj, 2015, 218: E9-E9.

[10] Abrahamsson I, Berglundh T. Effects of different implant surfaces and designs on marginal bone-level alterations: a review. Clin Oral Im-

plants Res, 2009, 20: 207 -215.

[11] Renvert S, Polyzois I, Claffey N. How do implant surface characteristics infl uence periimplant disease? J Clin Periodontol, 2011, 38: 214 -222.

[12] Mouhyi J, Dohan Ehrenfest D M, Albrektsson T. The peri-implantitis: implant surfaces, microstructure, and physicochemical aspects. Clin Implant Dent Relat Res, 2012, 14: 170 -183.

[13] Apratim A. Zirconia in dental implantology: a review. J Int Soc Prev Community Dent, 2015, 5: 147.

[14] Wenz H J, Bartsch J, Wolfart S, et al. Osseointegration and clinical success of zirconia dental implants: a systematic review. Int J Prosthodont, 2008, 21: 27 -36.

[15] Özkurt Z, Kazazoǧlu E. Zirconia dental implants: a literature review. J Oral Implantol, 2011, 37: 367 -376.

[16] Monje A, Chan H L, Galindo-Moreno P, et al. Alveolar bone architecture: a systematic review and meta-analysis. J Periodontol, 2015, 86: 1 -31. -epub ahead of print.

[17] Van Der Weijden F, Dell'Acqua F, Slot D E. Alveolar bone dimensional changes of post-extraction sockets in humans: a systematic review. J Clin Periodontol, 2009, 36: 1048 -1058.

[18] Tan W L, Wong T L T, Wong M C M, et al. A systematic review of post-extractional alveolar hard and soft tissue dimensional changes in humans. Clin Oral Implants Res, 2012, 23: 1 -21.

[19] Caneva M, Salata L A, de Souza S S, et al. Influence of implant positioning in extraction sockets on osseointegration: histomorphometric analysis in dogs. Clin Oral Implants Res, 2010, 21: 43 -49.

[20] Lee C T, Chiu T S, Chuang S K, et al. Alterations of the bone dimension following immediate implant placement into extraction socket: systematic review and meta-analysis. J Clin Periodontol, 2014, 9: 914 -926.

[21] Hämmerle C H F, Araújo M G, Simion M. Evidence-based knowledge on the biology and treatment of extraction sockets. Clin Oral Implants Res, 2012, 23: 80 -82.

[22] Tomasi C, et al. Bone dimensional variations at implants placed in fresh extraction sockets: a multilevel multivariate analysis. Clin Oral Implants Res, 2010, 21: 30 -36.

[23] Ma A, Nhm A, Agt P, et al. Interventions for replacing missing teeth: alveolar ridge preservation techniques for oral implant site development. Chocrane Database of Systematic Reviews of Interventions, 2012.

[24] Vittorini Orgeas G, Clementini M, De Risi V, et al. Surgical techniques for alveolar socket preservation: a systematic review. Int J Oral Maxillofac, 2013, Implants 28: 1049 -1061.

[25] Avila-Ortiz G, Elangovan S, Kramer K W O, et al. Effect of alveolar ridge preservation after tooth extraction: a systematic review and meta-analysis. J Dent Res, 2014, 93: 950 -959.

[26] Willenbacher M, Al-Nawas B, Berres M, et al. The effects of alveolar ridge preservation: a meta-analysis. Clin Implant Dent Relat Res. epub ahead of print.

[27] Jambhekar S, Kernen F, Bidra A S. Clinical and Histologic outcomes of socket grafting after flapless tooth extraction: a systematic review of randomized controlled clinical trials. J Prosthet Dent, 2015, 113: 371 -382.

[28] De Buitrago J G, Avila-Ortiz G, Elangovan S. Quality assessment of systematic reviews on alveolar ridge preservation. J Am Dent Assoc, 2013, 144: 1349 -1357.

[29] Ev L, Uj R A. Alveolar socket healing: what can we learn? Periodontol 2000, 2015, 68: 122 -134.

[30] Weng D, Stock V, Schliephake H. Are socket and ridge preservation techniques at the day of tooth extraction effi cient in maintaining the tissues of the alveolar ridge? Eur. J Oral Implantol, 2011, 4: 59 -66.

[31] Agarwal G, Thomas R, Mehta D. Postextraction maintenance of the alveolar ridge: rationale and review. Compend Contin Educ Dent, 2012, 33: 320 - 324, 326. quiz 327, 336 ST-Postextraction mai.

[32] Horváth A, Mardas N, Mezzomo L A, et al. Alveolar ridge preservation. A systematic review. Clin Oral Investig, 2013, 17: 341 -363.

[33] Abrahamsson I, Berglundh T, Linder E, et al. Early bone formation adjacent to rough and turned endosseous implant surfaces. An experimental study in the dog. Clin Oral Implants Res, 2004, 15: 381 - 392.

[34] Donos N, Retzepi M, Wall I, et al. In vivo gene expression profile of guided bone regeneration associated with a micror ough titanium surface. Clin Oral Implants Res, 2011, 22: 390 - 398.

[35] Khan M R, Donos N, Salih V, et al. The enhanced modulation of key bone matrix components by modified Titanium implant surfaces, 2012, Bone 50: 1 - 8.

[36] Le Guéhennec L, Soueidan A, Layrolle P, et al. Surface treatments of titanium dental implants for rapid osseointegration. Dent Mater, 2007, 23: 844 - 854.

[37] Dhinakarsamy V, Jayesh R. Osseointegration. J Pharm Bioallied Sci, 2015, 7: 228.

[38] Gasik M, Braem A, Chaudhari A, et al. Titanium implants with modified surfaces: meta-analysis of in vivo osseointegration. Mater Sci Eng, 2015, C 49: 152 - 158.

[39] Javed F, Ahmed H B, Crespi R, et al. Role of primary stability for successful osseointegration of dental implants: factors of influence and evaluation. Interv Med Appl Sci, 2013, 5: 162 - 167.

[40] Javed F, Romanos G E. The role of primary stability for successful immediate loading of dental implants. A literature review J Dent, 2010, 38: 612 - 620.

[41] Walker L R, Morris G A, Novotny P J. Implant insertional torque values predict outcomes. J Oral Maxillofac Surg, 2011, 69: 1344 - 1349.

[42] Meredith N. Assessment of implant stability as a prognostic determinant. Int J Prosthodont, 1998, 11: 491 - 501.

[43] Lekholm U, Zarb G A. In Patient Selection and Preparation//P. I. Brånemark, Zarb G A, Albrektsson T. Tissue integrated prostheses: osseointe-gration in clinical dentistry. Hannover Park: Quintessence Publishing Company, 1985: 199 - 209.

[44] Marquezan M, A. Osório, E. Sant'Anna, et al. Does bone mineral density influence the primary stability of dental implants? a systematic review. Clin Oral Implants Res, 2012, 23: 767 - 774.

[45] Molly L. Bone density and primary stability in implant therapy. Clin Oral Implants Res, 2006, 17: 124 - 135.

[46] Shadid R M, Sadaqah N R, Othman S A. Does the implant surgical technique affect the primary and/or secondary stability of dental implants? a systematic review. Int J Dent, 2014, 2014(204838).

[47] Goiato M C, dos Santos D M, Santiago J F, et al. Longevity of dental implants in type IV bone: a systematic review. Int J Oral Maxillofac. Surg, 2014, 43: 1108 - 1116.

[48] Sag E, et al. Comparative assessments, meta-analysis, and recommended guidelines for reporting studies on histomorphometric bone-implant contact in humans. Int J Oral Maxillofac 2013, Implants 28: 1243 - 1253.

[49] Frost H M. Bone's mechanostat: a 2003 update. Anat Rec, 2003, 275A: 1081 - 1101.

[50] Chang M, Chronopoulos V, Mattheos N. Impact of excessive occlusal load on successfully-osseointegrated dental implants: a literature review. J Investig Clin Dent, 2013, 4(3): 142 - 150.

[51] Heitz-Mayifi led L J, Schmid B, Weigel C, et al. Does excessive occlusal load affect osseointegration? an experimental study in the dog. Clin Oral Implants Res, 2004, 15: 259 - 268.

[52] Isidor F. Influence of forces on peri-implant bone. Clin Oral Implants Res, 2006, 17(suppl): 8 - 18.

[53] Naert I, Duyck J, Vandamme K. Occlusal overload and bone/implant loss. Clin Oral Implants Res, 2012, 23: 95 - 107.

[54] Chrcanovic B R, Martins M D, Wennerberg A. Immediate placement of implants into infected sites: a systematic review. Clin Implant Dent Relat Res, 2013, 17: e1 - e16.

[55] Novaes A B, Marcaccini A M, Souza S L, et al. Immediate placement of implants into periodontally infected sites in dogs: a histomorphometric study of bone-implant contact. Int J Oral

Maxillofac, 2003, Implants 18: 391 - 398.

[56] Palmer R. Evidence for survival of implants placed into infected sites is limited. J Evid Based Dent Pract, 2012, 12: 187 - 188.

[57] Waasdorp J A, Evian C I, Mandracchia M. Immediate placement of implants into infected sites: a systematic review of the literature. J Periodontol, 2010, 81: 801 - 808.

[58] Jofre J, Valenzuela D, Quintana P, et al. Protocol for immediate implant replacement of infected teeth. Implant Dent, 2012, 21: 287 - 294.

[59] ǘlvarez-Camino J C, Valmaseda-Castellǘn E, Gay-Escoda C. Immediate implants placed in fresh sockets associated to periapical infectious processes. a systematic review. Med Oral Patol Oral Cir, 2013, Bucal 18(5): e780 - e785.

[60] Sanz I. Surgical protocols for early implant placement in post-extraction sockets: a systematic review. Clin Oral Implants Res, 2012, 23: 67 - 79.

[61] Labanca M, Azzola F, Vinci R, et al. Piezoelectric surgery: twenty years of use. Br J Oral Maxillofac. Surg, 2008, 46: 265 - 269.

[62] Vercellotti T, et al. Osseous response following resective therapy with piezosurgery. Int J Periodontics Restor Dent, 2005, 25: 543 - 549.

[63] Saulacic N, Bosshardt D D, Jensen S S, et al. Impact of bone graft harvesting techniques on bone formation and graft resorption: a histomorphometric study in the mandible of minipigs. Clin Oral Implants Res, 2015, 26: 383 - 391.

[64] Stacchi C, Vercellotti T, Torelli L, et al. Changes in implant stability using different site preparation techniques: twist drills versus piezosurgery. A single-blinded, randomized, controlled clinical trial. Clin Implant Dent Relat Res, 2013, 15: 188 - 197.

[65] Pavlíkovǘ G, et al. Piezosurgery in oral and maxillofacial surgery. Int J Oral Maxillofac Surg, 2011, 40: 451 - 457.

[66] Pereira C C S, Gealh W C, Meorin-Nogueira L, et al. Piezosurgery applied to implant dentistry: clinical and biological aspects. J Oral Implantol, 2014, 40: 401 - 408.

[67] Schlee M, Steigmann M, Bratu E, et al. Piezosurgery: basics and possibilities. Implant Dent, 2006, 15(4): 334 - 340.

[68] Donati M, Botticelli D, La Scala V, et al. Effect of immediate functional loading on osseointegration of implants used for single tooth replacement. A human histological study. Clin Oral Implants Res, 2013, 24: 738 - 745.

[69] Osman R B, et al. Fractured zirconia implants and related implant designs: scanning electron microscopy analysis. Clin Oral Implants Res, 2013, 24: 592 - 597.

[70] Araújo M G, Lindhe J. Dimensional ridge alterations following tooth extraction. An experimental study in the dog. J Clin Periodontol, 2005, 32: 212 - 218.

第5章 种植体植入和加载的时机

Oreste Iocca, Simón Pardiñas López

摘要

Brånemark 首次提出将种植治疗时间延长至拔牙后一年以上。随着新种植体设计和表面特性的开发，以及对骨整合过程的进一步理解，加速修复最终得以实现。

掌握了拔牙后牙槽骨吸收的生理机制，便可以有保障地进行即刻种植。而且，在大多数情况下，即刻种植和即刻加载可以提供与传统方案相当的美学效果。此外，在经过彻底清创和合理抗生素使用后，在已感染牙槽窝中即刻种植也是可能的。

至于加载时机，早期或即刻加载似乎可以取得与传统加载模式相媲美的结果。

另一个需要考虑的问题在于是否能够尽早加载种植体覆盖义齿(overdentures, OVD)，这样可迅速恢复老年患者的功能与面形。

5.1 种植体植入和加载的时机

1969年，Brånemark 等学者首次提出的种植治疗方案中，建议拔牙创伤愈合12个月后，植入种植体并在随后3~6个月内完成最终修复。

这种方案在历史上是成功的，且数十年来一直被视为种植治疗和护理的标准。然而，随着种植体设计和表面处理的改良，以及对骨愈合和骨整合过程的进一步理解，使即刻种植和即刻或早期

O. Iocca, DDS(✉)
International Medical School, Sapienza University of Rome, Viale Regina Elena 324, 00161 Rome, Italy
Private Practice Limited to Oral Surgery, Periodontology and Implant Dentistry, Rome, Italy
e-mail: oi243@nyu.edu

S. Pardiñas López, DDS, MS
Oral Surgery, Periodontology and Implantology, Clínica Pardiñas, Real 66, 3°, A Coruña, Galicia 15003, Spain
e-mail: simonplz@hotmail.com

加载模式得到了长足发展。尽管如此，我们仍有可能混淆某些术语的确切定义；因此，这里给出在牙科文献中已普遍接受的一些定义[1]：

传统(延迟)植入是在拔牙至少2个月后植入种植体。

传统(延迟)加载是在植入至少2个月后，加载种植体支持式义齿。

即刻种植是在拔牙后的新鲜牙槽窝中植入种植体。

即刻加载是在种植体植入后1周内，加载种植体支持式义齿。

早期植入是在拔牙后1周至2个月内，在愈合中的拔牙窝中植入种植体。

早期加载是在种植体植入后1周至2个月内，加载种植体支持式义齿。

缩短种植疗程的主要优点是：①缩短了治疗时间，这对患者的满意度有一定影响；②即刻种植可以避免再次手术；③拔牙后即刻种植和加载可以保持良好的美观性。

然而，应批判性地看待现有的关于种植疗程缩短的文献，因为尽早植入/加载可能出现潜在的问题，尽管已经进行了大量的研究，但文献中出现了一些相互矛盾的证据。

5.1.1 植入方案

当一颗或多颗牙齿拔除时，患者和临床医生均倾向于选择既能减少治疗时间，又能降低手术侵入性的方案。新鲜拔牙窝中即刻种植能够减少外科手术次数，且条件允许时，即刻加载临时修复体以保持美观，这样患者就不会因为缺牙问题而产生心理障碍。

即刻种植还能可防止潜在并发症的出现，包括拔牙窝内残留细菌感染的风险增加，或者因牙槽嵴不可预测的吸收导致种植体暴露，从而影响美观。

如前一章节所述，拔牙后牙槽嵴宽度和高度将显著降低。新鲜拔牙窝中即刻种植是否能防止拔牙部位软组织和硬组织的丧失仍存在争议。最近，一系列关于狗的实验研究表明，种植体即刻植入可以减少牙槽骨的吸收量，但不能阻止牙槽骨的生理性吸收。此外，在牙齿和牙周组织均完整存在的部位，牙间隔骨高度可以维持，且吸收仅限于颊侧骨壁[2]。基于此，有人建议将种植体植入在牙槽嵴中心偏舌侧，以防止种植体表面暴露。

随后，多项临床前瞻性研究所提供的临床数据，也证实了动物模型的观察结果。

偏舌侧植入种植体，增加了种植体和颊侧骨壁之间的间隙。根据拔牙窝的形态和所选种植体的直径，该间隙的尺寸是不同的。考虑到颊侧骨宽度将减少近50%，建议留下至少1mm的间隙，以防止种植体暴露(图5.1)。是否能通过某些移植物加大种植体与颊侧骨壁的间隙尚存在争议[5]。许多研究表明，无须干预，缺损自然愈合的效果最佳；仅在有骨裂的情况下，同种异体移植才更有益[6]。

牙弓特定解剖区域是影响即刻种植的一大因素。理论上，磨牙和前磨牙区域更大的加载力会对种植体产生不利影响，但尚无证据表明后牙区即刻种植会降低种植体存活率或增高并发症的发病风险。

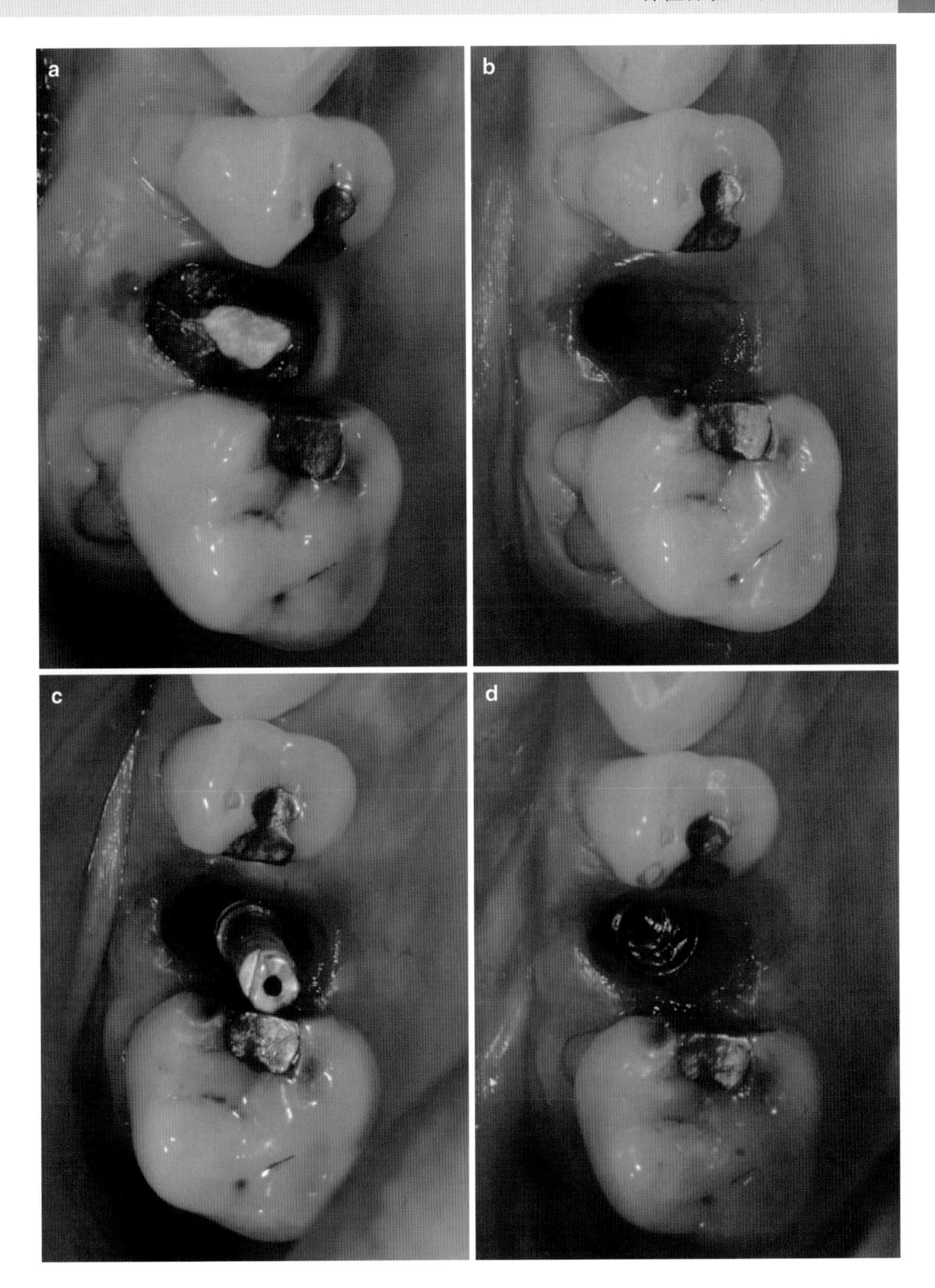

图5.1 **15牙即刻种植** 拔除残根(a、b)，即刻植入种植体，与颊侧骨壁间预留至少1mm的间隙(c、d)

在现有的大多数研究中，即刻植入的种植体存活率高达90%以上(表5.1～表5.3)。Esposito等学者[7]通过对随机对照试验(Randomized controlled trial，RCT)的meta分析发现，即刻和延迟种植之间并无显著差异，虽然医生更倾向于采用后者。

相反，另一meta分析[8]得出的结论是，上颌骨种植的失败率高于下颌骨。此外，无论种植部位如何，即刻植入的种植体失败率高于传统植入。当然，这在上颌骨更为突出，因为上颌骨质量差，种植体难以获得初期稳定性。

作者还比较了单牙即刻种植和全牙弓即刻种植修复；结果显示单牙即刻种植的失败率更高。

这可以解释为，全牙弓义齿相当于夹板将种植体固定在一起，从而减少了种植体微动度，并降低了骨－种植体界面处的应力。

表5.1 评估不同加载时间与种植失败率的meta分析

	纳入的研究	效应量	即刻加载与传统加载结果(95% CI)	临床意义	统计学意义
Esposito等(2008) 加载后随访≥1年	RCT	RR	1.92(0.70，5.22)	倾向于 传统加载	无
Sanz-sanchez等(2014)加载后随访≥6个月	RCT	RR	1.92(1.04，3.54)	倾向于 传统加载	有
Atich等 单冠种植体加载后随访≥1年	RCT 非随机试验	RR	5.00(2.0，12.84)	倾向于 传统加载	有
Benic等(2014)单冠种植体加载后随访≥1年	RCT	OR	0.77(0.31，1.93)	倾向于 传统加载	无
Engelhardt等(2015) 加载后随访≥1年	RCT	RR	0.82(0.35，1.94)	倾向于 传统加载	无

OR：优势比　　RR：相对危险系数

表5.2 评估不同加载时间与种植失败率的meta分析

	纳入的研究	效应量	即刻负载与常规负载结果(95% CI)	临床意义	统计学意义
Esposito等(2008) 加载后随访≥1年	RCT	RR	0.65(0.26，1.63)	倾向于 即刻加载	无
Schrott等 加载后随访≥1年	RCT 非随机试验	RR	0.9(0.30，2.70)	倾向于 即刻加载	无
Xu等(2014)加载后随访≥1年	RCT	OR	0.32(0.064，1.61)	倾向于 常规加载	无

表 5.3 评估边缘骨水平变化的 meta 分析

	纳入的研究	效应量	即刻负载与常规负载结果(95% CI)	临床意义	统计学意义
Esposito 等[16]加载后随访≥1 年	RCT	MD	−0.10(−0.24, 0.04)	倾向于传统加载	无
Sanz-sanchez 等[18]加载后随访≥6 个月	RCT	WMD	0.046(0.043, 0.049)	倾向于即刻加载	有
Suarez 等[22]加载后随访≥1 年	RCT 非随机试验 回顾性研究	MD	−0.09(−0.27, 0.09)	倾向于即刻加载	无
Benic 等[21]单冠种植体加载后随访≥1 年	RCT	MD	−0.05(−0.041, 0.31)	倾向于传统加载	无
Engelhardt 等[17]加载后随访≥1 年	RCT	MD	0.01(−0.05, 0.08)	倾向于传统加载	无

MD：平均差(mm)，WMD：加权平均差(mm)

5.1.1.1 软组织和美学效果

人们有理由相信，即刻植入的种植体可能有助于保存最佳的软组织轮廓。然而，研究表明这在短期评估中可能是正确的，但在种植 1 年后，即刻种植和传统种植之间并无显著差异。考虑到即刻或早期种植的一大主要目的是达到最佳的美学效果，所以确定即刻种植是否能获得最佳美学效果显得尤为重要。

众所周知，美学效果很大程度上取决于健康的软组织和骨组织，以及合理制作的修复体。特别是牙龈乳头和边缘龈在美学和患者对美的认知方面发挥着基础性作用。换句话说，种植体相邻龈乳头和颊侧龈正中应该模拟正常牙齿。在分析关于美学效果的临床研究时，应注意大多数种植体研究常采用主观测量指标，且美学评价和报道缺乏标准化[9]。

粉色美学评分(pink esthetic score, PES)的提出是用于评价牙龈、牙齿和种植义齿的美学效果。这是一种视觉评价，评分从 0(不美观)到 10(非常美观)，以分别评价近远中龈乳头、唇颊侧黏膜、牙根凸度以及组织的颜色和纹理。然而，该方法仍具有一定的主观性，而且很少有研究采用这种评分来报告美学效果。

基于这些原因，人们选择用其他替代指标来评价美学效果，包括临床软组织高度的变化和放射性影像中边缘骨水平(Marginal bone level, MBL)的变化。

一篇关于上颌前牙区即刻种植的新近综述[10]评估了引起不良美学效果的主要危险因素。然而，被纳入的研究因报告不全，缺少美学指标以供分析。但该研究有加载 1 年后的平均骨水平变化资料，其结果显示 >0.50mm 的骨量丧失与延迟性暂时修复、皮瓣的使用，以及结缔组织移植有明显相关性。

多项研究评价了上颌前牙区即刻种植后的软组织效果，Khzam 等[11]学者通过分析这些研究，发现龈乳头修整后 3 个月，龈组织平均丧失(0.23 ± 0.27)mm。在戴冠1年后，龈乳头明显再生。这意味着围绕最终修复体的牙间乳头往往会再生并补偿最初的丧失量。相反，随访至少1年后，颊侧正中牙龈退缩的平均值为(0.27 ± 0.38)mm。此外，作者还报道约有11%的研究显示颊侧正中牙龈会出现明显退缩(>1mm)。

Chen等[9]学者通过系统性综述和meta分析发现，即便拔牙后单牙即刻种植，其颊侧正中黏膜退缩>1mm的频率高于传统种植，但仍然能够获得良好的美学效果。关于龈乳头退缩，作者认为无论翻瓣与否，龈乳头的预期退缩量均为0.5~1mm。

考虑到大多数研究对美学效果的评价缺乏一致性，且美学指标很少被采用，因此难以客观量化美学效果。

总的来说，可以认为即刻种植能够取得良好的美学效果(图5.2)，但仍需要通过长期研究比较即刻种植和传统种植，以便得出最终的结论。

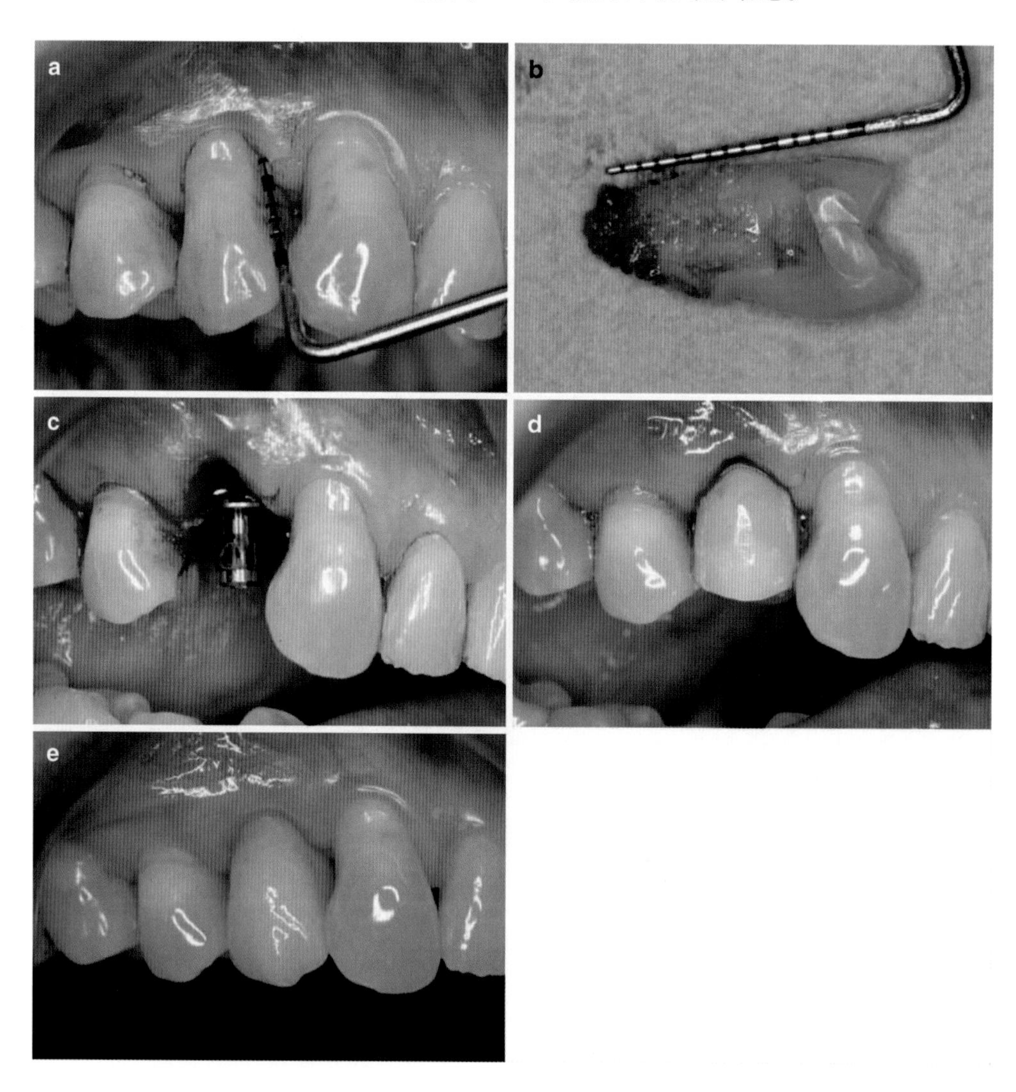

图5.2 14牙因根纵裂而需要拔除(a、b) 即刻植入种植体，并戴用临时冠(c、d)，随访3个月时，修复取得了最佳美学效果(e)

5.1.1.2 感染部位的即刻种植

患牙因牙髓炎或牙周炎拔除后，新鲜拔牙窝内存在炎症和感染，此时植入种植体是否安全尚存在争议。一些临床报告提示，牙髓性牙周病史可能会导致种植失败。所谓的逆行性种植体周围炎便是其中的典型例证。当残留细菌，尤其是根尖周炎致病菌（如拟杆菌属种）持续存在于种植体周围时，会引起种植体周围感染并最终导致种植失败[12]。此外，牙周致病菌持续存在时，将引起种植体周围炎，炎性反应会损害骨整合作用，所以牙周病也被认为是造成类似问题的原因。

无论如何，这些问题仅见于病例分析和病例报告中。与之不同的是，在动物研究中，只要彻底清创并预防性使用抗生素后，即刻种植能够获得良好的骨整合。为此，在过去几年中，已经发表了大量综述以阐明该问题。

一篇新近综述基于对回顾性研究、前瞻性研究、对照临床试验和随机临床试验[13]的分析，得出的结论是感染牙槽窝彻底清创结合术后用抗生素和氧己定冲洗，即刻种植也是可以成功的。该综述并未推荐抗生素的类型和使用剂量，这是因为各研究中并未比较即刻种植时不同抗生素及其剂量的使用。同样地，种植体植入前冲洗所采用的抗生素类型和剂量也不清楚。

另一篇基于病例报告和随机试验的综述[14]提供了薄弱的证据，证明患者拔牙窝有残余炎性病变和感染时，也可以在清创和系统性抗生素治疗后立即植入种植体。

Alvarez Camino 等[15]学者也得出了相同的结论，他们发现在感染的牙槽窝内立即植入种植体是没有禁忌证的。

基于现有文献，感染牙槽窝即刻种植是可行的，且无须担心其失败率高于正常牙槽窝内植入的种植体（图 5.3）。另一方面，由于缺乏合理设计的 RCT，尚不能对患者的围手术期管理作出明确的结论。无论如何，有理由相信种植体植入前系统性抗生素治疗和牙槽窝彻底清创能够减少并发症的发生，并降低种植失败率。

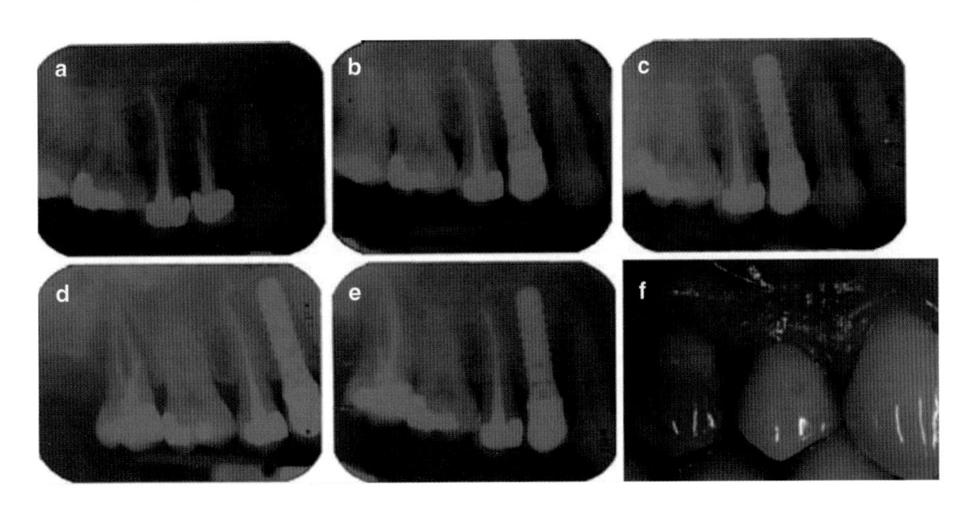

图 5.3 **种植体植入在原先感染的部位（14 牙）** a. 术前。b. 植入 3 个月后。c. 植入 1 年后。d. 植入 3 年后。e，f. 植入 5 年后（经 Jung 及其同事许可转载）

5.2 负重方案

牙科种植体即刻或早期临时修复和负重的目的在于缩短患者缺牙期。换句话说，加快义齿修复的目的是即刻获得功能和美学修复，以减轻患者的不适感（图5.4）。很显然，这对于全口缺失的患者来说尤为重要，因为用传统方案治疗的话，在暴露种植体，制作临时修复和最终修复体负重之前需要戴上数月的可摘义齿。

因此，了解加速负重方案在种植体存活率和成功率方面与传统治疗方案是否具有可比性是十分重要的。另外，还需要知道在上颌骨或下颌骨中植入的种植体接受负重后是否会有不同的结局。

Esposito 等[16]学者通过对 RCT 的Cochrane 综述，对即刻负重、早期负重和传统负重进行了分析比较。meta 分析的结果表明，与传统负重相比，即刻负重的种植体存活率更低，尽管该结果并无统计学显著性。三种负重模式在修复体成功率、种植成功率和边缘骨水平方面并无显著性差异。此外，与即刻负重相比，早期负重的失败率更高。这可能是因为早期负重时，种植体初期稳定性下降，而二级稳定性尚未完全建立，种植体周围骨组织的愈合过程受到了损害。作者还试图分析咬合性和非咬合性负重是否会导致不同的结果，但仅有一例 RCT 数据，因样本量太小而无法得出结论。

在大多数已发表的试验结果中，所有治疗方案均具有较高的成功率；因此，我们应该自信地制定即刻或早期负重方案。与此同时，需要告知患者，与传统负重方案相比，早期或即刻负重的种植体的失败风险稍高。

另一项 meta 分析[17]通过研究 RCT 和非随机试验发现，绝大多数即刻负重的种植体失败均发生在负重后的前 3 个月里。这可能是因为负重 12 个月后发生的种植失败可能由负重方案以外的因素引起。此外，meta 分析结果还表明，上颌与下颌种植体的存活率并无显著差异，但由于被纳入研究存在显著异质性，所以在下最终结论时须谨慎。

当前，尚无足够的文献和科学证据支持采用即刻负重方案。因此，在选择即刻负重方案时建议谨慎选择患者，尤其需要评价患者是否具有良好的骨质，能否获得良好的初期稳定性，有无咬合功能异常和吸烟习惯。

Sanz-Sanchez 等[18]学者在系统性综述中认为，即刻负重和传统负重的种植体均具有较高的成功率。但与其他综述结果相反的是，即刻负重种植体的失败率更高。这可能是因为被纳入研究仅比较了即刻和传统负重，并不包含早期负重方案。

此外，单牙种植体即刻负重后，种植失败风险似乎高于多牙种植修复。这些结果可以再次用修复体增多所产生的夹板效应加以解释。

作者还试图回答即刻咬合性和非咬合性负重所产生的结果是否存在差异，但并未得出明确的结论。无论如何，单冠种植体修复时，为了避免过大的咬合力，恢复轻咬合似乎是合理的。

就单冠种植修复而言，传统负重方案似乎能使种植体获得更好的存活率。事实上，通过对随机和非随机研究的全面综述发现，即刻和传统负重存在显著差异，且传统负重方案更优[19]。

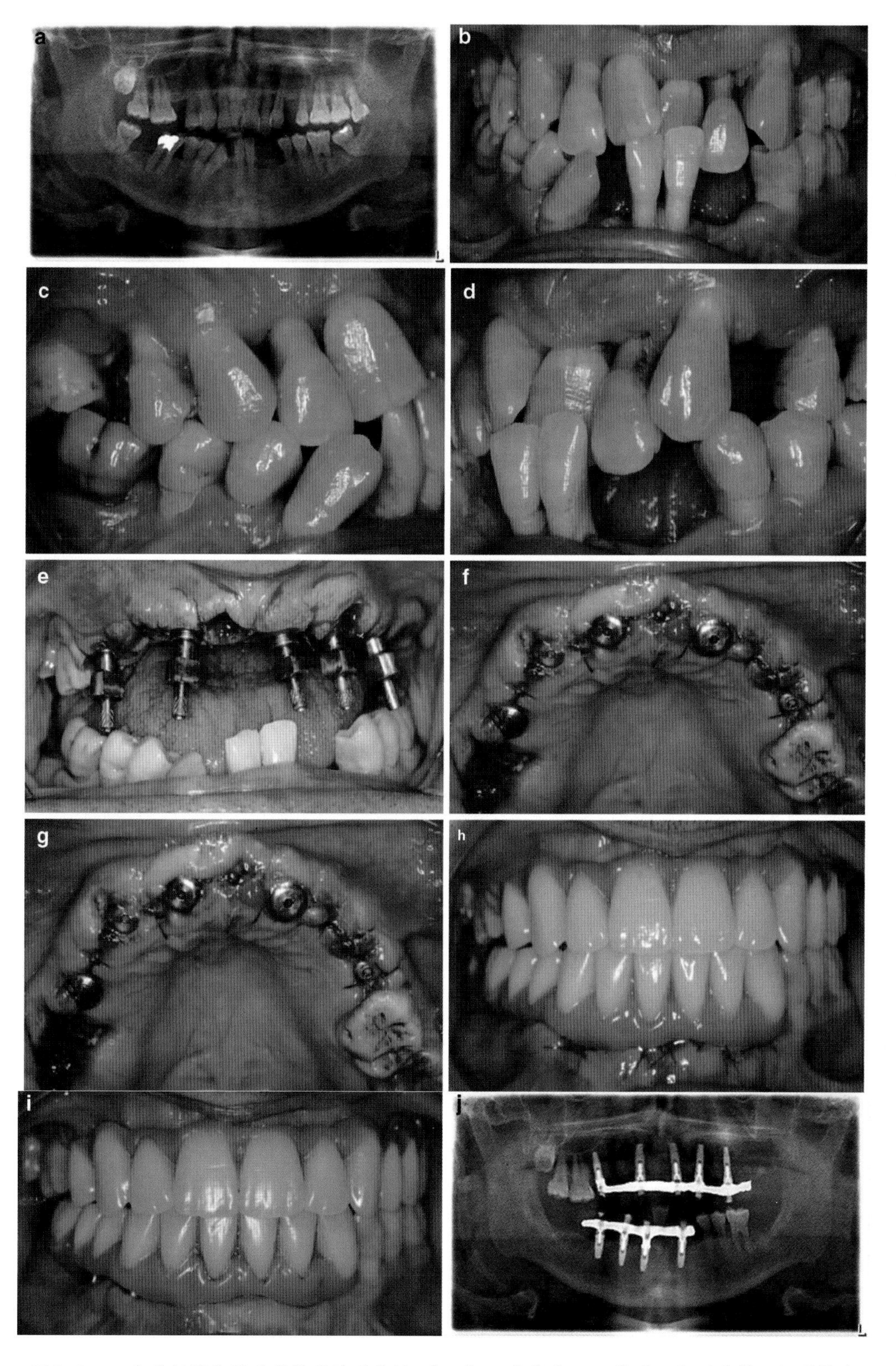

图 5.4 a. 曲面断层片显示有拔牙的必要性。b ~ d. 口内检查。e. 拔牙且即刻种植。f. 种植体的外观及术后 1 天即刻修复。i ~ j. 随访 1 年时

另一点值得讨论的是新鲜拔牙窝或已愈合牙槽嵴内种植体即刻负重时，两者是否存在差异。Del Fabbro 等[20]学者的 meta 分析结果表明，同样采用即刻负重，即刻植入种植体的失败风险高于在已愈合牙槽嵴内植入的种植体。这与植入新鲜拔牙窝内的种植体更有可能发生并发症和失败的事实相一致。

总之，合理设计的 RCT 和小型前瞻性研究的数量不足是各种系统性综述中的一大缺陷。此外，大部分研究的随访时间短，大多数均少于 1 年。在评价即刻或早期植入时，这并不是一个大问题，因为大多数种植体丧失通常发生在负重后的第一年内；而 1 年以后，并发症的发生可能与负重时机无关。

在谨慎选择患者的前提下，即刻/早期负重方案能够使种植体获得与传统负重相当或稍低于传统负重的成功率。

最后，种植方案制定时需要兼顾患者的舒适度和功能恢复，临床医生的职责就是决定最为合适和有利的负重时机。毫无疑问，在讨论拔牙时机、即刻种植体植入、负重时机和修复体类型时，与患者进行适当的沟通是极为重要的。

5.2.1 加速负重方案的美学效果

与即刻植入方案一样，最好通过量化边缘骨水平变化和软组织状态来代替美学指数，以评估不同负重方案的美学效果。

当前，大多数综述指出，即刻和传统负重相比，两者在种植体边缘骨水平和黏膜水平的变化并无显著差异[21]。基于此，有理由认为即刻植入的种植体具有理论优势，但这只是说患者在最终修复前无须等待漫长的愈合期。从长远来看，不同的负重方案似乎能够取得相同的美学效果。

5.2.2 种植体支持式覆盖义齿的负重方案

牙列缺失患者的治疗方式包括传统的可摘义齿修复，这是许多患者特别是老年人恢复功能的可靠方法。另一方面，可摘义齿也有其功能局限性，并可能造成患者的心理不适。

使用骨整合式种植体在改善可摘义齿效果的同时，还兼顾了经济性。种植体支持式覆盖义齿(overdentures，OVD)的稳定性和患者满意度均明显增高[23]。

下颌 OVD 具有高成功率和性价比。对患者来说，OVD 即刻负重的优势在于获得即刻稳定性，并快速恢复功能。制定 OVD 治疗方案时，软组织是一个需要考虑的因素，因为软组织在手术当天受损，并且会在接下来几周内发生形态改变。因此，在取得最佳效果前，往往需要重衬和调改，而这会导致额外的费用和多次复诊[24]。

因此，早期负重可以被视为是一个很好的折中方案，因为在手术之后和正式修复体戴用之前，软组织会逐渐愈合，这样在正式修复后就无须大幅度的调整。

Schimmel 等[25]学者通过对 RCT 进行 meta 分析，比较了双种植体支持式覆盖义齿在接受即刻负重、早期负重和传统负重的结果差异。分析结果显示，随访一年后，早期和传统负重种植体的存活率高于即刻负重的种植体，但差异并无统计学意义。此外，大部分研究集中在下颌 OVD，上颌 OVD 在三种负重模式下的表现尚不清楚。

因此，当前的结论是三种负重方案均可使下颌 OVD 获得良好的临床效果，但应注意 OVD 即刻负重后，种植体的失败率稍高。

该综述还特别讨论了夹板式和非夹板式种植体即刻负重后的差异。理论上讲，考虑到微动度可能损害骨整合过程，使用夹板连杆应该能提高即刻负重 OVD 的成功率。实际上，综述所纳入研究的结论并非如此。具体而言，下颌非夹板式种植体 1 年平均存活率为 96.6% ~100%，这与夹板式种植体相似(96% ~100%)。同样地，上颌 OVD 中，夹板式种植体的平均存活率为 97% ~98.1%；非夹板式种植体的平均存活率为 98% ~99%。

据此，当采用即刻负重方案时，夹板式种植体并不优于非夹板式种植体。

Alsabeeha 等[26]学者对随访 2 年以上的 RCTs 和非随机研究进行分析后，发现早期和即刻负重方案的成功率与传统负重 OVD 相似。类似的结果也可见于其他综述。

因此，在谨慎选择患者的前提下，即刻/早期负重方案均可用于下颌 OVD，且其治疗结果具有可预见性。要想获得最佳效果，需满足以下条件：牙周组织健康，达到至少 30N/cm 的初期稳定性，均衡性咬合[27]。

由于牙槽嵴的过度吸收，传统可摘义齿无法克服稳定性差、咬合不适和压迫性溃疡等问题。

大多数情况下，种植体固位的 OVD 能够解决这些问题。当前，由于缺乏纵向研究，即刻负重的 OVD 是否适用于上颌重建还有待考证。

我们需要考虑的是 OVD 治疗多用于老年患者，该人群系统性疾病发病率高，健康状况比较脆弱，且依从性差。此外，必须考虑到老年患者易出现营养不良，因此迅速恢复适当的咬合功能是至关重要的。

采用短期治疗方案可以帮助患者立即获得更好的义齿固位和稳定性，从而避免了营养不良的风险。

综上所述，与传统负重方案相比，即刻/早期负重的 OVD 尽管失败率稍高，但是其有助于患者快速回归正常的社交生活，并在获得适当咀嚼力的同时，无须忍受疼痛和不适。这一点对于老年患者尤为重要，毕竟他们才是戴用 OVD 的主要群体(表 5.4)。

表 5.4 评估种植体支持式覆盖义齿中种植体存活率的 meta 分析

	纳入的研究	效应量	即刻负重与传统负重结果(95% CI)	临床意义	统计学意义
Schimmel 等学者[25] 负重后随访≥1 年	RCT	RR	0.03(-0.03, 0.08)	倾向于 传统负重	无
Schrott 等学者[27] 负重后随访≥1 年	RCT non - RCT	RR	0.67(0.071, 6.25)	倾向于 即刻负重	无

RR：相对危险度。RCT：随机试验。non - RCT：非随机试验。

参考文献

[1] Esposito M, et al. Interventions for replacing missing teeth: different times for loading dental implants(Review). The Cochrane collaboration. Hoboken: John Wiley and Sons Ltd, 2013.

[2] Quirynen M, Van Assche N, Botticelli D, et al. How does the timing of implant placement to extraction affect outcome? Int J Oral Maxillofac, 2007, Implants 22(Suppl): 203 - 223.

[3] Covani U, Cornelini R, Barone A. Bucco-lingual bone remodeling around implants placed into immediate extraction sockets: a case series. J Periodontol, 2003, 74: 268 - 273.

[4] Covani U, Cornelini R, Barone A. Vertical crestal bone change around implants placed into fresh extraction sockets. J Periodontol, 2007, 78: 810 - 815.

[5] Botticelli D, Berglundh T, Lindhe J. Hard-tissue alterations following immediate implant placement in extraction sites. J Clin Periodontol, 2004, 31: 820 - 828.

[6] Araujo M G, Wennstrom J L, Lindhe J. Modeling of the buccal and lingual bone walls of fresh extraction sites following implant installation. Clin Oral Implants Res, 2006, 17: 606 - 614.

[7] Esposito M, Grusovin M G, Polyzos I P, et al. Worthington, Timing of implant placement after tooth extraction: immediate, immediate-delayed or delayed implants? A Cochrane systematic review. Eur J Oral Implantol, 2010, 3: 189 - 205.

[8] Chrcanovic B R, Albrektsson T, Wennerberg A. Dental implants inserted in fresh extraction sockets versus healed sites: a systematic review and meta-analysis, 2015, 43(1): 16 - 41.

[9] Chen S T, Buser D. Clinical and esthetic outcomes of implants placed in postextraction sites. Int J Oral Maxillofac, 2009, Implants 24(Suppl): 186 - 217.

[10] Slagter K W, den Hartog L, Bakker N A, et al. Immediate implant placement of dental implants in the esthetic zone: a systematic review and pooled analysis. J Periodontol, 2014, 85: e241 - e250.

[11] Khzam N, Arora H, Kim P, et al. Systematic review of soft tissue alterations and esthetic outcomes following immediate implant placement and restoration of single implants in the anterior maxilla. J Periodontol, 2015, 86 (12): 1321 - 1330.

[12] Ayangco L, Sheridan P J. Development and treatment of retrograde peri-implantitis involving a site with a history of failed endodontic and apicoectomy procedures: a series of reports. Int J Oral Maxillofac, 2001, Implants 16: 412 - 417.

[13] Chrcanovic B R, Martins M D, Wennerberg A. Immediate placement of implants into infected sites: a systematic review. Clin Implant Dent. Relat Res, 2013, 17(Suppl 1): e1 - e16.

[14] Waasdorp J A, Evian C I, Mandracchia M. Immediate placement of implants into infected sites: a systematic review of the literature. J Periodontol, 2010, 81: 801 - 808.

[15] álvarez-Camino J C, Valmaseda-Castellón E, Gay-Escoda C. Immediate implants placed in fresh sockets associated to periapical infectious processes. a systematic review. Med Oral Patol Oral Cir Bucal, 2013, 18(18): e780 - 785.

[16] Esposito M, Grusovin M G, Coulthard P, et al. Different loading strategies of dental implants: a Cochrane systematic review of randomised controlled clinical trials. Eur J Oral Implantol, 2008, 1: 259 - 276.

[17] Engelhardt S, Papacosta P, Rathe F, et al. Annual failure rates and marginal bone-level changes of immediate compared to conventional loading of dental implants. A systematic review of the literature and meta-analysis. Clin Oral Impl Res, 2015, 26: 671 - 687.

[18] Sanz-Sánchez I, Sanz-Martín I, Figuero E, et al. Clinical efficacy of immediate implant loading protocols compared to conventional loading depending on the type of the restoration: a systematic review. Clin Oral Impl Res, 2015, 26: 964 - 982.

[19] Atieh M A, Atieh A H, Payne A G T, et al. Immediate loading with single implant crowns: a systematic review and meta-analysis. Int J

Prosthodont, 2009, 22: 378 -387.

[20] Del Fabbro M, Ceresoli V, Taschieri S, et al. Immediate loading of postextraction implants in the esthetic area: systematic review of the literature. Clin Implant Dent Relat Res, 2015, 17(1): 52 -70.

[21] Benic G, Mir-Mari J, Hämmerle C. Loading protocols for single-implant crowns: a systematic review and meta-analysis. Int J Oral Maxillofac, 2014, Implants 29: 222 -238.

[22] Suarez F, Chan H L, Monje A, et al. Effect of the Timing of restoration on implant marginal bone loss: a systematic review. J Periodontol, 2012, 84: 1 -13.

[23] de Freitas Borges T, Alves Mendes F, Rezende Carvalho de Oliveira T, et al. Overdenture with immediate load: mastication and nutrition. Br J Nutr, 2011, 105: 990 -994.

[24] Goiato M C, et al. Immediate loading of overdentures: systematic review. Oral Maxillofac Surg, 2013, 18: 1 -6.

[25] Schimmel M, Srinivasan M, Herrmann F R, et al. Loading protocols for implant-supported overdentures in the edentulous jaw: a systematic review and meta-analysis. Int J Oral Maxillofac, 2014, Implants 29(Suppl): 271 -286.

[26] Alsabeeha N, Atieh M, Payne A G T. Loading protocols for mandibular implant overdentures: a systematic review with meta-analysis. Clin Implant Dent Relat. Res, 2009, 12: e28 -e38.

[27] Schrott A, Riggi-Heiniger M, Maruo K, et al. Implant loading protocols for partially edentulous patients with extended edentulous sites-a systematic review and meta-analysis. Int J Oral Maxillofac, 2014, Implants 29 (Suppl): 239 -255.

[28] Chen S T, Buser F D, Dent P M. Esthetic outcomes following immediate and early implant placement in the anterior maxilla—a systematic review. Int J Oral Maxillofac, 2014, Implants 29: 186 -215.

[29] Chen S T, Wilson T G, Hämmerle C H F. Immediate or early placement of implants following tooth extraction: review of biologic basis, clinical procedures, and outcomes. Int J Oral Maxillofac, 2004, Implants 19(Suppl): 12 -25.

[30] Den Hartog L, Huddleston Slater J J R, Vissink A, et al. Treatment outcome of immediate, early and conventional single-tooth implants in the aesthetic zone: a systematic review to survival, bone level, soft-tissue, aesthetics and patient satisfaction. J Clin Periodontol, 2008, 35, 1073 -1086.

[31] Esposito M, Grusovin M G, Willings M, et al. The effectiveness of immediate, early, and conventional loading of dental implants: a Cochrane systematic review of randomized controlled clinical trials. Int J Oral Maxillofac, 2007, Implants 22: 893 -904.

[32] Kawai Y, Taylor J A. Effect of loading time on the success of complete mandibular titanium implant retained overdentures: a systematic review. Clin Oral Implants Res, 2007, 18: 399 -408.

[33] Lang N P, Pun L, Lau K Y, et al. Wong, A systematic review on survival and success rates of implants placed immediately into fresh extraction sockets after at least 1 year. Clin Oral Implants Res, 2012, 23: 39 -66.

[34] Lee C T, Chiu T S, Chuang S K, et al. Alterations of the bone dimension following immediate implant placement into extraction socket: systematic review and meta-analysis. J Clin Periodontol, 2014, 41(9): 914 -926.

[35] Ma S, Tawse-Smith A, Thomson W M, et al. Marginal bone loss with mandibular two-implant overdentures using different loading protocols and attachment systems: 10-year outcomes. Int J Prosthodont, 2010, 23: 321 -332.

[36] Moraschini V, Porto Barboza E. Immediate versus conventional loaded single implants in the posterior mandible: a meta-analysis of randomized controlled trials. Int J Oral Maxillofac Surg, 2016, 45(1): 85 -92.

[37] Ortega-Martínez J, Pérez-Pascual T, Mareque-Bueno S, et al. Immediate implants following tooth extraction. A systematic review. Med Oral Patol Oral Cir, 2012, Bucal 17: 251 -261.

[38] Papaspyridakos P, Chen C J, Chuang S K, et al. Implant loading protocols for edentulous patients with fixed prostheses: a systematic review and meta-analysis. Int J Oral Maxillofac, 2014, Implants

29(Suppl): 256 –270.

[39] Schropp L, Isidor F. Timing of implant placement relative to tooth extraction. J Oral Rehabil, 2008, 35: 33 –43.

[40] Truninger T C, et al. A prospective, controlled clinical trial evaluating the clinical and radiological outcome after 3 years of immediately placed implants in sockets exhibiting periapical pathology. Clin Oral Implants Res, 2011, 22: 20 –27.

[41] Xu L, et al. Immediate versus early loading of flap-less placed dental implants: a systematic review. J Prosthet Dent, 2014, 112: 760 –769.

第 6 章　种植体设计和种植体长度

Nicholas Quong Sing

摘要

种植体的设计是种植治疗成功的基础。它的发展进化导致成千上万种种植体被工厂开发出来，这些数量巨大的公司广泛分布在发达国家和发展中国家。一般情况下种植体形态可分为螺纹状、锥形或梯形，进一步也可根据表面化学工艺和材质成分分类。

对于不同的临床情况，种植体设计和材质的进步已经促使我们重新思考选择种植体的标准，比如使用短种植体可以避免高阶骨增量技术的使用。

将短种植体和各种直径的种植体使用的数据进行分析，并且和传统长度种植体相比，其远期可预期性如何，仍需要进行研究。

6.1　种植体设计：综述

种植体的设计一直都是种植体获得长期骨结合的基础。种植体设计的宏观和微观方面的改进提高了在不同骨质下、不同修复体负重时间和不同共病情况下的种植体生存率，证实了种植体设计的重要性。种植体设计的持续改进也影响了种植外科操作规范，很多影响种植体选择的原则也被挑战。

种植体设计的发展进化已经促使世界范围内产生了 1300 种种植体和 250 家种植体生产企业[1]。医生从这如此众多的数量中选择种植体时(图 6.1)，让人望而生畏，因为没有良好完整的研究证实一种种植体比另一种种植体更好[2]，并且大多数研究主要聚焦于某一种种植体及其成功率上。Esposito 等人的一篇综述指出，没有证据显示任何一种种植体能够比别的种植体拥有更低的失败率和更少的骨吸收[3]。通常可以明确的是，种植技术作为一种口腔修复治疗方法，其对于单颗或多颗牙齿缺失修复而言，是一种可以信赖的治疗方案[4-5]。

相比较其他放入人体内的植入器械而言，种植体是非常独特的，因为在其设

N. Quong Sing, BDS, MFD, FFD OSOM, cert OSOM
Carenage, Trinidad and Tobago
e-mail: nick_quong@hotmail.com

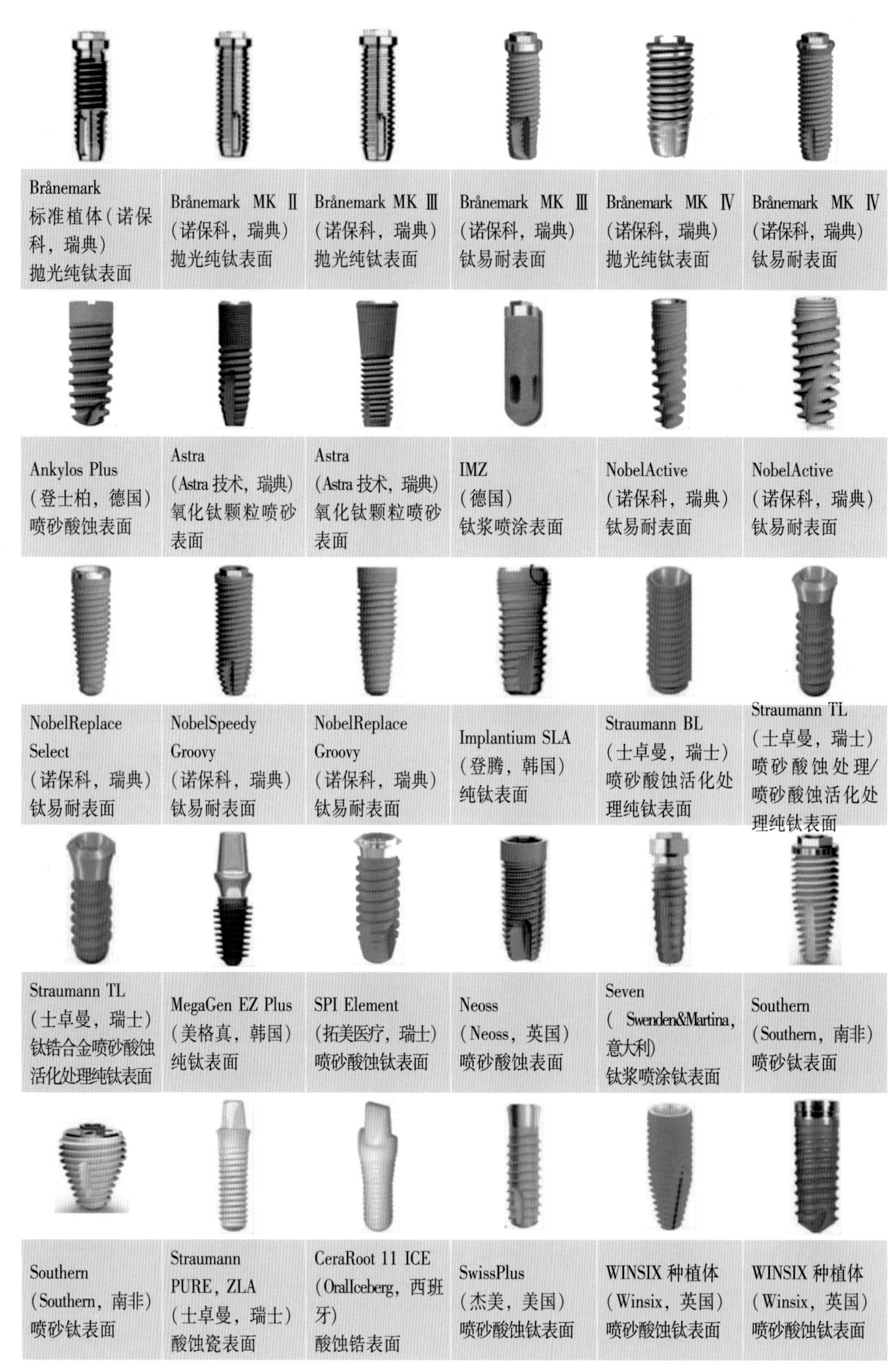

图 6.1 从厂商获得的常规种植体设计及表面特点(经 Barfeie 等许可引用)

计之初便将连接上部修复结构考虑在内，而后者暴露在口腔内，因而种植体是处于两种生理环境下的。种植体上部与基台相连，分为外连接或内连接。但是也有例外，如种植体与基台一体（一体化种植体）。大多数常见的外连接和内连接都是八角形或者六角形的，但是也有外花键形或内莫氏锥度形。Bernards 等人的研究证实在种植体轴向力（直接通过种植体中心）作用下内外连接在种植体周围应力集中水平没有差异。然而，在非轴向力作用下，内六角连接表现出最小的应力集中水平，内锥度连接表现出中等应力集中水平，外六角和一体化连接达到最高的应力集中水平[6]。外连接被用于第一款 Brånemark 种植体系统中，然而，由于内连接拥有以下众多优点，其应用逐渐增多。内连接的优点有：螺丝松脱发生更少，美学水平更高，在窄尺寸基台下更加稳定[7]以及在内莫氏锥度连接下更少的细菌侵入[8]。

种植体设计大体上分为宏观结构设计和微观结构设计。宏观设计包括形状、螺纹数量、抗旋转设计以及螺纹设计（螺距、深度、角度、厚度和螺纹螺旋），微观设计则包含表面形貌、材料成分及生物涂层。种植体设计的进步大多数都集中在这些领域，以获得更高的初期稳定性、更快更好的骨结合、更少的种植体周骨缺失以及在种植体负重后更优化的应力分布。

6.1.1 种植体形状

骨内种植体形状一般分为螺纹形、梯形或锥形。螺纹形（图 6.2）种植体的设计是为了通过与周围骨的机械锁结来提高种植体的初期稳定性[10]，同时也增加了骨－种植体接触率[11]。梯形种植体是为了模拟自然牙根形态以达到理想的力量分布目的，锥形种植体则是为了降低种植体周围牙槽骨边缘不断重复的微应变。这些微应变被认为是牙槽骨边缘吸收的主要原因，在 1977 年被 Brånemark 第一次记述。通过锥形种植体设计将负载应力从密质骨转移到有活力的松质骨，微应变得以降低。Esposito 等人的一篇大跨度的综述[12]，评价了 7 项实验 13 种不

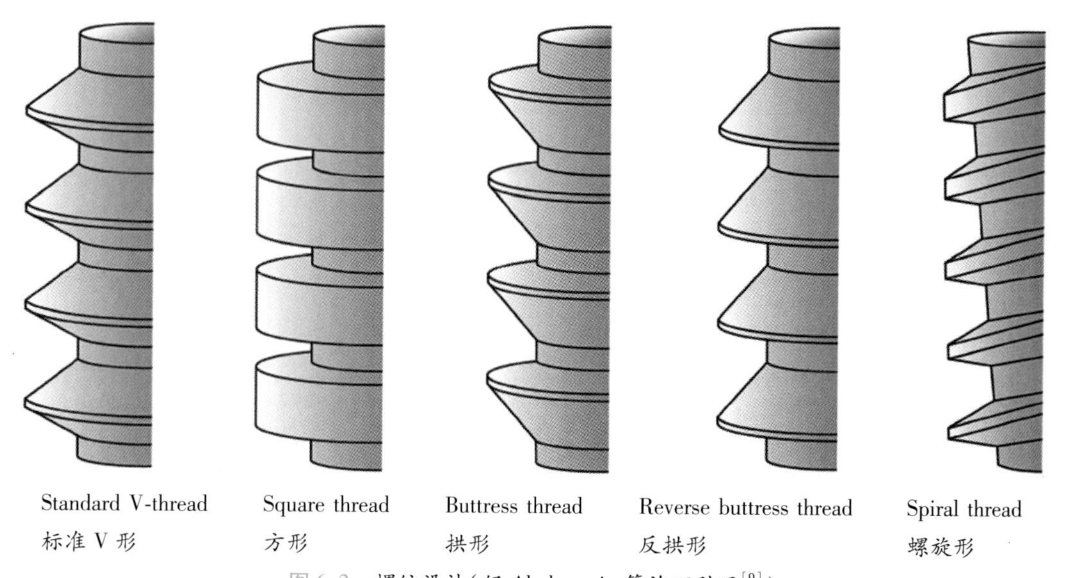

图 6.2 螺纹设计（经 Abuhussein 等许可引用[9]）

同形状种植体的效果。结果显示种植体的不同形状对于一年后种植体失败率而言没有差别。这一结果再次证实了之前的观点：没有任何一种种植体设计是完全领先于其他的。由于Ⅳ类骨密度更低、初期稳定性更差，种植体设计的不同更体现在此类型骨中，而在Ⅰ类和Ⅱ类骨中其重要性则不明显。

由于螺距、螺旋线数量、螺纹角度、螺纹深度及螺纹形状的不同，螺纹设计拥有众多变化。螺纹形状有方形、"V"形、拱形、反拱形以及螺旋形。大多数种植体都有螺纹设计，因为其可以减少剪切力负荷并增大作用面积[13]。剪切力是被证明对种植体周围骨强度最有害的一种力，而压力则是最有利的一种力[14]。在方形和拱形螺纹设计中，植体轴向力主要通过被转化为压力传递到牙槽骨内，而在"V"形和反拱形螺纹设计中，力则被转化为一种融合了剪切力、张力和压力的综合力[9]（图6.3）。当前比较不同螺纹形状的前瞻性临床对照研究尚未发表，但通过有限元分析发现方形螺纹拥有更佳的表面积以利于对侵入力和压力的传递，并导致更低的应力分布[15]。Steigenga等人的动物研究显示，方形螺纹的这些优点相对于"V"形和反拱形螺纹，能够获得更高的反向扭矩[16]。

外力方面

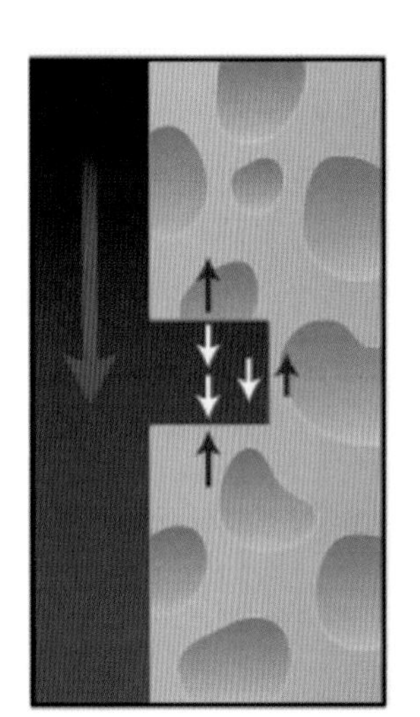

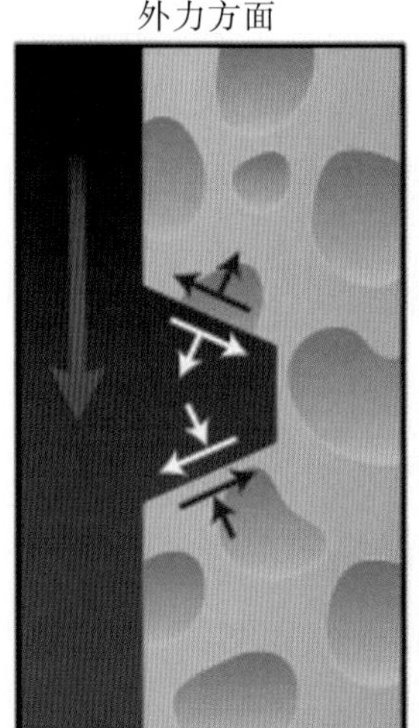

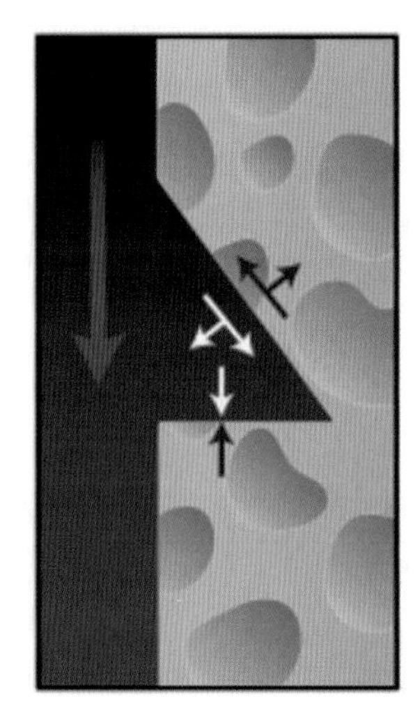

图6.3 螺纹设计，外力和骨内应力的关系（经 Abuhussein 等许可引用[9]）

螺距是指从一个螺纹的中心沿着种植体轴向到相邻一个螺纹的中心的距离。Orsini等人的动物研究证明，通过降低螺距能够增加初期稳定性和骨－种植体接触率，尤其是在松质骨中，这一现象也证实其增强了骨结合能力[7]。更改螺距的同时也改变了螺纹深度、螺纹区域内的面积及负载传递功能。Kong等人的研究认为0.8mm是"V"形圆柱状植体的理想螺距[18]，然而这一结论仍待完善，尚需更多更广泛的临床试验。目前能够确定的则是随着螺距的减少，骨－种植体接触率获得增加，并导致更理想的应力分布。

6.1.2 表面形态

改良种植体表面是提高种植体初期

稳定性和功能面积的一种手段，尤其是在短种植体中发挥重要作用，这些内容在以后章节会讨论到。表面不规则形态提高了金属剪力强度并降低种植体松脱，有助于实现骨与种植体表面更好的机械锁结；在临床上，则表现出更好的初期稳定性和更快的骨结合[19]。表面改良可以通过加法或者减法工艺进行。加法工艺即使用等离子体技术将羟基磷灰石或钛颗粒沉积到种植体表面，以形成一种凸出的均一表面。减法工艺则使用喷砂、喷丸、激光喷丸、酸蚀工艺中的一种或结合使用，以形成一种凹形表面。Wennerberg A 等人的一篇系统评价注意到种植体中等粗糙度表面[S(a)1 ~ 2μm]比光滑表面[S(a)1 <0.5μm]或者粗糙表面[S(a) >2μm]表现出更强的骨结合能力。Soskolne 等人指出这些经过粗糙处理的表面模拟了骨愈合过程。目前学术界尚未有结论确认哪种粗糙程度最有利于骨结合过程。粗糙化的表面反而利于细菌在其表面的黏附[20]，从而导致种植体周围炎和长期生存率的降低。Esposito 等人的一项对不同类型种植体 meta 分析结果表明，三年期随访发现抛光(光滑)表面的种植体相比粗糙面种植体发生种植体周围炎的风险降低了20%，而五年期和十年期随访数据没有表现出差异。

6.1.3 种植体材料

当前，绝大多数种植体由纯钛或其合金制成，一小部分植体则由羟基磷灰石涂层钛、氧化锆或氧化锆合金制成。纯钛及其合金以其良好的生物相容性和机械特性已经成为公认的制作种植体的材料。氧化锆在骨外科的成功应用使其成为可能的种植体制作材料，以克服钛质材料可能带来的美学和免疫并发症。氧化锆制造种植体由以下优点：颜色接近牙本身，低牙菌斑附着，良好的生物相容性，高机械强度以及便于制造加工。动物研究显示粗糙面氧化锆植体与相似形状和粗糙面的钛植体相比，拥有相近的骨-种植体接触率和骨结合[21-22]。这一结论也被临床上相近的(种植体)取出扭矩值证实[23]。Olivia 等人的一项 5 年期文献回顾了 3 种不同的粗糙表面氧化锆种植体，发现总的成功率达到了 95%，其中酸蚀表面氧化锆种植体获得了最高的成功率。这一结果让我们对氧化锆植体的未来充满信心，但是值得注意的是这一研究只是中等时间长度的回顾研究。钛及其合金仍然是种植体制造的首选材料，因为大量确凿的证据证实了它的长期有效性。

6.1.4 种植体表面化学涂层

化学涂层将种植体表面改良以引起特定细胞和组织反应，能够提高骨-种植体接触率并增加骨结合率。许多实验中的涂层(如含锶离子)结合到种植钛表面后能够刺激成骨并抑制破骨过程[24]，而羟基磷灰石和生物活性玻璃则因为其良好的骨引导作用被应用[25]。表面化学工艺也能够增加种植体表面的亲水性，亲水表面能够调节骨-种植体界面的一系列生物反应，从而实现更快的骨结合[26]。表面化学改良是能够提高种植体骨结合速度与质量的设计元素之一，但是它的重要作用只体现在质量比较差的Ⅳ类骨中，这种类型的骨质需要额外机制来增强种植体骨结合。

6.2 不同长度种植体

6.2.1 临床预后

从短至4mm的牙槽骨内植体到长达53mm的颧骨种植体，如今各种长度的种植体均在生产。种植体长度的选择依赖于患者余留牙槽骨垂直高度。短种植体可在牙槽骨萎缩情况下选择使用，因为患者往往不愿意进行高阶骨增量治疗和面对随之而来的治疗时间、费用及风险成本。长种植体多用于即刻拔牙后的种植，这种情况下初期稳定性对于骨结合至关重要；颧骨种植体则可用在萎缩上颌骨内。在本章后面内容中，我们将讨论短种植体，如我们之前在种植体设计小节所讲，短种植体已经拥有了与常规植体相近的存活率。这就产生了一个问题：是否我们有必要按照常规尽可能地为患者种植其牙槽骨允许的最长植体。Zhong等人完成的一项文献回顾结果指出种植体长度是维持种植体长期治疗效果最重要的影响因素[27]；而种植体直径则是获得初期稳定性[28]和降低牙槽骨应力[29]的重要因素。

6.2.2 短种植体与骨重建(增量)技术相比

对于单颗或多颗牙缺失，种植支持式修复技术已经成为可信赖和可预期的治疗方案，但种植过程中挑战仍然存在。其中一项挑战便是垂直向骨量缺失，尤其是在上下颌后牙区。这一情况可归因于拔牙后上颌窦气化现象[30]和长期缺牙或牙周疾病而产生的牙槽嵴骨吸收[30]。

这种情况下，植入所谓标准长度的种植体将会损害上颌窦或下颌神经管(图6.4)。因此，高阶外科技术(块状骨移植、引导骨再生、牵张成骨、上颌窦提升、角度种植体以及下颌神经管移位技术)被开发出来以应对这些解剖限制。然而，这些技术伴随着诸多缺点，如增加治疗时间、费用，术后病率与并发症，技术敏感性高[31]。Lee等人统计并发症发生率发现植入短种植体有7.6%，在骨增量位点植入标准长度种植体则有15.3%[32]。术后并发症可发生严重的术后疼痛、肿胀、神经麻木和移植骨吸收，这些并发症均会降低患者接受骨增量技术的意愿[22-33](图6.5)。

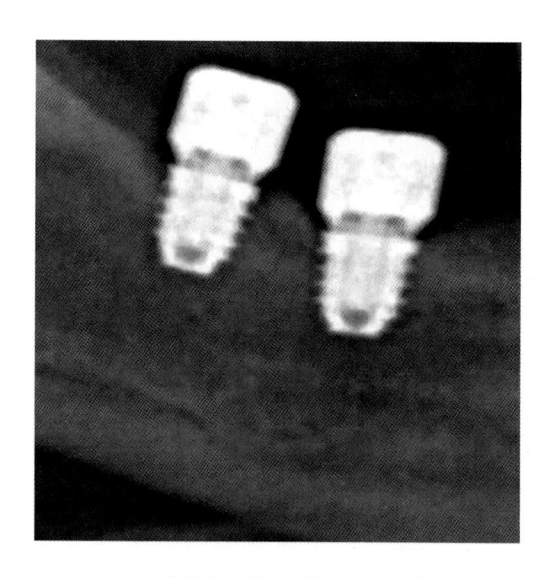

图6.4 短种植体可能有利于下颌骨萎缩患者

骨增量手术可以使用自体骨、骨基质材料或二者的混合物，但对于种植体存活率而言，未发现这些材料有统计学差异[35]。但根据植骨后总体骨量再生情况，自体骨移植术仍然被认为是骨增量手术的“首选方法”[36]。

短种植体被认为是可以避免骨增量手术的一种方法，但植入短种植体违背了常规种植规程——尽可能地选择最宽和最长种植体以获得长期的种植体存活率。

讨论短种植体前，首先需要定义什么样的种植体可以被认为是短种植体。这肯定存在一些问题，因为文献中并未对多长的种植体可以被定义为“短”种植体产生共识。所有的回顾性文献均认为≥10mm 是标准长度，大多数文献认为小于 10mm 即可认为是短种植体，而一小部分文献则将≤8mm 认为是短种植体。在一篇回顾性文献中甚至将≤6mm 种植体归类为超短种植体[37]，而目前商业上最短植体长度为 4mm。

早前的研究（部分研究随访时间达 3 年）表明光滑表面的短种植体失败率要高于长度≥10mm 的光滑表面常规植体[38-40]。短种植体这一生存率降低情况被认为有以下几方面原因：短种植体骨 - 种植体接触率降低；短种植体多被种在后牙骨质相对较差的区域，尤其是上颌后牙区[41]；由于严重牙槽骨吸收，为了取得𬌗关系，导致不理想的冠 - 根比例[42]。

光滑表面短种植体的高失败率自然促使医生为了获得修复体更高的生存率，而偏向于在骨增量技术后植入常规长度的种植体。一些综述建议如果种植了短种植体，最好将其与更长的种植体夹板修复，以获得后者的支持[43]，或者植入更宽的短种植体来增加骨 - 种植体接触率[44-45]。

近期的关于短种植体系统评价则挑战了其相对常规种植体会增加失败率这一说法。如今短种植体被认为是一个安全、可预期的治疗手段，并且失败率低、生物/修复并发症低、骨损失少[46]。这一改变的原因是种植体表面改良技术的应用。多个系统评价，尤其是过去十年内的评价，表明自然原生骨内的粗糙面短种植体与增量骨内的常规长度种植体间生存率没有统计学差异[47]。粗糙面种植体如前所述能够增加骨 - 种植体界面的机械锁结，并且增加了压力和剪切力向骨传递过程中的有效面积。这些原因使得种植体取出扭矩值明显升高[48]，并且在不同类型骨质中，尤其是Ⅳ类骨中获得增加的生存率[19]。

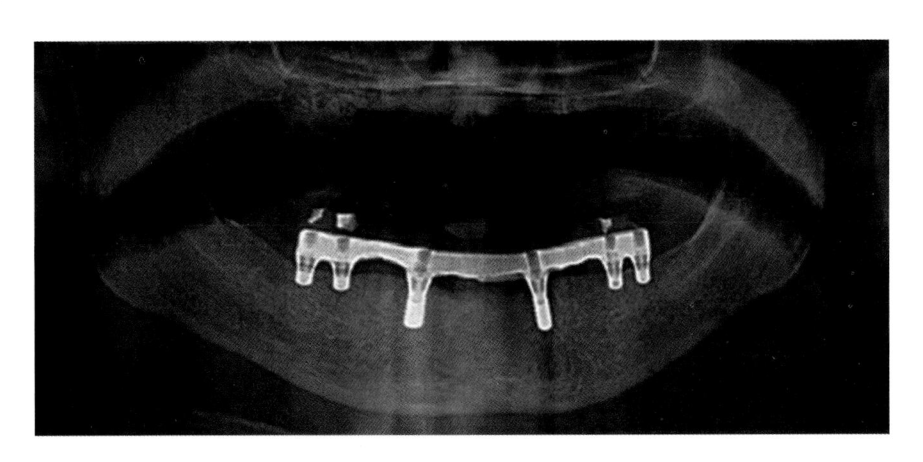

图 6.5 利用短种植体进行全口义齿修复示例（经 Calvo-Guirado 等许可引用[34]）

短种植体成功的骨结合及其长期维持依赖于生物和修复诸多因素，例如：骨密度、吸烟习惯、种植体表面、冠根比、夹板修复、𬌗面、单端桥长度、种植体系类型及对颌牙列情况[37]。一篇 Telleman 等人完成的系统评价中，通过研究异质性来源，以确认上述亚组间是否存在变化[42]。

6.2.3 异质因素及其对短种植体的作用

6.2.3.1 骨密度

多篇回顾性综述表明在下颌后牙区植入短种植体能够获得比上颌后牙区更低的失败率，这与常规长度种植体相一致[40,42]。Monje 等人完成的一篇 meta 分析发现下颌和上颌短种植体平均生存率分别为 94.9% 和 92.7%。这一情况归应因于下颌骨的高密度提高了骨 - 种植体接触界面的机械作用、降低了应力集中，并且提高了初期稳定性，进而弥补了种植体长度减少。Goiato 等人进行的一项系统评价显示了各种种植体根据骨质不同而获得的生存率：Ⅰ类骨 97.6%，Ⅱ类骨 96.2%，Ⅲ类骨 96.5%，Ⅳ类骨 88.8%。当种植体更进一步按照种植体表面粗糙程度划分时，粗糙表面的种植体在低密度骨中获得了(97.1%)比光滑表面种植体更高的成功率[19]。

6.2.3.2 吸烟习惯

Telleman 等研究分析了短种植体与吸烟习惯，发现重度吸烟组(每天≥15 支)失败率是无吸烟习惯组的两倍。Strietzel 等发现了类似的重度吸烟与种植体失败之间的相关性，从而认为对于吸烟者要慎用短种植体。Bain C 等人 20 余年前开始研究吸烟与种植体失败率升高的关系。这一 Brånemark 种植体长达 6 年的研究显示出吸烟量与种植体失败率增长间的正相关关系[49]。Deluca S 等人则发现吸烟者在种植外科手术期间的失败率比不吸烟者更高(前者 23.08%，后者 13.33%)，多元生存率分析表明种植体早期失败与一期手术期间吸烟有显著关系，而远期种植体失败则与阳性吸烟史相关[50]。

6.2.3.3 冠根比，夹板修复和咬合面

短种植体在骨吸收区域通常无法获得良好的冠根比，为了与对颌牙接触，需要更长的牙冠。在自然牙中增大的冠根比往往被认为不稳定，因而短种植体建议行夹板修复以更好地分散𬌗力[43]。

Tawil 等人则对这建议表示质疑，并回顾分析了修复因素对于光滑表面短种植体生存率和并发症发生率的影响，指出增大的冠根比和𬌗面大小似乎并不是一个主要的生物机械风险因素，而且咀嚼力的方向和传递分布均表现良好，也未出现相关功能紊乱[51]。Tawil 等人还发现在有磨牙症的患者当中，短种植体并发症发生率提高了 15%，但是未发现统计学差异。

6.2.3.4 种植体表面处理

粗糙表面被认为是短种植体能够在骨质条件差的区域克服其长度与冠根比劣势的主要因素。粗糙表面种植体被证明能够增强成骨细胞响应，在 Soskolne 等人的一项研究中观察到单核细胞增殖并附着到粗糙种植体表面[52]。Conservation 等人使用 SaOS-2 成骨细胞样细胞研

究时也获得了类似的结果[53]。

Pivodova 等人则指出种植体表面物理性处理(如表面粗糙程度)比化学处理更加重要，尽管后者能够增加种植体表面润湿性从而促使细胞附着[54]。

6.2.3.5 种植体直径

三维有限元分析指出种植体直径的增加能够使种植体周围牙槽骨应力降低约71%，而同样的种植体长度增加则只能使应力降低约40%[29]。因此增加种植体直径能够降低种植体周围负荷过载的风险并更好地分散应力。增加种植体直径亦能更好地利用颊舌侧皮质骨产生初期稳定性，从而促进骨结合。这些优点对于标准长度种植体均能适用，且经过了 Ortega-Oller I 等人 meta 分析结果的确认[55]。结论为较窄种植体(直径<3.3mm)的成功率比更宽的种植体(直径≥3.3mm)的明显要低。但对于短种植体，这一现象并未出现，Monje 等人发现种植体长度或直径均似乎未能对其生存率产生明显影响，这一 meta 分析结果与常规长度种植体研究结果相矛盾，因为短种植体的失败率随着直径变宽而升高。

结 论

关于短种植体的回顾性研究尚缺乏大样本长时间研究，且多是回顾性或前瞻性研究而非随机临床试验。Lee SA 等人在进行数据检索时提到了这一缺乏长期研究的情况[32]，使得最终符合他们 meta 分析纳入标准的随机对照研究只有四项。

尽管很多短种植体的研究声称需要更多证据以支持其结论，但是关于短种植体生存率最重要的发现及影响因素是相同的，即粗糙表面短种植体在牙列缺失或缺损情况下可以替代需要高阶骨增量手术才能植入的常规长度种植体。

总 结

通过文献回顾分析，种植体设计仍然是种植体获得更快、更好的骨结合最重要的影响因素，尤其是在充满挑战性的低骨密度、即刻种植和高美学要求情境下。

参考文献

[1] Lesmes D, Laster Z. Innovations in dental implant design for current therapy. Oral Maxillofac. Surg. Clin North Am, 2011, 23: 193 - 200.

[2] Ogle O E. Implant surface material, design, and osseointegration. Dent Clin N Am, 2015, 59: 505 - 520.

[3] Esposito M, Coulthard P, Thomsen P, et al. The role of implant surface modifications, shape and material on the success of osseointegrated dental implants. A Cochrane systematic review. Eur J Prosthodont Restor Dent, 2005, 13(1): 15 - 31.

[4] Pjetursson B E, Bragger U, Lang N P, et al. Comparison of survival and complication rates of tooth supported fixed dental prostheses(FPDs) and implant-supported FPDs and single crowns (SCs). Clin Oral Implants Res, 2007, 18(Suppl 3): 97 - 113.

[5] Moraschini V, Poubel L A, Ferreira V F, et al. Evaluation of survival and success rates of dental implants reported in longitudinal studies with a follow-up period of at least 10 years: a systematic review. Int J Oral Maxillofac Surg, 2015, 44(3): 377 - 388[2014-11-20]. doi: 10.1016/j.ijom.2014.10.023.

[6] Bernardes S R, de Araujo C A, Neto A J, et al. Photoelastic analysis of stress patterns from differ-

ent implantabutment interfaces. Int J Oral Maxillofac, 2009, Implants 24(5): 781 - 789.

[7] Freitas-Júnior A C, Rocha E P, Bonfante E A, et al. Biomechanical evaluation of internal and external hexagon platform switched implant-abutment connections: an in vitro laboratory and three-dimensional finite element analysis. Dent Mater, 2012, 28(10): e218-e228[2012-06-08]. doi: 10.1016/j.dental.2012.05.004.

[8] do Nascimento C, Miani P K, Pedrazzi V, et al. Leakage of saliva through the implant-abutment interface: in vitro evaluation of three different implant connections under unloaded and loaded conditions. Int J Oral Maxillofac, 2012, Implants 27(3): 551 - 560.

[9] Abuhussein H, Pagni G, Rebaudi A, et al. The effect of thread pattern upon implant osseointegration. Clin Oral Implants Res, 2010, 21: 129 - 136.

[10] Frandsen P A, Christoffersen H, Madsen T. Holding power of different screws in the femoral head. A study in human cadaver hips. Acta Orthop Scand, 1984, 55(3): 349 - 351.

[11] Siegele D, Solesz U. Numerical investigations of the influence of implant shape on stress distribution in the jaw bone. Int J Oral Maxillofac, 1984, Implants 4: 333 - 340.

[12] Esposito M, Ardebili Y, Worthington H V. Interventions for replacing missing teeth: different types of dental implants. Cochrane Database Syst Rev, 2014, 7(CD003815). doi: 10.1002/14651858. CD003815.pub4.

[13] Bumgardner J D, Boring J G, Cooper Jr R C. et al. Preliminary evaluation of a new dental implant design in canine models. Implant Dent, 2000, 9: 252 - 260.

[14] Mish C. Contemporary implant dentistry. St Louis: Elsevier, 2008.

[15] Chun H J, Cheong S Y, Han J H, et al. Evaluation of design parameters of osseointegrated dental implants using fi nite element analysis. J Oral Rehabil, 2002, 29: 565 - 574.

[16] Steigenga J, Al-Shammari K, Misch C, et al. Effects of implant thread geometry on percentage of osseointegration and resistance to reverse torque in the tibia of rabbits. J Periodontol, 2004, 79: 2166 - 2172.

[17] Orsini E, Giavaresi G, Trirè A, et al. Biomechanical evaluation of internal and external hexagon platform switched implantabutment connections: an in vitro laboratory and three-dimensional finite element analysis. Dent Mater, 2012, 28(10): e218 - e228[2012-06-08]. doi: 10.1016/j.dental.2012.05.004.

[18] Kong L, Liu B L, Hu K J, et al. Optimized thread pitch design and stress analysis of the cylinder screwed dental implant. Hua Xi Kou Qiang Yi Xue Za Zhi, 2006, 24(6), 509 - 512, 515.

[19] Goiato M C, dos Santos D M, dos Santos D M, et al. Longevity of dental implants in type IV bone: a systematic review. Int J Oral Maxillofac Surg, 2014, 43(9): 1108 - 1116 [2014-03-27]. doi: 10.1016/j.ijom.2014.02.016 .

[20] Passariello C, et al. In vitro adhesion of commensal and pathogenic bacteria to commercial titanium implants with different surfaces. Int J Immunopathol Pharmacol, 2013, 26(2): 453 - 462.

[21] Depprich R, Zipprich H, Ommerborn M, et al. Osseointegration of zirconia implants: an SEM observation of the bone-implant interface. Head Face Med, 2008, 4: 25. doi: 10.1186/1746-160X-4-25.

[22] Koch F P, Weng D, Krämer S, et al. Osseointegration of onepiece zirconia implants compared with a titanium implant of identical design: a histomorphometric study in the dog. Clin Oral Implants Res, 2010, 21(3): 350 - 356[2010-01-13]. doi: 10.1111/j.1600-0501.2009.01832.x.

[23] Gahlert M, Röhling S, Wieland M, et al. A comparison study of the osseointegration of zirconia and titanium dental implants. A biomechanical evaluation in the maxilla of pigs. Clin Implant Dent Relat Res, 2010, 12(4): 297 - 305. doi: 10.1111/j.1708-8208.2009.00168.x.

[24] Park J W, Kim Y J, Jang J H, et al. Positive modulation of osteogenesis- and osteoclastogenesisrelated gene expression with strontium-containing microstructured Ti implants in rabbit cancellous bone. J Biomed Mater Res, 2013,

A 101(1): 298 - 306[2012-10-15]. doi: 10.1002/jbm.a.34433.

[25] Polini A, Wang J, Bai H, et al. Stable biofunctionalization of hydroxyapatite (HA) surfaces by HA-binding/osteogenic modular peptides for inducing osteogenic differentiation of mesenchymal stem cells. Biomater Sci, 2014, 2: 1779 - 1786.

[26] Sartoretto S C, Alves A T, Resende R F, et al. Early osseointegration driven by the surface chemistry and wettability of dental implants. J Appl Oral Sci, 2015, 23(3): 279 - 287. doi: 10.1590/1678-775720140483.

[27] Chung D M, Oh T J, Lee J, et al. Factors affecting late implant bone loss: a retrospective analysis. Int J Oral Maxillofac, 2007, Implants 22(1): 117 - 126.

[28] Möhlhenrich S C, Heussen N, Elvers D, et al. Compensating for poor primary implant stability in different bone densities by varying implant geometry: a laboratory study. Int J Oral Maxillofac Surg, 2015, pii: S0901-5027(15)01297-7. doi: 10.1016/j.ijom.2015.08.985.

[29] Petrie C S, Williams J L. Comparative evaluation of implant designs: influence of diameter, length, and taper on strains in the alveolar crest. A three-dimensional finite-element analysis. Clin Oral Implants Res, 2005, 16(4): 486 - 494.

[30] Sharan A. Madjar maxillary sinus pneumatization following extractions: a radiographic study. Int J Oral Maxillofac, 2008, Implants 23(1): 48 - 56.

[31] Esposito M, Cannizzaro G, Soardi E, et al. Posterior atrophic jaws rehabilitated with prostheses supported by 6 mm-long, 4 mm-wide implants or by longer implants in augmented bone. Preliminary results from a pilot randomised controlled trial. Eur J Oral Implantol, 2012, 5(1): 19 - 33.

[32] Lee S A, Lee C T, Fu M M, et al. Systematic review and meta-analysis of randomized controlled trials for the management of limited vertical height in the posterior region: short implants(5 to 8 mm) vs longer implants(> 8 mm) in vertically augmented sites. Int J Oral Maxillofac, 2014, Implants 29(5): 1085 - 1097 . doi: 10.11607/jomi.3504.

[33] Peñarrocha-Oltra D, Aloy-Prósper A, Cervera-Ballester J, et al. Implant treatment in atrophic posterior mandibles: vertical regeneration with block bone grafts versus implants with 5.5-mm intrabony length. Int J Oral Maxillofac, 2014, Implants 29(3): 659 - 666. doi: 10.11607/jomi.3262.

[34] Calvo-Guirado J L, et al. Evaluation of extra-short 4-mm implants in mandibular edentulous patients with reduced bone height in comparison with standard implants: a 12-month results. Clin Oral Implants Res, 2015, doi: 10.1111/clr.12704.

[35] Al-Nawas B, Schiegnitz E. Augmentation procedures using bone substitute materials or autogenous bone - a systematic review and meta-analysis. Eur J Oral Implantol, 2014, 7 Suppl 2: S219 - S234.

[36] Klijn R J, Meijer G J, Bronkhorst E M, et al. A meta-analysis of histomorphometric results and graft healing time of various biomaterials compared to autologous bone used as sinus floor augmentation material in humans. Tissue Eng Part B Rev, 2010, 16(5): 493 - 507. doi: 10.1089/ten.TEB.2010.0035.

[37] Monje A, Fu J, Chan H, et al. Do implant length and width matter for short dental implants(< 10mm)? A meta-analysis of prospective studies. J Periodontol, 2013, 84(12): 1783 - 1791[2013-03-01]. doi: 10.1902/jop.2013.120745.

[38] Lekholm U, Gunne J, Henry P, et al. Survival of the Brånemark implant in partially edentulous jaws: a 10-year prospective multicentre study. Int J Oral Maxillofac, 1999, Implants 14: 639 - 645.

[39] Jem T, Lekholm U. Oral implant treatment in posterior partially edentulous jaws: a 5 year follow-up report. Int J Oral Maxillofac, 1993, Implants 8: 635 - 640.

[40] Friberg B, Jemt T, Lekholm U. Early failures in 4641 consecutively placed Brånemark dental implants: a study from stage 1 surgery to the connection of completed prostheses. Int J Oral Max-

illofac, 1991, Implants 6(2): 142 - 146.

[41] Jaffin R A, Berman C L. The excessive loss of Brånemark fixtures in type IV bone: a 5-year analysis. J Periodontol, 1991, 62(1): 2 - 4.

[42] Telleman G, Raghoebar G M, Vissink A, et al. A systematic review of the prognosis of short (< 10 mm) dental implants placed in the partially edentulous patient. J Clin Periodontol, 2011, 38(7): 667 - 676[2011-05-12]. doi: 10.1111/j.1600-051X.2011.01736.x.

[43] ten Bruggenkate C M, Asikainen P, Foitzik C, et al. Short(6-mm) nonsubmerged dental implants: results of a multicenter clinical trial of 1 to 7 years. Int J Oral Maxillofac, 1998, Implants 13(6): 791 - 798.

[44] Cannizzaro G, Felice P, Leone M, et al. Early loading of implants in the atrophic posterior maxilla: lateral sinus lift with autogenous bone and Bio-Oss versus crestal mini sinus lift and 8-mm hydroxyapatite-coated implants. A randomised controlled clinical trial. Eur J Oral Implantol, 2009, 2(1): 25 - 38.

[45] Esposito M, Pellegrino G, Pistilli R, et al. Rehabilitation of posterior atrophic edentulous jaws: prostheses supported by 5 mm short implants or by longer implants in augmented bone? One-year results from a pilot randomised clinical trial. Eur J Oral Implantol, 2011, 4(1): 21 - 30.

[46] Mezzomo L A, Miller R, Triches D, et al. Meta-analysis of single crowns supported by short region. J Clin Periodontol, 2014, 41(2): 191 - 213[2013-11-25]. doi: 10.1111/jcpe.12180.

[47] Renouard F, Nisand D. Impact of implant length and diameter on survival rates. Clin Oral Implants Res, 2006, 17 Suppl 2: 35 - 51.

[48] Gotfredsen K, Wennerberg A, Johansson C, et al. Anchorage of TiO2-blasted, HA-coated, and machined implants: an experimental study with rabbits. J Biomed Mater Res, 1995, 29(10): 1223 - 1231.

[49] Bain C A, Moy P K. The association between the failure of dental implants and cigarette smoking. Int J Oral Maxillofac, 1993, Implants 8(6): 609 - 615.

[50] DeLuca S, Habsha E, Zarb G A. The effect of smoking on osseointegrated dental implants. Part I: implant survival. Int J Prosthodont, 2006, 19(5): 491 - 498.

[51] Tawil G, Aboujaoude N. Younan influence of prosthetic parameters on the survival and complication rates of short implants. Int J Oral Maxillofac, 2006, Implants 21(2): 275 - 282.

[52] Soskolne W A, Cohen S, Sennerby L, et al. The effect of titanium surface roughness on the adhesion of monocytes and their secretion of TNF-alpha and PGE2. Clin Oral Implants Res, 2002, 13(1): 86 - 93.

[53] Conserva E, Menini M, Ravera G, et al. The role of surface implant treatments on the biological behavior of SaOS-2 osteoblast-like cells. An in vitro comparative study. Clin Oral Implants Res, 2013, 24(8): 880 - 889[2012-01-17]. doi: 10.1111/j.1600-0501.2011.02397.x.

[54] Pivodova V, Frankova J, Dolezel P, et al. The response of osteoblast-like SaOS-2 cells to modified titanium surfaces. Int J Oral Maxillofac, 2013, Implants 28(5): 1386 - 1394.

[55] Ortega-Oller I, Suárez F, Galindo-Moreno P, et al. The influence of implant diameter on its survival: a meta-analysis based on prospective clinical trials. J Periodontol, 2014, 85(4): 569 - 580[2013-08-01]. doi: 10.1902/jop.2013.130043.

第7章　平台转移设计

Giovanni Molina Rojas, David Montalvo Arias

摘要

种植体平台为种植体的一部分，处于静止状态。平台转移设计采用一个直径小于种植体颈部外缘的基台。有人发现，这种特殊的设计与减少边缘骨的吸收有关。这个有利的结果是否会在所有的临床情况中出现，以及在何种程度上发生，还有待确定。可能的因素是，远离骨的微渗漏或者基台－平台微动度的移位似乎有助于保护平台转移种植体周的边缘骨。其他因素也可能造成影响。弧线形的种植体是一种新的平台设计，可以应用于美学区域，虽然很有前景，但需要更多的临床研究来证实它的有效性。

7.1　前　言

在有据可查的文献中，分段式种植体的牙槽骨及种植体周围黏膜愈合建立一个“生物学宽度”。种植后（一阶段式）或基台连接后（两阶段式）的牙槽骨会发生变化，如果种植体—基台界面最初是位于牙槽骨水平或低于牙槽嵴顶，它会向牙槽嵴顶吸收。种植体周围黏膜建立了一个软组织附着，它密封其下的骨并保护其免受口腔污染物的侵害。在动物和人类的组织学研究中，已经表明这种软组织界面之间的距离称为生物学宽度。它由两个区域组成，一个冠状的上皮组织，长约2mm；另一个种植体结缔组织界面，约1.5mm高。牙种植体周围的黏膜与牙齿周围的牙龈有着共同的特征。

G. Molina Rojas, DDS(＊)
Prosthodontics, Implant Dentistry, Apa Aesthetic and Cosmetic Center, LLC, Al Thanya Street, Umm Suqueim 2, Dubai 213487, United Arab Emirates
e-mail: gmolina@apaaesthetic.ae

D. Montalvo Arias, DDS
Periodontics, Implant and Cosmetic Dentistry, Apa Aesthetic and Cosmetic Dental Centre, LLC, Al Thanya Street, Umm Suqueim 2, Dubai 213487, United Arab Emirates
e-mail: dmontalvo@apaaesthetic.ae

两者的生物学宽度均由上皮和结缔组织组成，具有相似的高度。两者的区别主要在于结缔组织的质：在牙体上由胶原纤维连接到根部的牙骨质，在种植体上这种纤维附着的方向则完全不同，表现为与种植体表面平行。

哪些因素有助于种植体周围组织的稳定，并且其程度如何，这仍是一个有争议的话题。研究表明：感染、负荷、颈部结构和微间隙可能是导致早期种植体周围骨吸收的因素。

自 20 世纪 80 年代骨结合的发现，大量的设备和设计已经发展到可以克服牙种植体的生物和力学的限制，以满足修复体的稳定性的要求，达到美学修复。Brånemark 最初介绍的 0.7mm 高的外六角连接是以两阶段潜入式外科为基础发展起来的。平台设计的发展，优先考虑外科而不是修复要求，即生物学宽度的理念尚未被完全理解，种植体只用于恢复牙弓，没有美学功能。在种植手术中，外六角参与形成种植体固定装置连接器。在种植的第二阶段，种植体连接仅仅是用于穿黏膜附着以便稳定上部修复体。在这个阶段由于没有要求修复体有抗旋转特征，所以外六角没有参与抗旋转。

随着 Brånemark 提出无牙颌两阶段种植概念后，口腔种植得到了迅速的发展，并开始用于固定局部义齿修复、单颗牙修复、美学区以及合并有组织移植区域的种植修复。这些广泛的应用也带来了一些影响。首先，种植体连接的理念发生了变化：在种植手术中，种植体连接最初只用来传递转动扭矩，但它很快就成为种植修复的一个重要的组分，具有引导上部修复体就位和反旋转的功能。牙种植学演变成"以修复为指导"的哲学。其次，出现了新的需要解决的力学和美学缺陷。0.7mm 高的外六角连接不能满足审美需求，也不能承受单个和多个固定修复体所增加的咬合力，因为它的设计目的不在于此。第三，种植体已成为口腔界的一员；因此，有必要简化种植的临床步骤。最后，有几项研究是关于种植体周围的生物学宽度的概念、种植体周围骨吸收模式和连接的微渗漏。这些研究引出了一个观点，良好的密封和不同的连接配置可以防止种植体周围骨吸收，提高种植体周围组织的稳定性。

最初的改变是为了克服力学问题，引入不同的外六角高度和配置，以及不同的螺钉和基台设计。目的是提高连接强度、水平和转动的稳定性，以及部件精度。在 20 世纪 80 年代末，有人提出，内六角连接可以传递种植体内的加载力，加强连接，减少细菌的微渗漏。从那时起，每家公司都开发了各种引导功能、连接宽度和长度、内部锥度、锁定和密封机制、基台轮廓、材料和表面特性设计。

在 20 世纪 90 年代初，一个偶然的发现导致了平台转移概念的引入。采用宽直径的种植体，而没有使用与种植体肩台匹配的宽直径修复配件，使种植体 - 基台界面水平地向内移动，远离种植体平台的外缘。影像学显示，与平台匹配的种植体相比，这些种植体的基台连接可使牙槽骨丧失减少。进一步的临床和组织学研究证实了平台转移种植体骨吸收的减少模式。

种植体 - 基台界面是目前种植牙医学领域研究的热点之一。种植体连接和种植体周围组织的生物学和力学行为决定了修复的功能和美学成功与否。重要的是要理解没有所谓的完美连接。临床医生需要对每种设计的不同质量和缺陷进行评估，并利用其优势的连接属性，选择更适合单个病例的种植体—基台组合。对于前牙修复，优先考虑的是边缘骨保存、软组织支持和美学材料的选择。在后牙修复中，通常优先考虑强度和稳定性。在负重初期，每种设计似乎都能有效地工作。然而，只有谨慎地选择最方便、最可靠的种植体设计，才能取得长期成功[1]。

7.2 平台转移的定义

种植平台被定义为种植体的一部分。在这部分中，基台处于静止状态。平台转移设计的基础是采用直径小于种植体颈部外缘的基台(图7.1)。在这种连接中，种植体和基台之间的接合处移向种植体轴线的中心，而远离牙槽嵴顶。有研究表明，平台转移设计对边缘骨保存的影响是偶然的。自那时起，一些研究分析了这种设计的生物力学特性，主要是为了了解边缘骨是否真正被保存，程度如何，以及其原因。

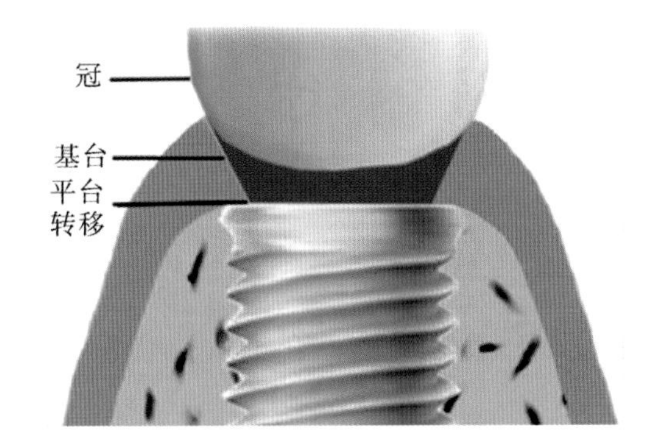

图7.1 平台转移的概念涉及与种植体平台相比的一个较小尺寸的基台

7.2.1 平台转移是否会减少边缘骨吸收

最近的一项meta分析[2]选择了28篇发表论文，包含1216个平台转移种植体和1157个平台匹配种植体。纳入标准包括随机与非随机的临床研究，研究报告显示，在平台转移的种植体中，边缘骨的吸收明显减少(均差：-0.29mm)。文章还显示，增加随访时间，平台转移和平台匹配两者的边缘骨吸收的平均差也增加：随访≤3个月均差为-0.13mm，而随访≥3年的均差为-0.6mm。随着种植体肩台与基台直径之间的差距增加，边缘骨吸收的均差值也随之增加。

另一项系统回顾[3]包括最少随访1年的9个随机对照试验和前瞻性比较临床试验。9个选定的研究中有7个报告了平台转移对减少种植体边缘骨吸收的有益效果。与平台匹配相比，两项研究报告没有显著差异。文章的总体结论是，与平台匹配相比，平台转移在保存边缘骨方面是有效的。

另一个系统回顾和meta分析[4]选择了最少随访1年的10个随机对照试验，共分析种植体933例。10项研究中有6项研究发现平台转移和平台匹配的种植体边缘骨吸收有统计学意义，3项研究只是略有不同，一项研究显示没有统计学差异。meta分析结果显示，平台转移和平台匹配之间的边缘骨吸收的均差为-0.55mm。该研究结果表明，与平台匹配种植体相比，平台转移种植体的边缘骨吸收程度较低，种植体基台错配程度明显增加，边缘骨保存效果更明显。

另一个系统回顾和meta分析[5]包括

随访至少1年10项随机对照试验和临床对照试验。该研究共分析了643个平台转移种植体和546平台匹配种植体。10篇文章中有7篇认为：与平台匹配种植体相比，平台转移种植体周围骨吸收量显著减少；另外3项研究未能显示出任何统计学差异。meta分析显示，两组边缘骨吸收的均差为-0.37mm。本文的结论是，与平台匹配相比，平台转移在防止骨吸收方面是有效的。

关于这一主题的系统评价和meta分析出现了一些局限性，对于所获得的数据需要仔细评估。分析文章的混杂因素可能影响了结果。每一个被选择的文章中都有不同的种植系统、表面纹理、连接类型、修复体设计、种植位置和负重时间、是否为分阶段的、种植体的位置和角度、对颌牙的情况，以及患者相关的危险因素。大多数文章使用的样本量小，随访时间短。一些文章还提出了方法论问题和偏倚。考虑到所有的局限性，有证据表明，整体的平台转移设计在防止种植体周围边缘骨吸收方面是有效的(图7.2~图7.4)。此外，种植体-基台的差距程度和时间的增加似乎放大了平台转移的有益作用。然而，由于没有足够可靠的数据来证明因果关系，平台转移设计的边缘骨保存现象仍然被认为是一个假设。边缘骨保存程度与种植体-基台错配量之间的关系仍不清楚。同样重要的是，所有的研究显示，平台转移和平台匹配的种植体之间的存活率无差异(表7.1，表7.2)。

7.2.2 为什么平台转移有可能保留边缘骨

目前尚不清楚为什么平台转移有可能保留了边缘骨。为了解释这一现象，我们提出了几个假说。

最被认可的解释是骨吸收模式，与细菌微渗漏的有关[6]。种植体平台可在众多的设计中使用，但它们都有一个共同点，即种植体和基台之间有微间隙接口(图7.5)。种植体平台的设计和微间隙的大小位置似乎在骨重建和软组织结构中起着重要的作用。种植体周围骨吸收仅在种植体暴露于口腔环境后才开始。体外研究显示，细菌在微间隙中定植，导致了种植体周围组织的炎症。动物和人的组织学上渗漏来自骨吸收后的微隙(图7.6)。平台转移设计将微间隙从种植体的肩台移开，因此将炎症浸润转移到种植体中轴，减少了骨吸收。

另一个可能的因素似乎是基台-平台界面的微动度。这种界面被认为是最大生物力学应力集中的区域，并与种植体周围骨吸收有关[7]。平台转移设计又会让这些微动度远离种植体肩台，因此减小了对种植体周围牙槽骨的应力。

种植体-基台连接的向内移位似乎也改变了生物宽度的空间分布：软组织附着的内侧重新定位导致水平而不是垂直的生物宽度的建立。这会导致顶部牙槽骨吸收减少。

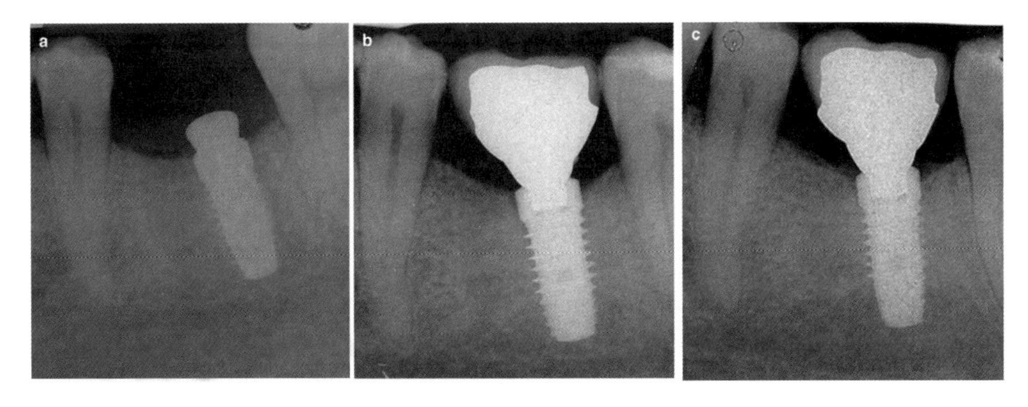

图7.2 平台转移种植体的影像学表现(由Del Fabbro提供)

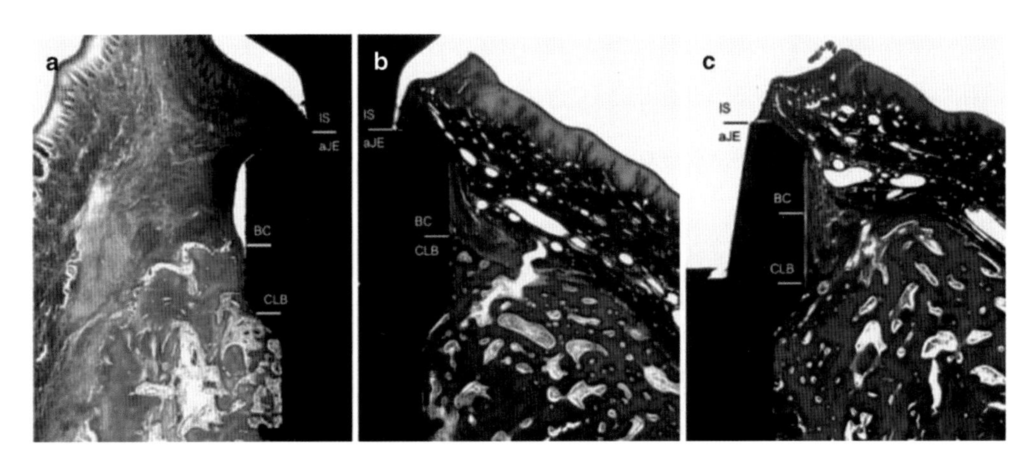

图7.3 **匹配的种植体在狗的牙槽骨中典型的组织的表现(Masson Goldner染色)(放大40倍)** a. 7d(颊侧);b. 14d(舌侧);c. 28d(颊侧)。IS:种植体肩台,aJE:长结合上皮,CLB:种植体与骨连接的最核心处,BC:牙槽骨水平(由Becker等提供)

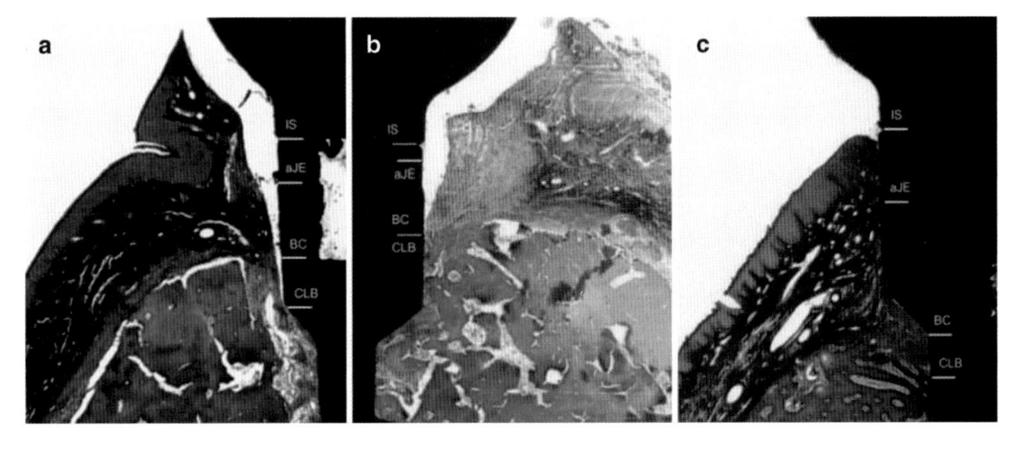

图7.4 **平台转移种植体的牙槽骨改变的典型的组织表现(Masson Goldner染色)(放大40倍)** 0.5mm的环向水平错配能防止屏障上皮细胞的顶端生长超过28d的观察期。a. 7d(颊侧);b. 14d(舌侧);c. 28d(舌侧)。组织形态学分析标志。IS:种植体肩台。aJE:长结合上皮。CLB:种植体与骨连接的最核心处。BC:牙槽骨水平(由Becker等提供)

表 7.1 比较平台转移与平台匹配种植体边缘骨吸收(MBL)的 meta 分析

	效应值	平台转移与平台匹配种植体的比较(95% CI)	统计学上显著意义	临床意义
Chrcanovic 等	RR	-0.29(-0.38, 0.19)	+	支持牙周健康的患者
Atich 等	MD	-0.37(-0.55, 0.20)	+	支持平台转移
Annibali 等	MD	-0.55(-0.86, 0.24)	-	支持平台转移

RR：相对危险度。MO：平均差

表 7.2 比较平台转移与平台匹配种植体存活的 meta 分析

	效应值	平台转移与平台匹配种植体的比较(95% CI)	统计学上显著意义	临床意义
Atich 等	RR	0.93	-	支持平台转移

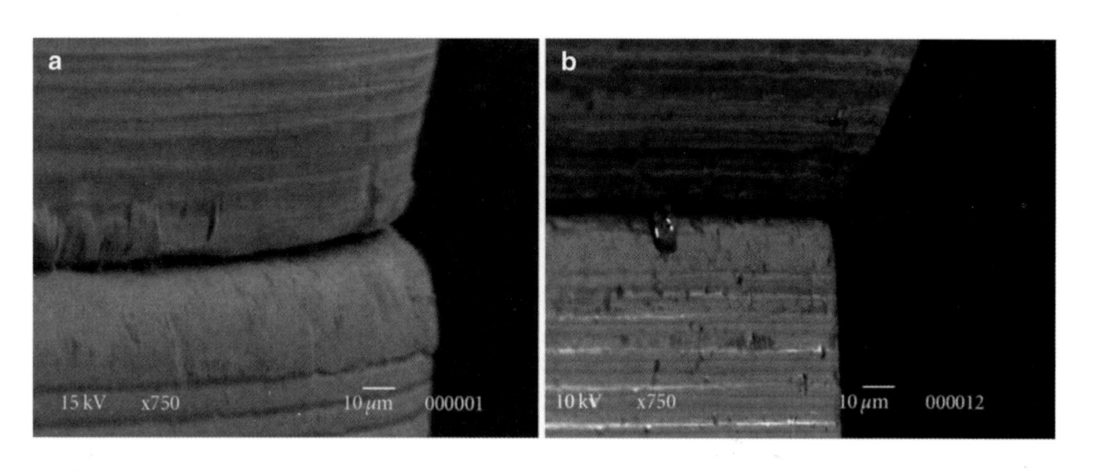

图 7.5 两种不同种植体的微间隙在 SEM 分析中很明显(由 Lorenzoni 转自 CCC)

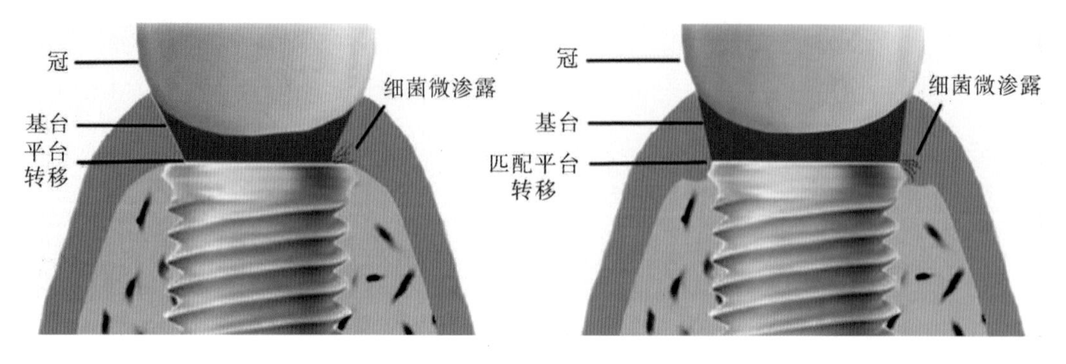

图 7.6 来自连接处的细菌微渗漏的存在被认为是导致平台转移和平台匹配种植体不同的骨吸收模式的主要原因

7.2.3 其他可能影响边缘骨吸收的因素

有人研究了与平台转移有关的边缘骨吸收的因素。

7.2.3.1 基台断开连接的时间

有人提出，基台连接/断开可能会增加边缘骨的吸收量。

在前瞻性随机对照临床试验中，Koutozis 等[9]研究了愈合基台断开和重新连接对种植体周围软、硬组织的影响。他们指出在种植体植入时就放置终修复基台可导致最小边缘骨的吸收，这类似于种植体与基台最多 2 次断开和重新连接。

在 Degidi 等[10]的研究中，与使用了“一个基台”的患者对照组相比，试验组患者的基台被移除了 4 次，研究结果显示在 36 个月的时间里，两组患者之间的垂直骨量的变化无显著差异。

Vigolo 等[11]报告了最长随访期(5 年)的研究：表明最大量的骨改变发生在手术和放置冠/基台之间，之后这些变化是最小的。

Becker 等[8]还得出结论，在局限性的动物研究中，钛(Ti)和氧化锆(ZrO_2)基台错配组中，种植体周围软、硬组织的锥度变化与基台的重复装卸有关。在钛和氯化锆这两组中，4 周和 6 周时基台重复不连接/重新连接，与愈合后 8 周时牙槽嵴延伸的结合上皮的增加和随后的牙槽骨水平变化有关。

另一项研究[12]结果相反：短期的数据(4 个月后负重)表明重复的基台变化不会显著地改变骨水平。

Alves 等[13]得出结论：在动物实验的范围内，种植过程中平台转移基台的连接/断开不会导致骨边缘吸收。此外，它可能会在颊黏膜结缔组织附着中产生负面影响，即防止边缘硬组织吸收的软组织附着变短，尤其是在较薄的生物型中。

在实践中，临床医生应该仔细考虑在种植体周围伤口愈合的初始阶段(4 ~ 6 周)基台在软硬组织上重复断开/再连接所产生的不良影响。

7.2.3.2 微动度

额外的骨吸收似乎与基台 - 种植体界面的微动度有关。平台转移可能避免了种植体和基台之间骨的微动度。

这一理论得到了有限元分析的支持，认为这种设计可以在负重过程中将应力转移到松质骨中，从而减小了骨 - 种植体界面和皮质骨的应力[14-17]。

Hsu 等[18]证实了这一假设，报告说，在所有的修复体中，传递到骨 - 种植体界面的应力下降了 10%。

Maeda 等[19]注意到这一过程是将应力集中从骨植入界面转移出，但这些力随后会在基台或基台螺钉内增加。

这些发现也得到了另一项研究[20]的支持，与传统直径匹配的种植体相比，平台转移种植体折断的风险更大。应选择高强度基台防止断裂。

7.2.3.3 激光显微结构袖口

另一个技术促进骨骼和种植体袖口的结缔组织的附着。这有助于将应力从种植体传递到牙槽骨上[21-22]。

基于这一技术，种植体袖口表面被激光蚀刻为 8 ~ 12μm 的凹槽组织。组织培养研究已经证实了成骨细胞和成纤维细胞附着在激光-微槽表面[23,24]。此外，据推测，与机械加工袖口的种植体相比，有显微结构袖口的种植体相邻的牙槽骨水平可达到更多的冠向附着。

Botos 等[25]对 15 例义齿修复患者的病例对照研究，用激光-显微结构的袖口和机械加工的袖口设计了即刻负重的种植体，得出：

1. 激光显微结构的种植体袖口没有增加血小板或龈沟出血指数。

2. 激光-显微结构袖口种植体的探诊深度以及相邻的牙槽骨吸收在统计学上显著低于机械加工袖口种植体的。

最近的一项人体临床试验评估了两种类似的种植体类型，两种种植体仅颈部的表面纹理不同，对边缘骨水平变化没有显著影响[26]。

Linkevicius 等[27]认为如果在种植体植入时软组织的垂直厚度≤2mm，激光显微结构袖口种植体或平台转移种植体-基台连接都没有消除牙槽骨吸收。然而，与在负重前期平台转移种植体相比，激光显微结构种植体可能减少近端骨吸收。

7.2.3.4 错配的量

有人提出，种植体-基台界面的向内定位允许水平建立生物学宽度，因为创建的额外水平表面区域用于软组织附着。这意味着需要较少的垂直骨吸收来补偿生物密封。此外，学者们这样的设计可能会增加微间隙和牙槽骨中炎症细胞浸润之间的距离，从而使炎症对边缘骨的重建的影响最小化[28-29]。

此外，还观察到，增加种植体-基台界面及邻近骨之间的距离可能增加平台转移的对抗骨吸收的效应。

然而，有发现表明，骨重建的减少伴随着种植体-基台之间大的差异。有人推测，骨重建的减少可能是由于种植体直径的增加，而不是平台[30]，因为更大的错配往往是由于使用更宽的直径[31]引起的。

Canullo 等[32]也支持这些发现，平台转移对边缘骨水平的作用似乎是“依赖性的”。他证明了平台-基台最大限度的错配导致了边缘骨最少的吸收。

Cocchetto 等[33]评价了在人体中使用宽的平台转移种植体的生物学效应。结果表明，相比常规的平台转移，接受宽的平台转移种植体的患者可能会经历较少的骨吸收。

Atich 等[5]也得出类似的结果，他们观察到，边缘骨吸收的程度与种植体基台错配的程度成反比。

从放射学角度，通过几项前瞻性研究，证明了 0.25～0.5mm 的错配对边缘骨重建的影响[34-36]。

相反，另一项研究[37]显示，在种植体肩台和基台(平台转移)之间应用 0.25mm 的错配时，在软、硬组织上都没有显著的差异。

7.2.3.5 微间隙的大小

许多学者已经确定种植体-基台界面存在微间隙，从而导致了细菌定植在种植体沟内，这可能是导致牙槽骨吸收的致病机制。

可能是种植系统内存在细菌渗漏，种植修复后，细菌及其产物在种植体和基台之间的微间隙中渗透。这导致的炎症过程接近牙槽骨，从而引起骨吸收[6,38-41]。

然而，有人指出，种植体修复后的生物过程引起再吸收随着平台转移模型的变化而变化[42]。不论何时使用平台转移，这些发现均与连接界面微间隙的缩小有关。

Beriberi 等[43]在体外研究了与原装的和兼容的基台相连接的种植体－基台界面的渗漏。原始组件比兼容组件显示出更好的结果。可以认为，基台采用的来源也能导致骨吸收。

7.2.3.6 连接类型

莫氏锥度内部连接被设计成为完全稳定的，在行使功能时各部件之间没有微动度，似乎由于其自锁特性，能够抵抗更多的细菌渗透。

一项研究证实了锥形种植体－基台连接方式的细菌渗透性非常低，而螺丝固定的种植体－基台组件的细菌渗透率很高[44]。

该研究的目的是通过体外研究评估内六角和莫氏锥度种植体－基台连接处的渗漏情况。研究结果表明，不同类型的种植体－基台连接处存在细菌污染，尽管百分比不同。此外，必须指出，在锥形种植体－基台连接中，细菌污染发生在实验过程中较晚的时间(第 22 天)，而在对接连接方式中污染总是较早地发生。

Jaworski 等[45]比较了外六角和莫氏锥度种植体系统。他们的结论是，两种种植体的设计都显示出渗漏，但是相比外六角的种植体设计，莫氏锥度连接种植体设计提供了对细菌更好的密封作用。

7.2.3.7 微螺纹

一些研究表明，微螺纹有助于保护种植体周围边缘骨[46-48]。

此外，这些研究报告也指出种植体平台微螺纹的位置可能影响了边缘骨吸收的程度。

Song 等[49]研究表明，微螺纹越接近种植体的顶部，边缘骨吸收程度就越小。因此，微螺纹的存在可能掩盖了平台转移对边缘骨保存的真实效果。

7.2.3.8 光滑颈部或粗糙颈部

每项研究都包括经不同表面处理的种植体。表面修饰不同的钛种植体显示出广泛的化学、物理性能和不同的表面形态。这些特征取决于它们是如何被制备和处理的[50-52]。在一般情况下还不清楚一个表面形态改变是否就比另一个表面形态更好[53]。种植体表面的纹理可能在边缘骨吸收中起主要作用[54]。例如，已经发现种植体颈部粗糙而如果可以延伸到更接近基台－平台连接处的话，往往颈部牙槽骨吸收较少[40]。

7.2.3.9 内倾性平台转移

在文献中，平台转移是通过水平平面或向外倾斜的错配来实现的。然而，一项研究[55]测试了向内斜错配的好处。他们用一个向内倾斜的平台来评估一种新的种植体周围的软硬组织反应，这被认为是扩大了平台转移的概念。根据传统修复理念，还与外六角种植体修复周围的组织反应进行比较。结果显示这种设计的效果更好。但与常规平台转移种植体的比较研究是缺失的。

7.2.3.10 内外连接的比较

Rodriguez Clurana 等[56]在一项涉及种植体平台转移的设计二维的生物力学研究中发现：与传统的修复模型相比，没有获得与早期研究报告中的那样高的种植体周骨内应力衰减值。此外，作者得出结论，平台转移这种内部连接比外部连接稍有优势，因为它改善了沿着种植体长轴加载到𬌗面的外力分布。

目前已有好几种平台转移的设计用来保持边缘骨水平。但还没有证据表明这些结构在保持边缘骨水平方向的有效性。不管怎样，种植体颈部骨丢失似乎都会发生。总之，在评估特定的种植体颈部结构的有效性之前，有必要了解进一步边缘骨重建的机制。

7.3 平台转移的风险和优势

据报告，平台转移设计的骨保护性能在一些临床情况下是有用的。基于这样的假设，与传统的平台匹配相比，该设计减少了垂直和水平的牙槽骨吸收。种植体可以更靠近天然的邻牙。单个种植体可以植入到近远中径较小的区域而不会造成骨吸收和牙龈乳头萎缩。例如，在上颌侧切牙、下颌中切牙的位置。同样，较窄的牙槽嵴在某些情况下进行种植，可以避免软硬组织移植和颊侧软组织退缩。这些特性是审美区域的一个主要的优势，其中牙龈乳头的保护和唇侧吸收通常是非常具有挑战性的问题。在后牙区域，平台转移可以与短种植体结合而产生更大的骨－种植体表面接触。这对于表面积小的种植体的机械稳定性至关重要。当然，种植体的设计必须经过制造商的仔细计划和测试。临床医生还必须了解平台转移的种植体的特点。根据负重和最终的修复体设计选择合适的种植体和基台的大小。种植体的位置通常需要稍微朝根尖方向多一点以获得合适的可清洁的颈部轮廓。

7.4 扇贝型种植体设计

在过去的25年中，平台水平上的种植体的设计已经进行了很多次的修改。迄今为止，最重要的变化是内部连接和平台转移设计。最初采用平台式种植体－基台界面的种植体的设计是为无牙𬌗患者设计的。与部分缺失牙患者相比，无牙𬌗患者具有明显不同的牙槽骨和软组织形态。无牙𬌗患者的牙槽骨轮廓像是平台一样的，而部分缺失牙患者的牙槽骨轮廓则呈现出不同程度的邻面扇贝形态。这种扇贝状形态的区域可被描述为是一种冠方近邻面的软硬组织比颊侧更多的牙槽骨嵴(图7.7)。一个典型的平台颈圈设计的种植体是不能完全被扇贝型牙槽骨嵴包绕的。在这种情况下，种植体颈部如果植入到牙槽骨嵴颊侧水平面以下的话，这将会导致邻面牙槽骨嵴顶的丧失，并最终可能丧失牙龈乳头。为了保留扇贝型牙槽骨和软组织结构，特别是在美观区域保持牙龈乳头的高度，2003年市场上推出了一种新的扇贝形种植体设计[57]。

到目前为止，关于扇贝形设计的种植体临床疗效的研究很少，而且结果相互矛盾。大多数研究报告发现在扇贝形设计的种植体的应用案例中牙槽骨嵴的丧失比平台式种植体的要多。因此扇贝形种植体在维持软硬组织结构方面是失败的[58-62]。只有两项研究报告了阳性结果[63-64]。由于混杂因素、样本量小、随访时间短和研究设计不好，除一篇外，所有可用文章的证据水平都很低。最近的一项随访5年的随机临床试验分析了扇贝形设计的种植体在美学领域的临床结果[65]。这项研究报告称，与平台式种植体相比，扇贝形种植体周围的骨丧失、炎症和出血以及探诊深度更严重。牙间乳头在扇贝形和平台式设计的种植体中显示出相似的结果。该研究认为扇贝形种植体的设计在美学上与经典的平台式设计的种植体相比没有任何有益的影响。因为还需要更长期的、前瞻性的、对照研究的可靠数据，以前的综述[66-67]还不能基于临床证据给出关于扇贝形种植体设计的临床有效性的结论。

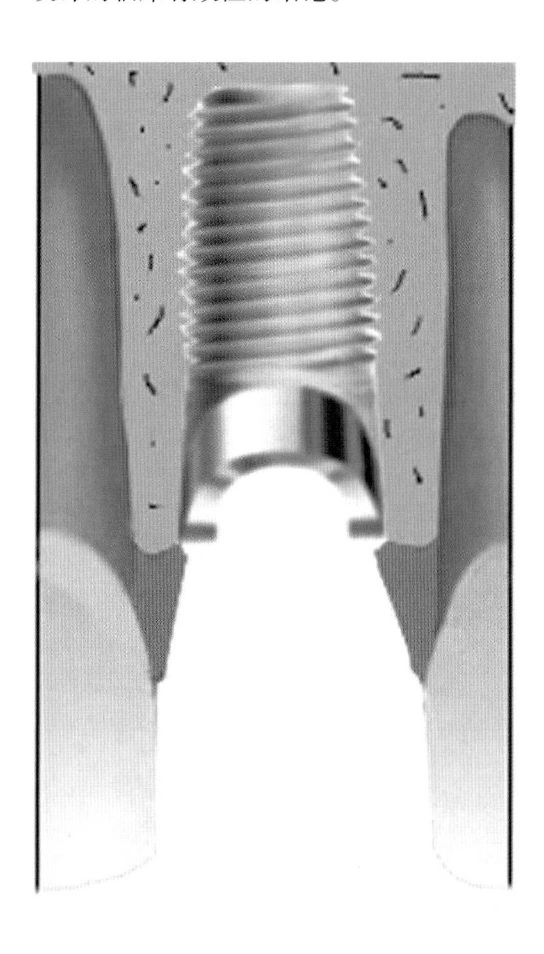

图7.7 **弧线形种植体的例子** 这个设计应该保护了邻近区域的弧线形骨，用这样的方法也可以保护龈乳头的软组织形态

参考文献

[1] Binon P P. Implants and components: entering the new millennium. Int J Oral Maxillofac, 2000, Implants 15(1): 76.

[2] Chrcanovic B R, Albrektsson T, Wennerberg A. Platform switch and dental implants: a meta-analysis. J Dent, 2015, 43: 629-646.

[3] Al-Nsour M M, Chan H L, Wang H L. Effect of the platform-switching technique on preservation of periimplant marginal bone: a systematic review. Int J Oral Maxillofac, 2011, Implants 27(1): 138-145.

[4] Annibali S, Bignozzi I, Cristalli M P, et al. Peri-implant marginal bone level: a systematic review and meta-analysis of studies comparing platform switching versus conventionally restored implants. J Clin Periodontol, 2012, 39(11): 1097-1113.

[5] Atieh M A, Ibrahim H M, Atieh A H. Platform switching for marginal bone preservation around dental implants: a systematic review and meta-analysis. J Periodontol, 2010, 81(10): 1350-1366.

[6] Hermann J S, Schoolfi eld J D, Schenk R K, et al. Influence of the size of the microgap on crestal bone changes around titanium implants. A histometric evaluation of unloaded non-submerged implants in the canine mandible. J Periodontol, 2001, 72: 1372-1383.

[7] Cochran D L, Nummikoski P V, Schoolfield J D, et al. A prospective multicenter 5-year radiographic evaluation of crestal bone levels over time in 596 dental implants placed in 192 patients. J Periodontol, 2009, 80: 725-733.

[8] Becker K, Mihatovic I, Golubovic V, et al. Impact of abutment material and dis-re-connection on soft and hard tissue changes at implants with platform-switching. J Clin Periodontol, 2012, 39: 774-780.

[9] Koutouzis T. The effect of healing abutment reconnection and disconnection on soft and hard periimplant tissues: a short-term randomized controlled clinical trial. Int J Oral Maxillofac, 2013, Implants 28: 807-814.

[10] Degidi M, Nardi D, Piattelli A. One abutment

at one time: non- removal of an immediate abutment and its effect on bone healing around subcrestal tapered implants. Clin Oral Implants Res, 2011, 22: 1303 - 1307.

[11] Vigolo P, Givani A. Platform-switched restorations on wide-diameter implants: a 5-year clinical prospective study. Int J Oral Maxillofac, 2009, Implants 24: 103 - 109.

[12] Luongo G, Bressan E, Grusovin M G, et al. Do repeated changes of abutments have any influence on the stability of peri-implant tissues? Four-month post-loading preliminary results from a multicentre randomised controlled trial. Eur J Oral Implantol, 2015, 8(2): 129 - 140.

[13] Alves C C, Muñoz F, Ramos I, et al. Marginal bone and soft tissue behavior following platform switching abutment connection/disconnection a dog model study. Clin Oral Implants Res, 2015, 26: 983 - 991.

[14] Maeda Y, Miura J, Taki I, et al. Biomechanical analysis on platform switching: is there any biomechanical rationale? Clin Oral Implants Res, 2007, 18: 581 - 584.

[15] Chang C L, Chen C S, Hsu M L. Biomechanical effect of platform switching in implant dentistry: a three-dimensional finite element analysis. Int J Oral Maxillofac, 2010, Implants 25: 295 - 304.

[16] Schrotenboer J, Tsao Y P, Kinariwala V, et al. Effect of platform switching on implant crest bone stress: a finite element analysis. Implant Dent, 2009, 18: 260 - 269.

[17] Pellizzer E P, Falcòn-Antenucci R M, de Carvalho P S, et al. Photoelastic analysis of the influence of platform switching on stress distribution in implants. J Oral Implantol, 2010, 36(6): 419 - 430.

[18] Hsu J, Lj F, Lin D, et al. Bone strain and interfacial sliding analyses of platform switching and implant diameter on an immediately loaded implant: experimental and three-dimensional finite element analyses. J Periodontol, 2009, 80: 1125 - 1132.

[19] Maeda Y, Horisaka M, Yagi K. Biomechanical rationale for a single implant-retained mandibular overdenture: an in vitro study. Clin Oral Implants Res, 2008, 19: 271 - 275.

[20] Liu S, Tang C, Yu J, et al. The effect of platform switching on stress distribution in implants and periimplant bone studied by nonlinear finite element analysis. J Prosthet Dent, 2014, 112: 1111 - 1118.

[21] Berglundh T, Lindhe J. Dimension of the periimplant mucosa. Biological width revisited. J Clin Periodontol, 1996, 23: 971 - 973.

[22] Hansson S. The implant neck: Smooth or provided with retention elements. A biochemical approach. Clin Oral Implants Res, 1999, 10: 394 - 405.

[23] Ricci J L, Charvet J, Frenkel S, et al. Bone response to laser microtextured surfaces//J. E. Davies. Bone engineering. Toronto: EM Squared, 2000: 282 - 294.

[24] Alexander H, Ricci J L, Hrico G J. Mechanical basis for bone retention around dental implants. J Biomed Mater Res B Appl Biomater, 2007, 23: 200 - 210.

[25] Botos S, Yousef H, Zweig B, et al. The effects of laser microtexturing of the implant collar on crestal bone levels and peri-implant health. Int J Oral Maxillofac, 2011, Implants 26: 492 - 498.

[26] Bassetti R, Kaufmann R, Ebinger A, et al. Is a grooved collar implant design superior to a machined design regarding bone level alteration? An observational pilot study. Quintessence Int, 2014, 45: 221 - 229.

[27] Linkevicius T, Puisys A, Svediene O, et al. Radiological comparison of laser-microtextured and platform-switched implants in thin mucosal biotype. Clin Oral Implants Res, 2015, 26: 599 - 605.

[28] Lazzara R J, Porter S S. Platform switching: a new concept in implant dentistry for controlling postrestorative crestal bone levels. Int J Periodontics Restorative Dent, 2006, 26: 9 - 17.

[29] Luongo R, Traini T, Guidone P C, et al. Hard and soft tissue responses to the platform-switching technique. Int J Periodontics Restorative Dent, 2008, 28: 551 - 557.

[30] Enkling N, Johren P, Katsoulis J, et al. Influence of platform switching on bone-level alterations: a three-year randomized clinical tri-

al. J Dent Res, 2013, 92: 139s - 145s.
[31] Telleman G, Raghoebar G M, Vissink A, et al. Impact of platform switching on peri-implant bone remodeling around short implants in the posterior region, 1-year results from a split-mouth clinical trial. Clin Implant Dent Relat Res, 2014, 16: 70 - 80.
[32] Canullo L, Fedele G R, Iannello G, et al. Platform switching and marginal bone-level alterations: the results of a randomized- controlled trial. Clin Oral Implants Res, 2010, 21: 115 - 121.
[33] Cocchetto R, Traini T, Caddeo F, et al. Evaluation of hard tissue response around wider platform-switched implants. Int J Periodontics Restorative Dent, 2010, 30: 163 - 171.
[34] Hürzeler M, Fickl S, Zuhr O, et al. Periimplant bone level around implants with platform-switched abutments: preliminary data from a prospective study. J Oral Maxillofac Surg, 2007, 65(Suppl. 1): 33 - 39.
[35] Cappiello M, Luongo R, Di Iorio D, et al. Evaluation of peri-implant bone loss around platform-switched implants. Int J Periodontics Restorative Dent, 2008, 28: 347 - 355.
[36] Prosper L, Redaelli S, Pasi M, et al. A randomized prospective multicenter trial evaluating the platform-switching technique for the prevention of postrestorative crestal bone loss. Int J Oral Maxillofac, 2009, Implants 24: 299 - 308.
[37] Baffone G M, Botticelli D, Pantani F, et al. Influence of various implant platform configurations on peri-implant tissue dimensions: an experimental study in dog. Clin Oral Impl Res, 2011, 22, 438 - 444//Mombelli A, Van Oosten M A, Schurch Jr E, et al. The microbiota associated with successful or failing osseointegrated titanium implants. Oral Microbiol Immunol, 1987, 2: 145 - 151.
[38] Covani U, Marconcini S, Crespi R, et al. Bacterial plaque colonization around dental implant surfaces. Implant Dent, 2006, 15: 298 - 304.
[39] Hermann J S, Cochran D L, Nummikoski P V, et al. Crestal bone changes around titanium implants. A radiographic evaluation of unloaded non-submerged and submerged implants in the canine mandible. J Periodontol, 1997, 68: 1117 - 1130.
[40] Hanggi M P, Hanggi D C, Schoolfield J D, et al. Crestal bone changes around titanium implants. Part I: a retrospective radio-graphic evaluation in humans comparing two non-submerged implant designs with different machined collar lengths. J Periodontol, 2005, 76: 791 - 802.
[41] Hermann J S, Buser D, Schenk R K, et al. Crestal bone changes around titanium implants. A histometric evaluation of unloaded non-submerged and submerged implants in the canine mandible. J Periodontol, 2000, 71: 1412 - 1424.
[42] Degidi M, Nardi D, Piattelli A. Immediate loading of the edentulous maxilla with a final restoration supported by an intraoral welded titanium bar: a case series of 20 consecutive cases. J Periodontol, 2008, 79: 2207 - 2213.
[43] Berberi A, Tehini G, Rifai K, et al. Leakage evaluation of original and compatible implant - abutment connections: in vitro study using Rhodamine B. J Dent Biomech, 2014, 5: 1 - 7.
[44] Tripodi D, Vantaggiato G, Scarano A, et al. An in vitro investigation concerning the bacterial leakage at implants with internal hexagon and morse taper implant-abutment connections. Implant Dent, 2012, 21: 335 - 339.
[45] Jaworski M E, Moreira Melo A C, Telles Picheth C M, et al. Analysis of the bacterial seal at the implant-abutment interface in external-hexagon and morse taper - connection implants: an in vitro study using a new methodology. Int J Oral Maxillofac, 2012, Implants 27: 1091 - 1095.
[46] Bratu E A, Tandlich M, Shapira L. A rough surface implant neck with microthreads reduces the amount of marginal bone loss: a prospective clinical study. Clin Oral Implants Res, 2009, 20: 827 - 832.
[47] Lee S Y, Piao C M, Koak J Y, et al. A 3-year prospective radiographic evaluation of marginal bone level around different implant systems. J Oral Rehabil, 2010, 37: 538 - 544.
[48] Nickenig H J, Wichmann M, Schlegel K A, et al. Radio-graphic evaluation of marginal bone

levels adjacent to parallel- screw cylinder machined-neck implants and rough-surfaced micro-threaded implants using digitized panoramic radiographs. Clin Oral Implants Res, 2009, 20: 550 – 554.

[49] Song D W, Lee D W, Kim C K, et al. Comparative analysis of peri-implant marginal bone loss based on microthread location: a 1-year prospective study after loading. J Periodontol, 2009, 80: 1937 – 1944.

[50] Chrcanovic B R, Pedrosa A R, Martins M D. Chemical and topographic analysis of treated surfaces of five different commercial dental titanium implants, 2012, Mater Res 15: 372 – 382.

[51] Chrcanovic B R, Leao N L C, Martins M D. Influence of different acid etchings on the superficial characteristics of Ti sandblasted with Al_2O_3, 2013, Mater Res 16: 1006 – 1014.

[52] Chrcanovic B R, Martins M D. Study of the influence of acid etching treatments on the superficial characteristics of Ti, 2014, Mater Res 17: 373 – 380.

[53] Wennerberg A, Albrektsson T. On implant surfaces: a review of current knowledge and opinions. Int J Oral Maxillofac, 2010, Implants 25: 63 – 74.

[54] Norton M R. Marginal bone levels at single tooth implants with a conical fixture design. The influence of surface macro- and microstructure. Clin Oral Implants Res, 1998, 9: 91 – 99.

[55] Canullo L, et al. Inclined implant platform for the amplified platform-switching concept: 18-month follow-up report of a prospective randomized matched-pair controlled trial. Int J Oral Maxillofac, 2012, Implants 27: 927 – 934.

[56] Rodriguez-Ciurana X, Vela-Nebot X, Segalà-Torres M, et al. Biomechanical repercussions of bone resorption related to biologic width: a fi nite element analysis of three implant-abutment con-figurations. Int J Periodontics Restorative Dent, 2009, 29: 479 – 487.

[57] Wöhrle P S. Nobel perfect™ esthetic scalloped implant: rationale for a new design. Clin Implant Dent. Relat Res, 2003, 5(s1): 64 – 73.

[58] Nowzari H, Chee W, Yi K, et al. Scalloped dental implants: a retrospective analysis of radiographic and clinical outcomes of 17 NobePerfectTM implants in 6 patients. Clin Implant Dent Relat Res, 2006, 8(1): 1 – 10.

[59] Kan J Y, Rungcharassaeng K, Liddelow G, et al. Periimplant tissue response following immediate provisional restoration of scalloped implants in the esthetic zone: a one-year pilot prospective multicenter study. J Prosthet Dent, 2007, 97(6): S109 – S118.

[60] den Hartog L, Meijer H J, Stegenga B, et al. Single implants with different neck designs in the aesthetic zone: a randomized clinical trial. Clin Oral Implants Res, 2011, 22(11): 1289 – 1297.

[61] Tymstra N, Raghoebar G M, Vissink A, et al. Treatment outcome of two adjacent implant crowns with different implant platform designs in the aesthetic zone: a 1- year randomized clinical trial. J Clin Periodontol, 2011, 38(1): 74 – 85.

[62] Khraisat A, Zembic A, Jung R E, et al. Marginal bone levels and soft tissue conditions around single-tooth implants with a scalloped neck design: results of a prospective 3-year study. Int J Oral Maxillofac, 2012, Implants 28(2): 550 – 555.

[63] McAllister B S. Scalloped implant designs enhance interproximal bone levels. Int J Periodontics Restorative Dent, 2007, 27(1): 9.

[64] Noelken R, Morbach T, Kunkel M, et al. Immediate function with Nobel Perfect implants in the anterior dental arch. Int J Periodontics Restorative Dent, 2007, 27(3): 277 – 285.

[65] Van Nimwegen W G, Raghoebar G M, Stellingsma K, et al. Treatment outcome of two adjacent implant-supported restorations with different implant platform designs in the esthetic region: a five-year randomized clinical trial. Int J Prosthodont, 2014, 28(5): 490 – 498.

[66] Bateli M, Att W, Strub J R. Implant neck configurations for preservation of marginal bone level: a systematic review. Int J Oral Maxillofac, 2010, Implants 26(2): 290 – 303.

[67] Bishti S, Strub J R, Att W. Effect of the implant-abutment interface on peri-implant tissues: a systematic review. Acta Odontol Scand, 2015,

72(1): 13 –25.

[68] Adell R, Lekholm U, Rockler B, et al. A 15-year study of osseointegrated implants in the treatment of the edentulous jaw. Int J Oral Surg, 1981, 10(6): 387 –416.

[69] Albrektsson T, Zarb G, Worthington P, et al. The long-term efficacy of currently used dental implants: a review and proposed criteria of success. Int J Oral Maxillofac, 1986, Implants 1(1): 11 –25.

[70] Cardaropoli G, Lekholm U, Wennström J L. Tissue alterations at implant-supported single-tooth replacements: a 1-year prospective clinical study. Clin Oral Implants Res, 2006, 17(2): 165 –171.

[71] Becker J, et al. Influence of platform switching on crestal bone changes at non-submerged titanium implants: a histomorphometrical study in dogs. J Clin Periodontol, 2007, 34: 1089 –1096.

[72] Del Fabbro M, et al. Platform switching vs standard implants in partially edentulous patients using the dental tech implant system: clinical and radiological results from a prospective multicenter study. Clin Oral Investig, 2015, 19(9): 2233 –2244.

[73] Lorenzoni F C, et al. Sealing capability and SEM observation of the implant-abutment interface. Int J Dent, 2011, 2011: 864183.

第 8 章　种植体基台

Oreste Iocca

摘要

基台对于种植治疗的成功十分关键。组织学研究表明，种植体周围的黏膜会在基台周围形成屏障并且在口腔和黏膜下骨组织之间发挥保护性封闭作用。为确保黏膜封闭的形成，基台的生物相容性就很重要。鉴于患者对临床美学的需求不断增加，氧化锆基台已成为除钛基台外的另一种可选基台。这两种基台材料在生物相容性和并发症发生率方面表现相似。

基台螺丝是将基台固定到种植体上的重要部件。由扭矩决定的预负荷是螺丝的初始负荷，它对于将部件以最佳的方式连接起着重要的作用。最佳的预负荷是防止螺丝松动和滑丝等并发症发生的一个先决条件。

内连接与外连接相比，似乎内连接的并发症发生率更低。

在一些情况下必须使用角度基台，虽然这将增加种植体周围骨组织的应力，但这似乎并不影响种植义齿的临床效果。

8.1　种植基台

种植基台在种植治疗的成功中起着根本性的作用。基台对功能和美学效果产生巨大的影响。为了讨论这个话题，首先要明确基台的结构特征：

- 基台的上部结构与修复体相连。
- 基台的下部结构与种植体相连。
- 基台的穿龈部分与种植体平台上方的黏膜相接触。

此外，基台可以分为两大类：

- 成品基台：通常由制造同样种植体的公司生产。
- 个性化基台：可通过铸造或采用CAD/CAM 技术生产。

O. Iocca, DDS
International Medical School, Sapienza University of Rome, Viale Regina Elena 324, 00161 Rome, Italy
Private Practice Limited to Oral Surgery, Periodontology and Implant Dentistry, Rome, Italy
e-mail: oi243@ nyu. edu

根据临床需要，大多数制造商提供了可选择的直基台和各种角度基台。

制作基台的材料有很多种[1]。

纯钛(Ti)被广泛应用于制作基台，具有良好的机械性能和生物相容性。氮化钛(TiN)可用于具有挑战性的美学病例，因为Ti和N的等离子体涂覆工艺赋予基台金色的表面，可模仿上方覆盖的牙龈组织而获得美学效果。这一改良技术的缺陷是不允许对基台有任何的调改，因为通常涂层的厚度小于0.5μm。因此，即使对基台一个很小的修改都将会损坏涂层。

5级钛(Ti-6Al-4V)也用于制造种植基台，其强度超过纯钛。

金基台已普遍被淘汰了。它们主要用作定制基台，但可靠的预成基台和CAD/CAM技术的使用导致其使用逐渐减少。

氧化锆(ZrO_2)因其优越的美学性能和良好的生物相容性，也被用于制作基台。与种植体制造工艺一样(见第4章)，使用ZrO_2采用循证的方法，以确保其在临床实践中的机械性能。

聚醚酮(PEK)通常用于制造临时基台。椅旁调改方便，颜色为白色，具有良好的机械性能，但它不适合作为一种最终永久的基台材料。

8.1.1 不同基台的黏膜附着

种植体周围的黏膜屏障可看作是在口内环境和黏膜下骨组织之间形成的保护性封闭(图8.1)。在天然牙列中，结合上皮通过半桥粒附着于牙齿表面来形成封闭。

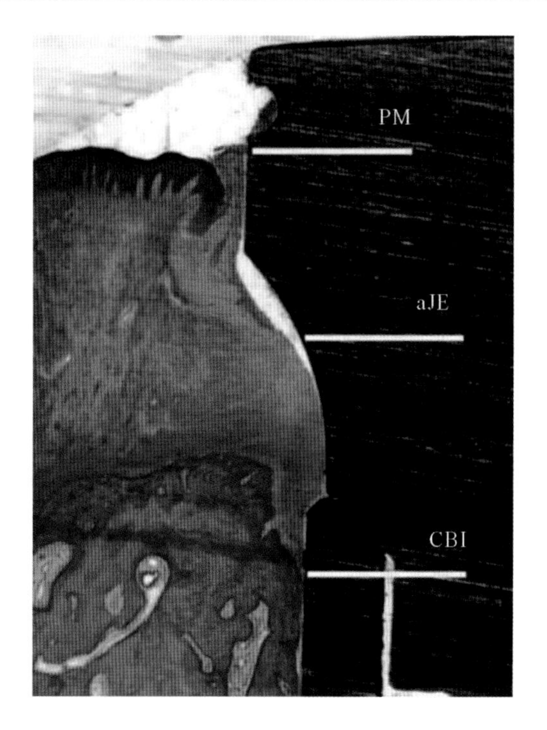

图8.1 种植体周黏膜边缘(PM)，结合上皮(JE)和与种植体接触的嵴顶骨(CBI)的典型组织学图像(经Iglhaut及其同事许可转载)

在种植体-基台界面处，不会形成和天然牙相同的组织结构[2]。第一个区别是种植体周围的软组织范围扩大了(与天然牙周围的生物学宽度平均2.5mm相比，种植体周围的生物学宽度平均为3~3.5mm)。第二，虽然也存在半桥粒结构，但是通常不存在垂直于基台表面的胶原纤维，而是与种植体表面平行的胶原纤维。第三，结缔组织的质量也不同：天然牙齿的周围可见60%的胶原纤维和10%~15%的成纤维细胞；而在种植体周围，可见约85%的胶原纤维，成纤维细胞仅为2%~3%。

有学者认为，围绕在种植体周围的黏膜结缔组织类似于瘢痕组织(Iglahut 2014)[3]，纤维组织丰富，细胞成分少，血供少。考虑到种植体周围没有牙周血管丛，血供主要来源于骨膜上的血管(图8.1)。

Abrahamsson 及其同事[4]采用狗做动物实验，评估不同基台的黏膜附着。该实验检测了安装在比格犬下颌的钛基台、陶瓷(Al_2O_3)基台和金合金基台。组织学分析检测愈合3个月后PM到CBI之间的距离；Ti基台为3.32mm，瓷基台为3.36mm，金基台为2.55mm。结论认为，与其他两种材料相比，金基台的结合上皮和结缔组织附着的长度更小，这是因为使用金基台时软组织退缩和最终发生骨吸收的情况比其他两种材料更明显。

这些结果在 Welander 及其同事[2]的另外一个实验中得到证实。该实验采用同样的方法评估了钛基台，氧化锆基台和金基台。该实验同时也对基台周围组织进行定性评估。由于龈沟内微生物的存在，因此龈沟中可见多形核白细胞和其他炎性细胞，在愈合2个月后，三种基台中白细胞的百分比相似，范围为5.2%～6.8%。5个月后，百分比降到3.5%～4.5%。基于这个结果，金基台的生物性能降低，可能是由其他因素引起而并非是炎症反应。值得一提的是，钛和氧化锆似乎更有利于基台周围的组织愈合，而金并不是促进软组织与基台结合的理想材料。

Iglhaut 及其同事[5]的综述中指出关于不同材料的软组织愈合的研究还存在争议，但是有足够证据表明与Ti和陶瓷材料相比，金基台似乎容易造成黏膜向下生长的不良影响。

另外一个因素也很重要，那就是基台与种植体分开后又重新连接时软组织适应的问题。实验证明，基台与种植体分开后又重新连接可能促使上皮向下生长。Abrahamsson 及其同事[6]的研究表明，基台每个月反复取戴5次比不动基台显示出更大的骨吸收。

还有一些临床研究表明，在种植体植入后即刻放置最终永久基台有助于软组织水平的维持。然而，这些观察需要通过大样本随机临床试验来验证。

综上所述，与金合金相比，钛和陶瓷材料如氧化锆，都具有良好的生物相容性和软组织适应性，因而能提供更佳的修复效果[7]。

8.1.2 钛基台对比陶瓷基台：临床和美学效果

对临床医生而言，重要的是了解哪种种植基台能够在存留率、并发症发生率和美学等方面产生最好的效果。

Zembic 的团队[8]运用meta分析，比较了不同材质的单牙基台在存留率、生物学并发症和机械并发症方面的发生率以及美学效果方面的差异。研究表明，就使用了5年的基台来说，钛基台和氧化锆基台没有明显的统计学差异。

机械并发症中最常见的是基台螺丝松动(见第3章)，但并发症的发生与基台材料无关。一方面，有些学者认为与金属基台相比，陶瓷基台生物并发症发生率偏高，但大多数研究却显示钛基台与全瓷基台具有相似的生物相容性。

缺乏标准化的方法且研究的差异性虽然让美学评估很困难，但是研究仍表明，采用全瓷基台的病例没有出现美学失败；而采用金属基台修复的病例，5年后的美学并发症发生率为0.9%。因此，作者认为，钛基台和全瓷基台在机械和生物学性能方面没有差异。不同基台在美学效果上有差异，特别是组织颜色的变化，金属基台的效果最差。

另一个关于采用全瓷基台和金属基台进行种植固定修复的系统综述认为，在大多数的研究中，关于陶瓷基台的信息是有限的，因为基台数量少，随访时间短，所以不能排除这些会对分析结果产生影响。

Linkevicius 的团队[10]对现有的三个随机对照试验进行了 meta 分析，比较氧化锆基台与和钛基台的美学效果。氧化锆基台和钛基台就位后 1 周，采用色度计客观评估颊侧牙龈的颜色，将检查获得的结果用数值差表示，即 ΔE 值(种植体周围的牙龈和天然牙龈颜色之间的变化)。相邻组织之间的差异越大，美学效果就越差。meta 分析显示，与钛(ΔE：10.88；95% CI：10.11，11.64)相比，氧化锆基台出现较低的 ΔE 值(ΔE：8.48；95% CI：7.71，9.94)，差别具有统计学意义。这进一步让我们坚信，氧化锆基台的美学效果比钛基台好[11-13]。

根据现有的数据，钛基台和氧化锆基台在存留率和并发症风险方面似乎都有很好的临床效果(图 8.2)。尽管采用氧化锆基台可获得更好的美学效果，但目前的证据不能证明两者中哪一种更具明显的优势。需要指出的是现在有大量有关钛基台病例的长期研究，但对氧化锆基台的长期研究还没有。

考虑到使用全瓷材料进行修复会产生机械强度的问题，我们还需要长期的随访研究以提供更多信息，这样才能做出结论。

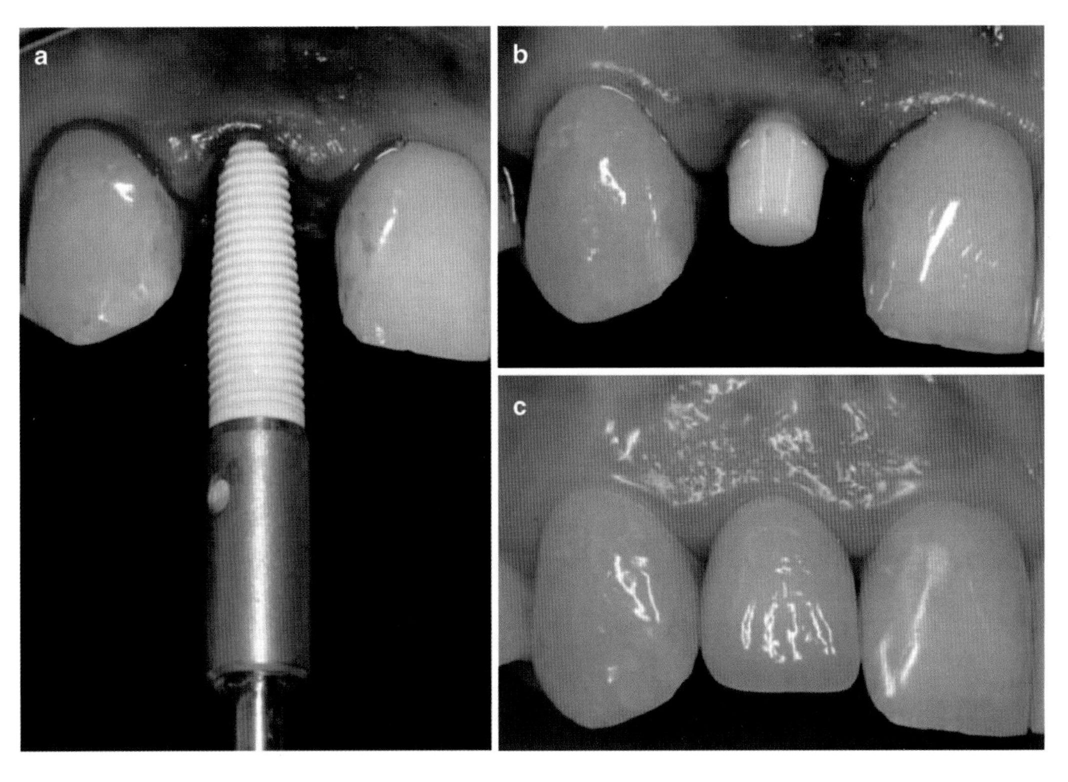

图 8.2 植入 11 牙位点的氧化锆种植体(a)，氧化锆基台就位(b)，13 周后的美学效果(c)(经 Kohal 等许可转载)

8.2 基台螺丝

种植基台通过螺丝固定在种植体上。由于螺丝松动是牙种植学中常见的问题（参见第3章），本章将介绍基台螺丝的力学原理，以帮助我们了解如何减少与之相关的并发症。

8.2.1 预负荷

螺丝通过拧紧力固定在种植体上，这一力量取决于施加在螺丝上的扭矩（N/cm）。转换力传递到基台螺丝的螺纹和与螺丝相匹配的种植体螺纹表面。这种接触力使螺丝产生线性拉伸，最终将种植体各部件紧密地连在一起。这种初始的负载和螺丝的拉伸称为预负荷，以牛顿（N）（图8.3）来测量。

预负荷对于确保将螺丝夹紧在种植体上至关重要；它取决于所施加的扭矩、螺丝的设计、所采用的材料以及螺丝的表面状况[14]。

在某一点上，预负荷可达到一个最佳值，它对应着基台/种植体之间最佳的应力界面，超过这个点，螺丝出现塑性形变，而低于这一点，又达不到最佳的拧紧效果。

施加的扭矩和预负荷之间几乎呈线性相关；通常不同的制造商建议施加一个给定的扭矩值，该扭矩值应该能够使螺丝获得最佳的预负荷。

有限元分析（FEA）对施加特定扭矩值时预负荷的动力学改变进行了研究。Lang的团队[15]证实，达到75%的屈服强度可获得最佳的预负荷，而对于一个普通的钛螺丝来说，大约是825N。有限元分析指出，为了达到至少825N的推荐预负荷值，扭矩值常需要超过35N/cm。

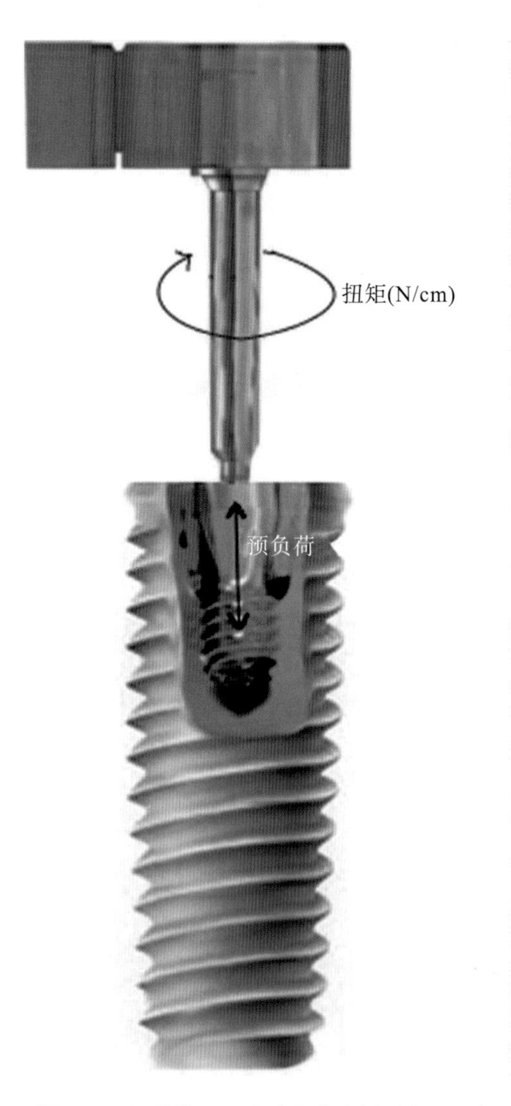

图8.3 如图所示，通过在基台螺丝上施加扭矩而形成的预负荷，可促使螺丝的拉伸并最终使螺丝与基台夹紧在一起

Bulaqi团队[16]的另一项有限元分析认为，螺丝表面的摩擦系数和拧紧固的速度对增加预负荷很重要。通过表面改性或使用润滑剂降低摩擦系数，都可能有助于实现最佳的预负荷值。同样增加拧紧速度，如15~30转/分，由于摩擦

阻力的影响而具有轻度增加预负荷的作用。

有一个重要方面需要注意的是，手用螺丝刀无法获得合适的扭矩值。大量研究证明，通过手动扳手产生的平均扭矩在 10～12N/cm 的范围内，远低于获得理想预负荷所需的扭矩。另一方面，扭矩控制设备可以帮助实现最佳的扭矩值[17]。电子驱动器已被证明能产生额定扭矩值，但是实际上使用最多的还是扭矩扳手。

肘杆式扳手使用一个小球使装置锁定并用线圈压缩；当达到期望的扭矩值时，球从装置中滚出，扳手的头部向侧面翻转从而阻碍进一步的扭转。

相反，梁式扳手使用梁的偏转增加扭矩，偏转时可看到有特定标记的扭矩值。

McCracken 团队[18]对扭矩扳手产生扭矩值的精确性进行了评估。实际上全新的扳手可产生精确的扭矩值，但是一些使用过的旧扳手可产生非常高的扭矩值，不符合 35N/cm 的标准值，这是很危险的，因为过大的力量传递到种植体颈部和周围的牙槽骨，可导致种植体边缘骨丧失。此外，肘杆式扳手往往在加速转动时精准度会下降。梁式扳手不受使用速度的影响。研究表明，临床的使用和高压灭菌程序可能会损害仪器的机械性能，并降低其准确性。

8.2.2 沉降效应

沉降效应是指基台螺丝放置后，基台的预负荷随着时间的推移而减少。这是由于没有哪个表面是完全光滑的，并且表面上都不可避免存在小瑕疵，使得两个表面不可能完全的接触。因而稳定螺丝的主要接触区位于粗糙点的水平。

在放置螺丝几分钟之后，由于压力的作用，粗糙点被压缩。这种现象被认为会在几分钟后损害螺丝的稳定性(图 8.4)。

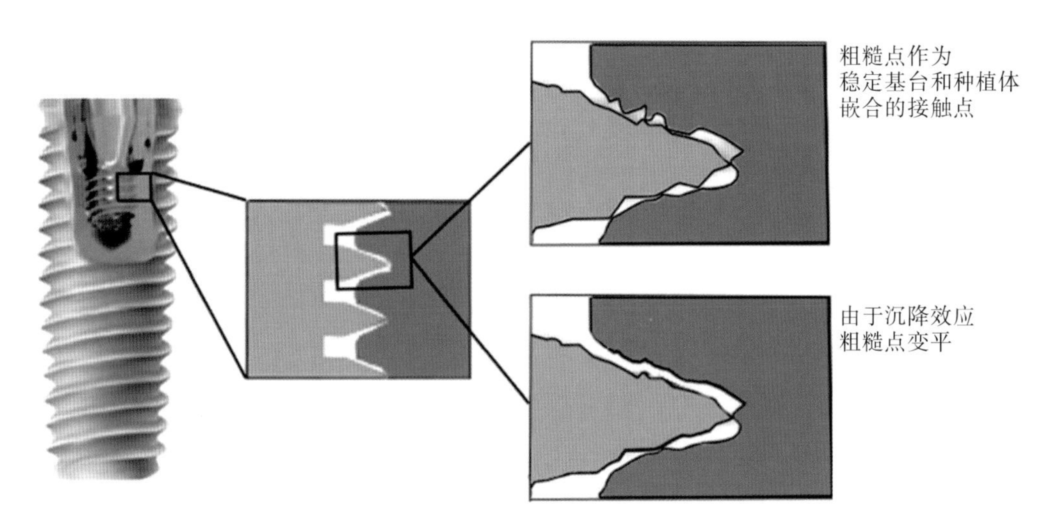

图 8.4　如图所示的沉降效果图，展示了螺丝与种植体内表面之间的关系。几分钟后，作为接触点的粗糙点变平，这是造成螺丝松动的原因

Winkler及其同事[19]建议为了减少这种机械现象，可在螺丝就位10min后再次拧紧，这样可以形成新的更稳定的接触表面。

Bulaqi团队[20]用有限元分析(FEA)评估了螺丝重新拧紧和沉降效应的动态特性，认为为了增加预负荷，减小摩擦系数比重新拧紧更重要。

在此基础上，可以认为降低沉降效应对增加预负荷是很重要的。为了这样做，可以使用润滑剂以减少摩擦阻力或者选择用表面光滑的螺丝。另外，螺丝就位10分钟后重新拧紧的简单动作可以减少螺丝松动并发症的发生。

考虑到螺丝的扭矩力可能会在长期的使用过程减小，一些作者建议有必要让患者定期复诊并重新拧紧螺丝[21]。

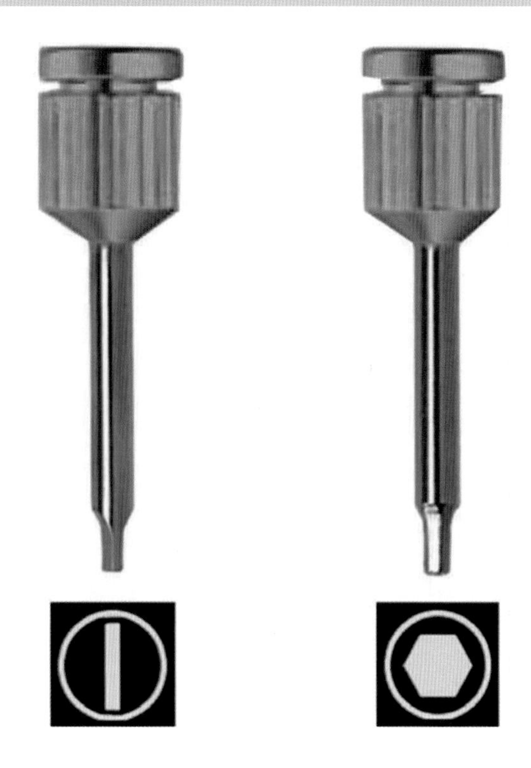

图8.5 最常见的螺丝刀头部是插槽(左)和六角(右)形

8.2.3 抗旋特性

螺丝刀头部通过一个固位结构抓住螺丝，这个固位结构可以有各种形状。最常见的是插槽和六角类型。研究表明，与插槽相比，六角型更容易获得最佳的预负荷[22](图8.5)。

不同的螺纹设计可能会对螺丝松动产生影响。一种30°的“V”形螺纹是制造商最常采用的设计，30°的角度允许在材料上施加剪切力并且允许螺丝在最佳的预负荷下拉伸。目前尚无研究比较不同的基台螺丝螺纹设计与并发症发生率的关系。

螺丝直径可能对预负荷有影响，因为更大的直径对应于更大的接触表面。

就材料成分而言，基台螺丝普遍采用金属制造。由于扭矩和摩擦系数对获得最佳预负荷很重要，使用的金属应具有较高的弹性和适当的屈服强度。

黄金易于发生塑性形变，一旦施加扭矩，它就发生不可逆地变形并且无法挽回，因此已经被钛螺丝取代。与钛合金(Ti-6Al-4V)相比，1~5级钛具有较低的弹性模量和较低的屈服强度。因此，纯钛不再被用作螺丝的材料。

在这方面，钛合金是最常用的材料，因为它强度高，能够提供更高的预负荷且折断风险低。而且，为了降低摩擦系数，螺丝采用了碳涂层，该涂层在实验研究中已经取得了很好的效果。

8.2.4 螺丝相关的并发症

螺丝松动是口腔种植中最常见的并发症之一(见第3章)。基台螺丝松动的原因如上所述，包括预负荷不足以及随时间推移沉降效应的作用。Theoharidou

团队[23]的系统回顾证实，应用适当的扭矩控制和抗旋转特性可以防止基台螺丝的松动。

螺丝折断是另一种可能的并发症，尽管不太常见[24]（图 8.6）。基台螺丝折断的常见原因包括螺丝插入时施加过大的扭矩，随时间的推移，螺丝松动以及螺丝上产生不利的力，或为了克服其屈服强度而导致材料失效等。不管是什么原因，一旦螺丝断裂，就需要取出。一种有效的方法是用一个螺丝刀取出冠方部分，然后尝试按照逆时针旋转取出根端折断的部分。可以采用超声工作头在断片周围震动或者采用与断片周围间隙相匹配的器械[25]。如果折断螺丝的根部保持密合的话，这个任务就很难完成。如果取不出来，临床医生必须决定是否可以留下折断的螺丝而不影响修复效果或者是采用更小的螺丝。否则就需要取出种植体。

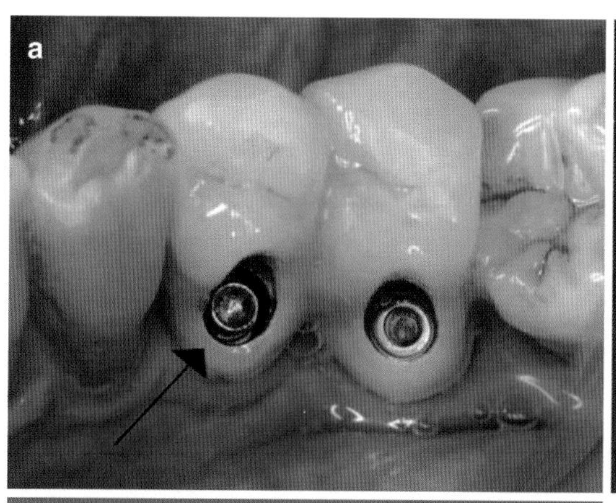
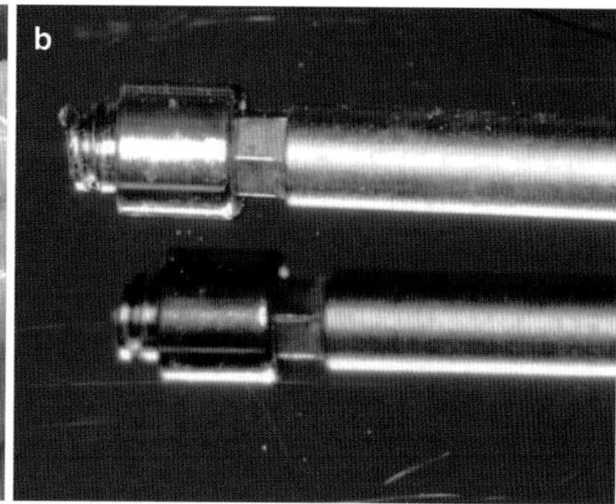
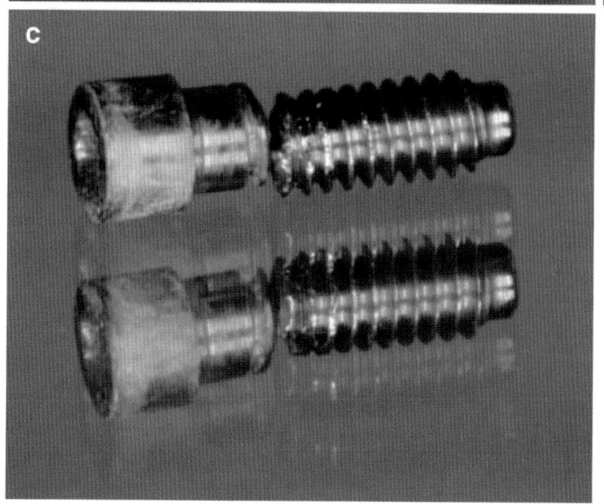

图 8.6 箭头表示螺丝折断(a)；用螺丝刀取出螺钉的冠方断裂部分(b)；使用超声波尖端有可能取出根端折断的部分(c)

有些病例中，螺丝头部或螺纹可能会发生滑丝；这通常是由于螺丝刀使用不当或放置过程中施加的力量过大。这些并发症的解决可采用高速手机在螺丝上创造一个允许旋转的接触点来去除滑丝的螺丝[26]，但要注意不要损伤种植体。

总而言之，施加到基台螺丝上的扭矩是产生最佳预负荷的主要因素之一，螺丝与种植体因此才能达到最佳的夹紧状态。

扭矩值≥35N/cm似乎是达到理想的预负荷所必需的，同时还可以防止螺丝松动。可采用修改螺丝表面或使用润滑材料的方法来降低摩擦系数。

此外，手用螺丝刀拧紧螺丝达不到理想的预负荷。肘杆式和梁式扳手能产生稳定的扭矩值。但是临床医生应该意识到由于临床使用和灭菌过程而导致的损耗可能会损害其可靠性，需要重新校准或更换扭矩扳手。

最后，为了降低沉降效应，在放置10min后重新拧紧螺丝并在定期随访中重新拧紧可减少螺丝松动的发生率。

8.3 内部连接与外部连接

第一颗种植体是由Brånemark引入的，种植体与基台采用一个小的外部连接，主要是为了方便种植体的外科植入，而不是为了赋予稳定性和抗旋转特性。随着种植体的使用不断增多，临床医生和制造商开始意识到种植基台的连接方式对种植的长期成功很重要。

外部连接有一个冠方的外部接口。相反，内部连接位于种植体内部(图8.7)。

连接的形状是非常重要的，因为它决定了抗旋性。外部和内部连接最常见的是六角形。另一种连接方式是莫氏锥度，也可以定义为双锥形，通过种植体和基台之间的机械配合来提供稳定性，而不需要种植螺丝来提供固位。

与内连接相比，外连接的缺点包括，螺丝松动风险高，抗旋性能差导致基台与种植体适合性差。

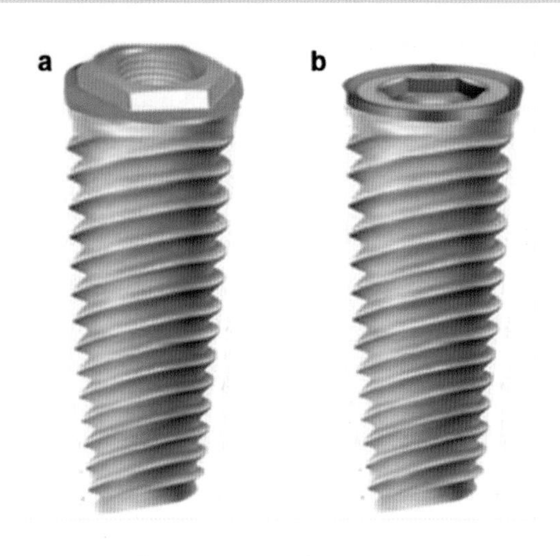

图8.7 外连接(a)和内连接(b)

Gracis及其同事[27]分析了回顾性研究，前瞻性研究和随机对照试验，评估外连接、内连接和莫氏锥度连接系统的优缺点。这篇综述着眼于各个连接系统可能产生的印模变形和各种机械并发症。作者分析认为，内连接装置与印模帽连接紧密，印模取出时有困难，可能增加印模变形的风险。另一方面，文献中报道使用内部连接系统可减少螺丝松动的发生率。但内连接和外连接发生螺丝折断的概率相近。

Goiato及其同事[28]针对不同连接方式的机械性能、生物学性能和美学性能是否存在差异进行了阐述。

与内六角和外六角连接相比，莫氏锥度连接的机械稳定性似乎更好。而且，莫氏锥度连接和内六角形连接增加的稳定性可能有助于减少种植体在边缘骨水平处的微动，这可能有助于减少边缘骨吸收。生物学评估是测量单个种植体周围的细菌渗漏和骨丧失，在这方面莫氏锥度似乎提供更好的细菌密封作用，以维持种植体周围的骨水平。

最后，文献分析结果显示，与外连

接相比，内连接和莫氏锥度连接在机械并发症和生物学并发症的发生率方面，具有更好的临床效果。

8.4 角度基台

种植体应该相互平行植入，并垂直对齐，以产生轴向力。但常常种植体在植入时或多或少呈一定角度，例如，在前牙区域，牙槽骨的自然形态决定了种植体的植入具有一定的角度[29]（图8.8）。

许多制造商提供10°～35°的预成基台。当力量施加到角度基台上时，会产生杠杆作用，将力分配到种植体－基台连接处，种植体周围的骨组织和修复体上。角度基台产生的应力大于直基台产生的应力。

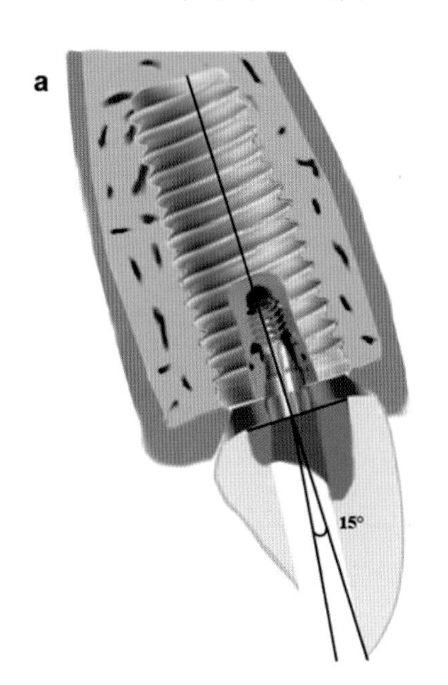

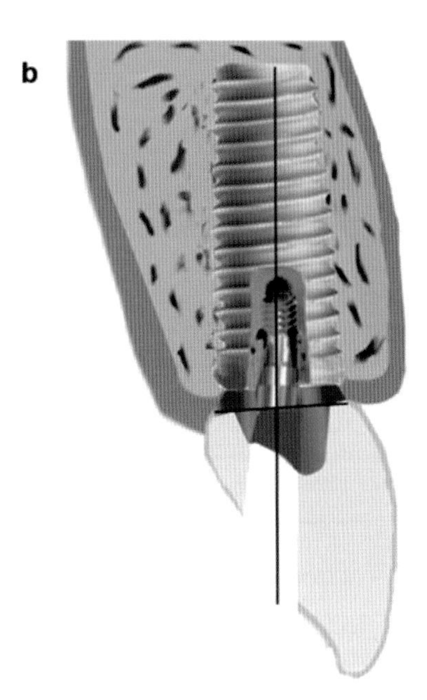

图8.8 由于种植体植入时有一定程度的倾斜，因此需要使用角度基台，这种情况是由牙槽骨的解剖形态决定的。螺丝孔几乎位于切缘，可能造成一些美观问题，在这种情况下，最好选择粘接固位的修复方式（a）。在解剖结构上允许种植体轴向植入，可以选择直基台，螺丝开孔也更偏腭侧（b）

重要的是要了解，与直基台相比，由角度基台造成的应力增加可能导致较差的临床结果。

有限元分析可以为角度基台产生的应力问题提供参考（图8.9），但是与单纯的机械部件（基台螺丝）发生的情况相反，生物学因素如牙槽骨上的应力很难在有限元研究中实现[30]。计算机生成的模拟实验没有考虑到种植体周围的牙槽骨质量和数量、种植体的材料、骨细胞对负荷的反应以及骨的总体特性。由于这些原因，有限元分析的模拟实验都必须被看作是施加在不同角度基台上的一个近似的总应力值。

Cruz及同事[31]对直基台和角度基台支持的修复体进行三维有限元分析。结果证明，两组的应力分布模式没有显著差异。

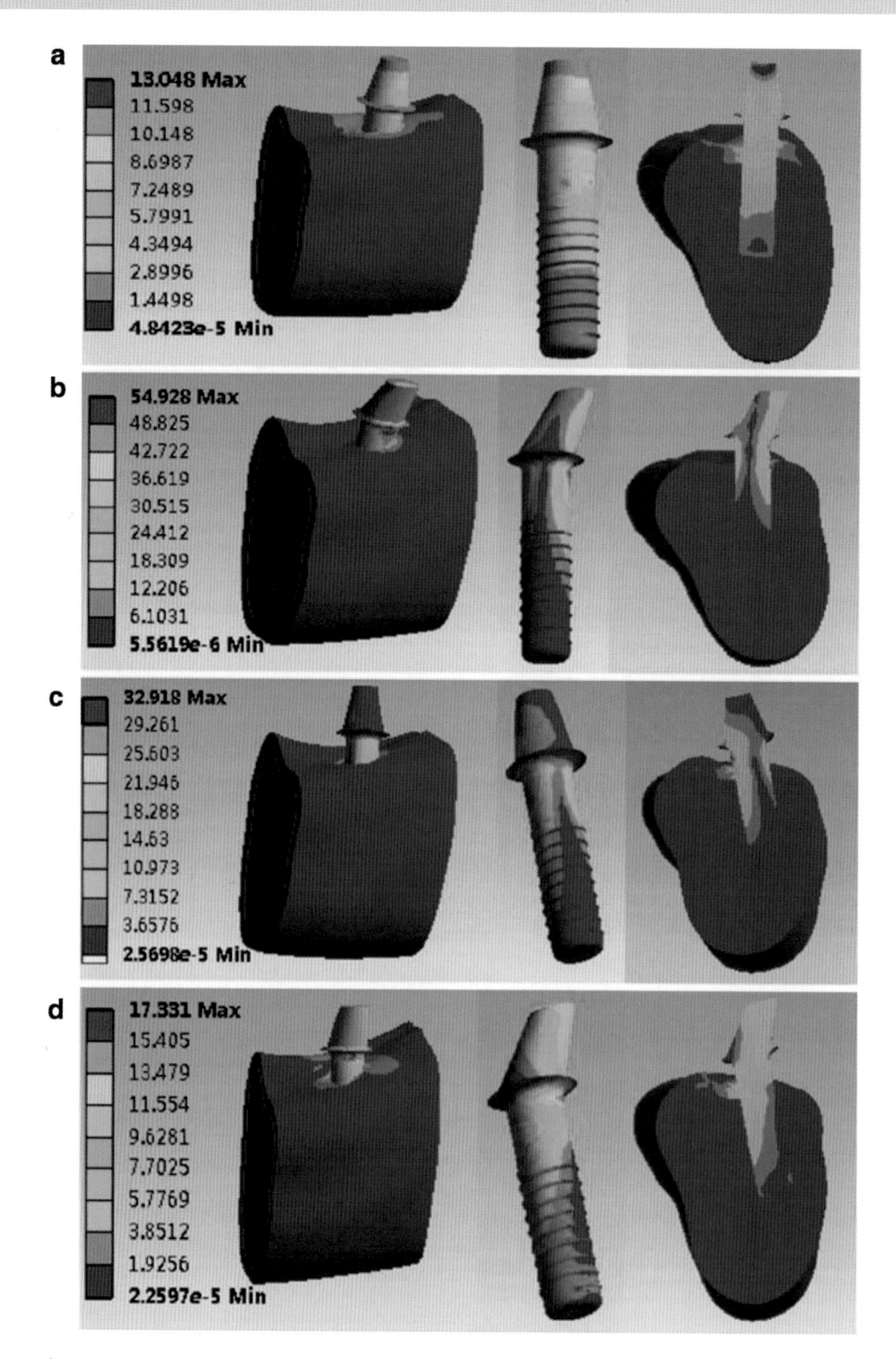

图 8.9 有限元分析显示 von Mises 应力(MPa)在模型(右)，种植体(中间)和模型的横截面图(左)中的分布。a～d 表示各种种植体模型。蓝色到红色表示应力值从低到高(经 Tian 及其同事的许可转载[30])

在另一项有限元研究中[32]，作者比较了 0°、15°和 25°的基台角度对微动和种植体周围骨应力的影响。结果指出，与基台角度无关，大部分的应力主要集中在牙槽嵴顶部的皮质骨水平。与 0°基台相比，15° 角度基台的应力增加了 12%，25°角度基台的应力增加了 18%。

关于微动，一般应局限在不影响骨

结合的安全范围内。与0°基台相比，25°的角度基台可增加30%的微动。这说明，采用角度基台进行即刻负重需谨慎。这些结果在其他研究中亦得到证实。

在分析临床研究时，只能从文献中找到少量的数据。对少有的几项前瞻性观察性研究进行分析，对比角度基台和直基台的应用是否对种植体和修复体的存留率产生影响[33]。在所有分析研究中，与30°角度基台相连的种植体的存留率在97%以上，修复体的存留率在95%以上。这些数据与直基台相当，说明必要时使用角度基台是可行的(图8.10)。

总之，即使角度基台施加在种植体周围骨组织上的应力更大，并且应力与角度的增加成正比，但只要仍然处于生物学可耐受的范围内就是安全的。

采用角度基台似乎不会降低种植体和修复体的存留率，而且必要时也是一种具有可预见性的治疗方法。

实验结果表明，使用角度基台特别是大于15°的角度基台进行即刻负重修复时要十分当心。

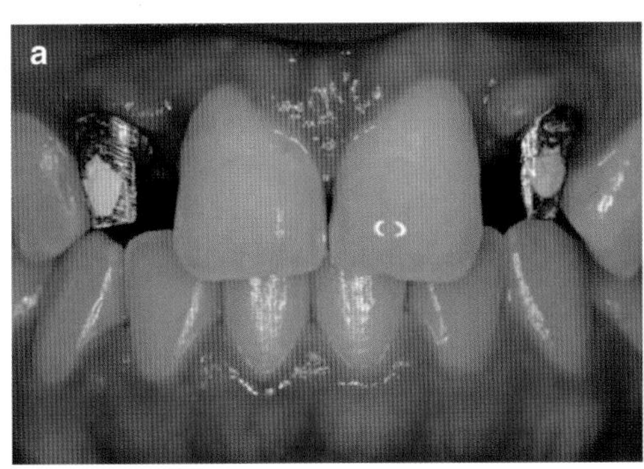

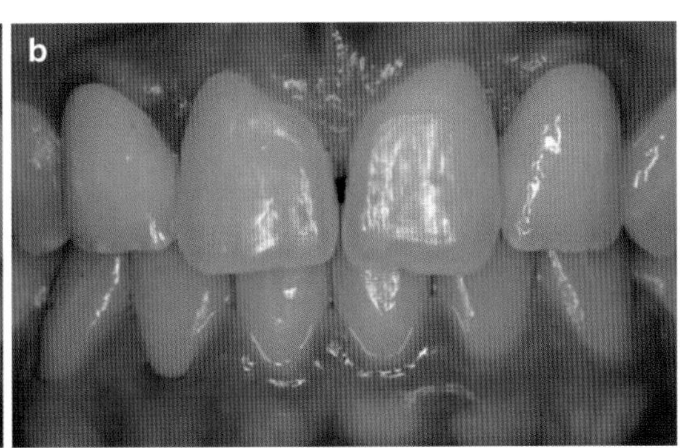

图8.10 在这种情况下，种植体#12，#22上的角度基台螺丝孔的位置在颊侧而不是腭侧(a)。采用粘接固位的修复方式，修复效果良好(b)

8.4.1 CAD/CAM技术构建种植体-基台连接

计算机辅助设计和计算机辅助制造(CAD/CAM)技术已经在义齿修复和口腔种植中使用了至少二十年。在不断提高和改进下，使该技术可常规应用于日常的临床工作中。

市场上有不同的CAD/CAM系统可以制作钛基台，氧化铝基台或氧化锆基台(图8.11)。

采用这种技术的优点在于：①由于没有上蜡和铸造，所以提高了精度。②基台是由软件生成，所以最终的工作不依赖于技师的技能和专业知识。③由于记录和制造的方法精确，冠-基台密合度得到改善。④所用材料的机械性能得到改善，因为由同一块材料制造而材质更均匀。

无论如何，虽然体外实验证实了这种技术的有效性，但临床结果仍在研究中[34]。

Kapos及其同事[35]系统回顾了有关CAD/CAM基台的研究。包括用CAD/CAM技术制造的单个种植体和一个单位

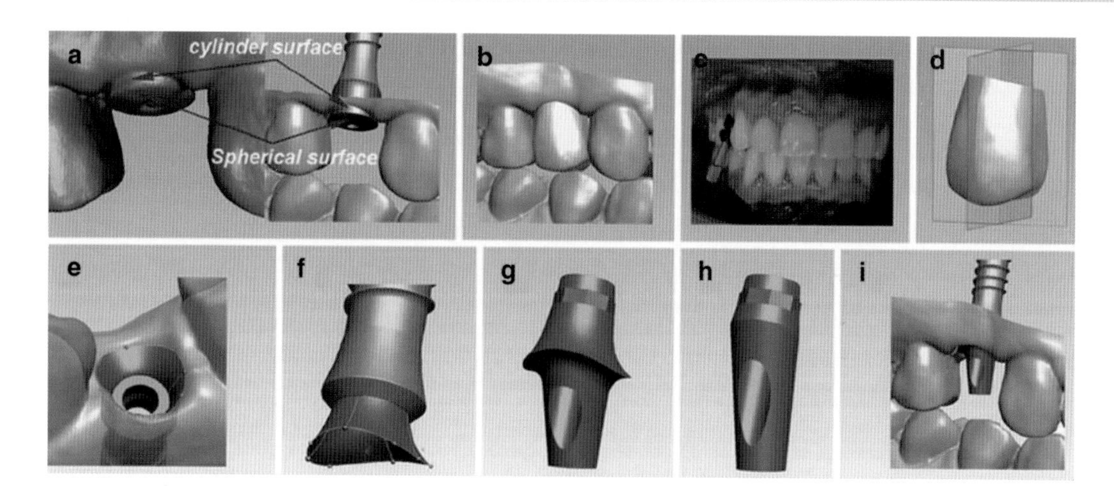

图 8.11 种植基台的计算机辅助设计实例(经 Wu 及其同事的许可转载)

的修复体的两项研究。两个临床试验的结果包括 53 个种植体支持的 53 个全瓷基台，结果显示没有失败或并发症的发生。

同一组作者最近发表的一篇综述[36]，旨在比较 CAD/CAM 制作和传统工艺制作的修复体的差别。对于 CAD/CAM 基台，纳入了 3 个随机对照试验，1 个前瞻性临床研究，1 个回顾性研究和 1 个病例分析。报道显示，并发症的发生很少，而基台存留率为 100% 。

参考文献

[1] Sakaguchi R L, Powers J M. Craig's restorative dental materials: 13th edn. St. Louis: Mosby, 2012.

[2] Welander M, Abrahamsson I, Berglundh T, et al. The mucosal barrier at implant abutments of different materials. Clin Oral Implants Res, 2008, 19: 635 – 641.

[3] Buser D, Weber H P, Donath K, et al. Soft tissue reactions to non-submerged unloaded titanium implants in beagle dogs. J Periodontol, 1992, 63(3): 225 – 235.

[4] Abrahamsson I, Zitzmann N U, Berglundh T, et al. The mucosal attachment to titanium implants with different surface characteristics: an experimental study in dogs. J Clin Periodontol, 2002, 25: 448 – 455.

[5] Iglhaut G, et al. Epithelial attachment and downgrowth on dental implant abutments-a comprehensive review. J Esthet Restor Dent, 2014, 26: 324 – 331.

[6] Abrahamsson I, Berglundh T, Lindhe J. The mucosal barrier following abutment dis/reconnection. An experimental study in dogs. J Clin Periodontol, 1997, 24: 568 – 572.

[7] Grandi T, Guazzi P, Samarani R, et al. Immediate positioning of definitive abutments versus repeated abutment replacements in immediately loaded implants: effects on bone healing at the 1-year follow-up of a multicentre randomised controlled trial. Eur J Oral Implantol, 2012, 5: 9 – 16.

[8] Zembic A, Kim S, Zwahlen M, et al. Systematic review of the survival rate and incidence of biologic, technical, and esthetic complications of single implant abutments supporting fixed prostheses. Int J Oral Maxillofac, 2014, Implants 29: 99 – 116.

[9] Bidra A S, Rungruanganunt P. Clinical outcomes of implant abutments in the anterior region: a systematic review. J Esthet Restor Dent, 2013, 25: 159 – 176.

[10] Linkevicius T, Vaitelis J. The effect of zirconia or titanium as abutment material on soft peri-implant tissues: a systematic review and meta-

analysis. Clin Oral Implants Res, 2015, 26: 139 – 147.

[11] Cosgarea R, et al. Peri-implant soft tissue colour around titanium and zirconia abutments: a prospective randomized controlled clinical study. Clin Oral Implants Res, 2014, 26: 537 – 544.

[12] Guess P C, Att W, Strub J R. Zirconia in fixed implant prosthodontics. Clin Implant Dent Relat Res, 2012, 14: 633 – 645.

[13] Nakamura K, Kanno T, Milleding P, et al. Zirconia as a dental implant abutment material: a systematic review. Int J Prosthodont, 2010, 23: 299 – 309.

[14] Bernardes S R, da Gloria Chiarello de Mattos M, Hobkirk J, et al. Loss of preload in screwed implant joints as a function of time and tightening/ untightening sequences. Int J Oral Maxillofac, 2014, Implants 29: 89 – 96.

[15] Lang L A, Kang B, Wang R F, et al. Finite element analysis to determine implant preload. J Prosthet Dent, 2003, 90: 539 – 546.

[16] Bulaqi H A, Mousavi Mashhadi M, Geramipanah F, et al. Effect of the coefficient of friction and tightening speed on the preload induced at the dental implant complex with the finite element method. J Prosthet Dent, 2015, 113: 405 – 411.

[17] Goheen K L, Vermilyea S G, Vossoughi J, et al. Torque generated by handheld screwdrivers and mechanical torquing devices for osseointegrated implants. Int J Oral Maxillofac, 1994, Implants 9, 149 – 155.

[18] McCracken M S, Mitchell L, Hegde R, et al. Variability of mechanical torque-limiting devices in clinical service at a US dental school. J Prosthodont, 2010, 19: 20 – 24.

[19] Winkler S, Ring K, Ring J D, et al. Implant screw mechanics and the settling effect: overview. J Oral Implantol, 2003, 29: 242 – 245.

[20] Bulaqi H A, Mousavi Mashhadi M, Safari H, et al. The dynamic nature of abutment screw retightening: finite element study of the effect of retightening on the settling effect. J Prosthet Dent, 2015, 113: 412 – 419.

[21] Delben J A, Gomes E A, Barão V A, et al. Evaluation of the effect of retightening and mechanical cycling on preload maintenance of retention screws. Int J Oral Maxillofac, 2011, Implants 26: 251 – 256.

[22] Shadid R, Sadaqa N. A comparison between screw-and cement-retained implant prostheses. A literature review. J Oral Implantol, 2012, 38: 298 – 307.

[23] Theoharidou A, Petridis H P, Tzannas K, et al. Abutment screw loosening in single-implant restorations: a systematic review. Int J Oral Maxillofac, 2007, Implants 23: 681 – 690.

[24] Salvi G E, Brägger U. Mechanical and technical risks in implant therapy. Int J Oral Maxillofac, 2009, Implants 24(Suppl): 69 – 85.

[25] Satwalekar P, Chander K S, Reddy B A, et al. A simple and cost effective method used for removal of a fractured implant abutment screw: a case report, J Int Oral Health, 2013, 5: 120 – 123.

[26] Maalhagh-Fard A, Jacobs L C. Retrieval of a stripped abutment screw: a clinical report. J Prosthet Dent, 2010, 104: 212 – 215.

[27] Gracis S, et al. Internal vs. external connections for abutments/reconstructions: A systematic review. Clin Oral Implants Res, 2012, 23: 202 – 216.

[28] Goiato M C, Pellizzer E P, da Silva E V F, et al. Is the internal connection more efficient than external connection in mechanical, biological, and esthetical point of views? A systematic review. Oral Maxillofac Surg, 2015, 19: 229 – 242. doi: 10. 1007/s10006-015-0494-5.

[29] Cavallaro J, Greenstein G. Angled implant abutments: a practical application of available knowledge. J Am Dent Assoc, 2011, 142: 150 – 158.

[30] Tian K, et al. Angled abutments result in increased or decreased stress on surrounding bone of single-unit dental implants: a finite element analysis. Med Eng Phys, 2012, 34: 1526 – 1531.

[31] Cruz M, Wassall T, Toledo E M, et al. Finite element stress analysis of dental prostheses supported by straight and angled implants. Int J Oral Maxillofac, 2009, Implants 24: 391 – 403.

[32] Kao H C, Gung Y W, Chung T F, et al. The influence of abutment angulation on micromotion level for immediately loaded dental implants: a 3-D finite element analysis. Int J Oral Maxillofac, 2007, Implants 23: 623 – 630.

[33] Chrcanovic B R, Albrektsson T, Wennerberg A. Tilted versus axially placed dental implants: a meta-analysis. J Dent, 2015, 43: 149 – 170.

[34] Wu T, Liao W, Dai N, et al. Design of a custom angled abutment for dental implants using computer-aided design and nonlinear finite element analysis. J Biomech, 2010, 43: 1941 – 1946.

[35] Kapos T, Ashy L M, Gallucci G O, et al. Computer-aided design and computer-assisted manufacturing in prosthetic implant dentistry. Int J Oral Maxillofac, 2009, Implants 24(Suppl): 110 – 117.

[36] Kapos T, Evans C. CAD/CAM technology for implant abutments, crowns, and superstructures. Int J Oral Maxillofac, 2014, Implants 29(Suppl): 117 – 136.

[37] Bishti S, Strub J R, Att W. Effect of the implant-abutment interface on peri-implant tissues: a systematic review. Acta Odontol Scand, 2013, 72: 1 – 13.

[38] Chang M, Chronopoulos V, Mattheos N. Impact of excessive occlusal load on successfully-osseointegrated dental implants: a literature review. J Investig Clin Dent, 2013, 4: 142 – 150.

[39] Harder S, Kern M. Survival and complications of computer aided-designing and computer-aided manufacturing vs. conventionally fabricated implant-supported reconstructions: a systematic review. Clin Oral Implants Res, 2009, 20: 48 – 54.

[40] Hasan I, Röger B, Heinemann F, et al. Influence of abutment design on the success of immediately loaded dental implants: experimental and numerical studies. Med Eng Phys, 2012, 34: 817 – 825.

[41] Isidor F. Influence of forces on peri-implant bone. Clin Oral Implants Res, 2006, 17: 8 – 18.

[42] Kohal R J, Att W, Bächle M, et al. Ceramic abutments and ceramic oral implants. An update Periodontol. 2000, 2008, 47: 224 – 243.

[43] Lindhe J, Berglundh T. The interface between the mucosa and the implant. Periodontol, 2000, 1998, 17: 47 – 54.

[44] Linkevicius T, Apse P. Influence of abutment material on stability of peri-implant tissues: a systematic review. Int J Oral Maxillofac, 2008, Implants 23: 449 – 456.

[45] Ma S, Fenton A. Screw-versus cement-retained implant prostheses: a systematic review of prosthodontic maintenance and complications. Int J Prosthodont, 2015, 28: 127 – 145.

[46] Mellal A, Wiskott H W A, Botsis J, et al. Stimulating effect of implant loading on surrounding bone. Comparison of three numerical models and validation by in vivo data. Clin Oral Implants Res, 2004, 15: 239 – 248.

[47] Moraschini V, Velloso G, Luz D, et al. Implant survival rates, fmarginal bone level changes, and complications in full-mouth rehabilitation with lapless computer-guided surgery: a systematic review and meta-analysis. Int J Oral Maxillofac Surg, 2015, 44: 892 – 901.

[48] Lin W S, Harris B T, Zandinejad A, et al. Use of prefabricated titanium abutments and customized anatomic lithium disilicate structures for cement-retained implant restorations in the esthetic zone. J Prosthet Dent, 2014, 111: 181 – 185.

第9章 种植上部修复

Oreste Iocca, Giuseppe Bianco, Simón Pardiñas López

摘要

修复的目标是为了获得长期良好的美学和功能效果。对于临床医生而言，种植上部修复带来了许多决策上的挑战。

尽管从文献回顾来看，种植上部修复的螺丝固位或粘接固位方式有其适应证和禁忌证，但最终选择何种方式仍然取决于医生的个人偏好。制作简便性、并发症的风险、成本和椅旁时间，在选择固位方式时都需要考虑以上方面。

另一个引起质疑的问题是为了避免更复杂的手术或修复方案而使用悬臂梁设计。有限元分析研究和临床试验可提供关于悬臂梁修复的存留率和并发症率的相关数据。

在某些特殊的病例中，需要选择更先进的治疗方案。在传统方法不可行的情况下，颧骨种植是很有用的。考虑到所涉及的精细结构和所需的手术技巧，该手术需要由经验丰富的临床医生来完成颧骨种植体的植入和修复。

All-on-Four™是一种种植修复理念，它在颌骨前部植入四个种植体，其中远端的两个种植体是以最大的角度植入。少量的文献证据表明，对某些特定病例，这种治疗方法可行。

另一个问题是为了达到理想的修复效果，种植体的最佳数量是多少。有明确的证据表明，在全口固定修复中，下颌至少

O. Iocca, DDS
International Medical School, Sapienza University of Rome, Viale Regina Elena 324, 00161 Rome, Italy

Private Practice Limited to Oral Surgery, Periodontology and Implant Dentistry, Rome, Italy
e-mail: oi243@ nyu. edu

G. Bianco, DDS, PhD
Centro Polispecialistico Fisioeuropa, Viale dell'Umanesimo, 308, Rome 00144, Italy
e-mail: gbianco@ mac. com

S. Pardiñas López, DDS, MS
Oral Surgery, Periodontology and Implantology, Clínica Pardiñas, A Coruña, Galicia 15003, Spain
e-mail: simonplz@ hotmail. com

有4个种植体，上颌至少有6个种植体被认为是最可靠的解决方案。

种植覆盖义齿仍然是一个很重要的治疗方案，特别是对于老年人来说。分析各种附着体系统和种植体的数量有助于医生选择最佳的治疗方案。

准确的印模是实现最佳修复效果的基本要求。所使用的材料应具有某些基本的性能。关于口腔种植的印模技术，有两种选择：转移和翻模。

最后，多种因素决定了最终的美学效果，应尽可能模拟天然组织以获得最佳的效果。在这一点上，要获得强有力的循证结论是很困难的，主要是由于缺乏随机对照试验和缺乏标准化报告美学结果的方法。

9.1 种植体固定修复的修复方式

9.1.1 粘接固位与螺丝固位的种植修复

种植修复体的固位方式可通过螺丝固位或粘接固位来获得。这两种方式在临床实践中有明显的优缺点。如果选择一种固位方式而不是另一种，在成功率和存留率方面能否有所改善仍存在疑问。(表9.1，表9.2)。

表9.1 螺丝固位修复体

优点	缺点
易修理	若种植体角度过大，螺丝孔不能放置于切缘
因无须使用粘接剂故而生物并发症发生率有所降低	由于其容纳了螺丝孔的空间，所以相较于粘接固位修复而言其修复支架更大
即使冠方修复空间受限也可使用	

表9.2 粘接固位修复体

优点	缺点
由于其与在天然基牙上的修复相似，所以一般容易制造和操作	难于将过多的粘接剂去除，后者是造成生物并发症的主要原因
更少的经费和椅旁操作时间	基台螺丝松动时难以将修复体卸下
	考虑到粘接固位的修复空间至少需要5mm，所以当𬌗面空间不足时，螺丝固位修复是唯一的选择

对很多临床医生来说，仍然是依据个人偏好来选择固位方式；因此，本章需要采用循证的方法来阐明两种固位方式的适应证和问题，以便医生在日常的临床实践中选择合适的方式(图9.1)。

Sailer及其同事[1]系统回顾了5年汇总的数据，分析粘接固位和螺丝固位修复的存留率和并发症。该研究纳入了对单冠、固定桥和全牙弓修复的随机对照试验、前瞻性试验和回顾性试验。

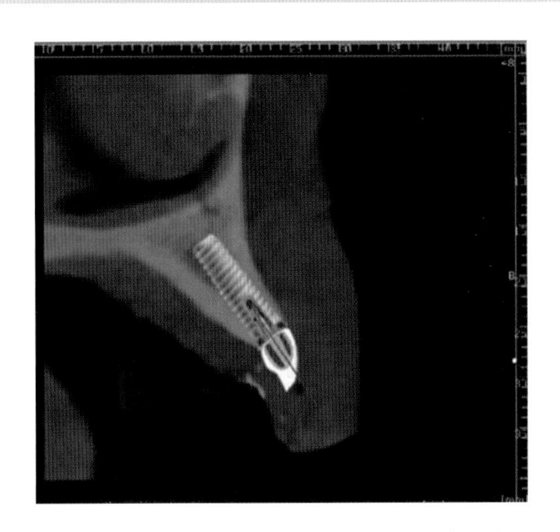

图9.1 这是一个典型病例，由于颌骨的解剖条件，需要采用角度基台，这种情况通常发生在前牙区。使用螺丝固位的修复将导致螺丝孔从颊侧(红线)开孔，这在美学区是不允许的。因此，这种情况下粘接固位修复更好

对于单冠修复，粘接固位和螺丝固位在种植体的存留率上没有差异。然而，对于固定桥和全牙弓修复来说，粘接固位造成的种植体失败率似乎更高。这与之前的观察相一致：粘接固位的修复方式往往会有多余的粘接剂残留在种植体周围，造成部分病例的种植体周围炎和种植失败。

在研究单冠修复体的存留率时发现，螺丝固位组出现修复失败的病例更多。并且，全牙弓修复时，似乎也是螺丝固位组出现失败的病例更多。不管怎样，这些结果并没有明显的统计学差异。

相反，固定桥修复时，粘接固位组显示失败率高的趋势，但同样，结果没有统计学意义。

分析表明，螺丝固位的修复体，其机械并发症的发生率更高，特别是螺丝松动、折裂以及烤瓷牙崩瓷。可能有人会问为什么粘接固位的修复体不容易崩瓷，这可能是因为施加到粘接固位修复体上的咬合力只是造成粘接效果的破坏。相反，当咬合力施加在螺丝固位的修复体上时，它们不被缓冲，结果所有力量都加载在瓷层上，直到发生螺丝松动。

正如预期的那样，严重的生物学并发症(骨质吸收超过2mm)更常发生于粘接固位的修复体中；这与许多研究一致，认为种植体周围炎的发生是由于种植体周围存在多余的粘接剂。此外，许多修复病例中残留的粘接剂无法取出；这就是为什么粘接固位修复的种植体具有更高的失败率。

螺丝固位组的机械并发症最多，最常见的是螺丝松动。虽然对患者来说螺丝松动造成费时而且令人不悦，但通常一次就诊就可以解决这个问题。相反，如果粘接固位修复后的基台螺丝出现松动，要重新拧紧基台可能会很困难或不可能，因为需要破坏牙冠才能暴露螺丝孔。

最后，作者总结出，粘接固位的修复体，机械并发症少但生物学并发症更严重，可造成更高的种植体失败率。

具体来说，对于单冠，两种固位方式并发症的发生率相似。因此，两种类型的固位方式都推荐使用(图9.2，图9.3)，但当采用固定桥和全牙弓修复时，螺丝固位修复似乎更好，因为修理简便且较少发生生物学并发症(图9.4)。

另一个系统综述[2]根据材料类型和修复类型分析统计了修复体的5年存留率。

与螺丝固位的单冠、固定桥和全牙弓修复相比，粘接固位方式的失败率无统计学差异。

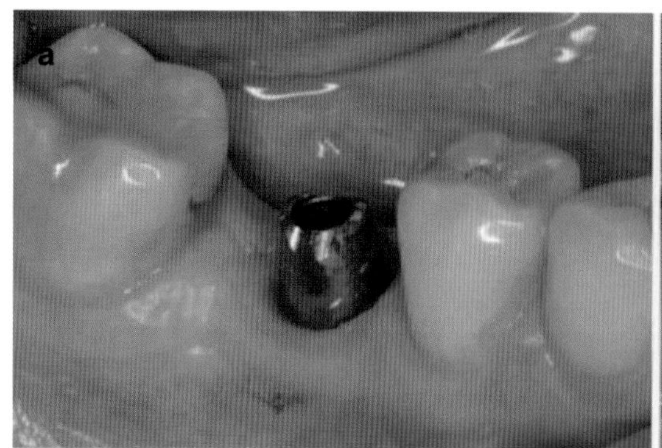
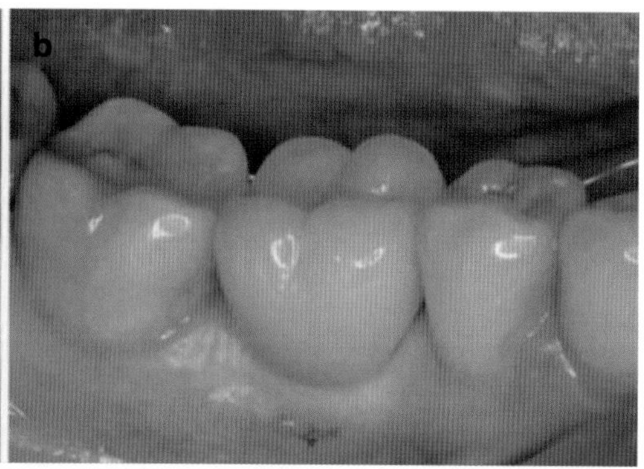

图9.2 磨牙区粘接固位修复的病例，该病例对固位方式的选择是根据临床医生的个人偏好

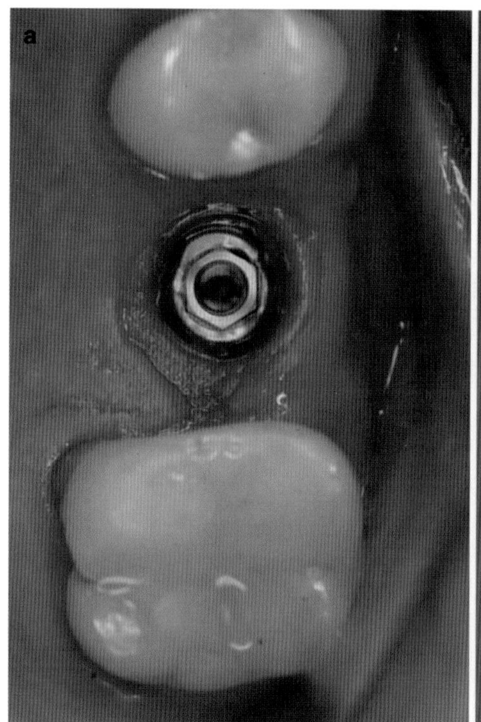
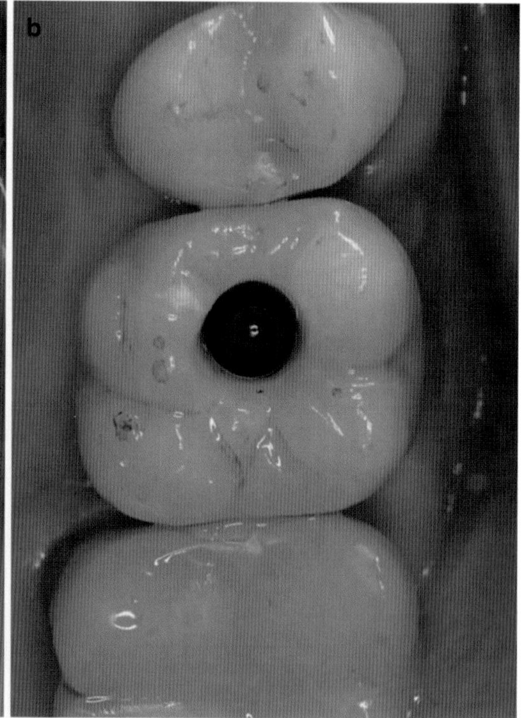

图9.3 磨牙区螺丝固位修复的病例(a，b)

就基台材料而言，不论是粘接固位还是螺丝固位修复，使用不同材料的基台在统计学上都无差异。在分析不同的修复材料和粘接材料时，结果也一样。

关于机械并发症，两组之间存在统计学差异。尤其是螺丝固位组的固位力丧失及崩瓷的发生率更高。

对于粘接修复组，对粘接剂的类型和固位力的丧失进行了有趣的比较。结果显示，ZOE粘接剂(氧化锌丁香酚水门汀)比树脂和玻璃离子粘接剂效果更好。

粘接修复组的生物学并发症的发生率更高，这进一步强化了之前的假设，即粘接剂的残留是导致种植体周围炎和种植体失败的主要原因之一。

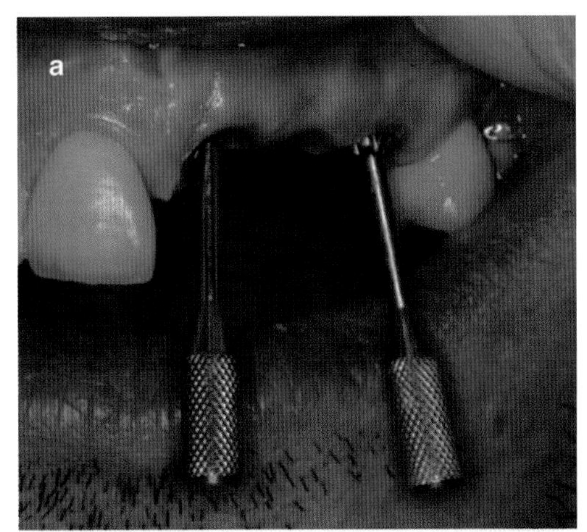

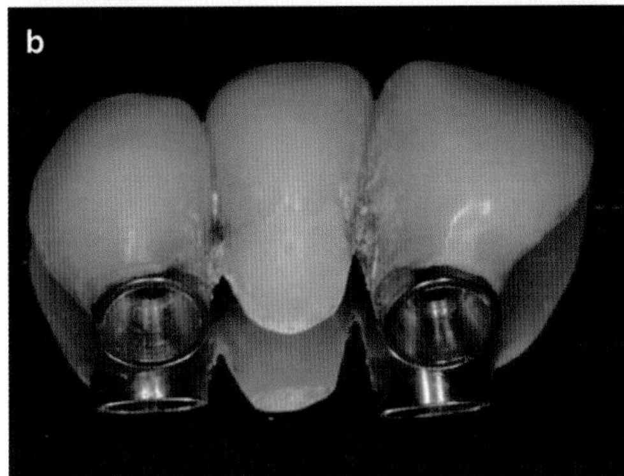

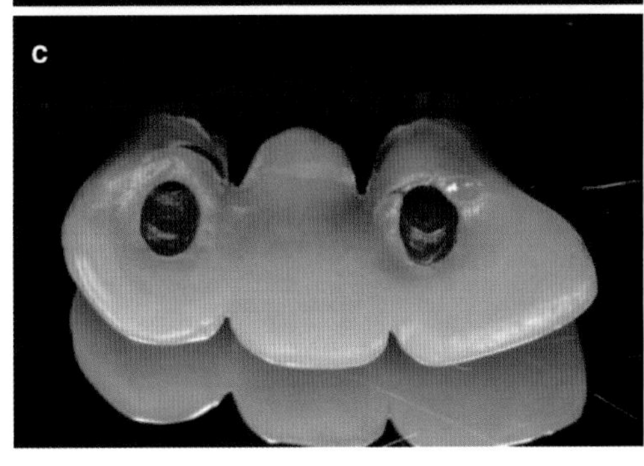

图 9.4 螺丝固位修复的例子，三单位的种植修复体

作者得出结论，粘接修复后中种植体失败的风险较高，并且最终粘接后再次修理的可能性有限，这使得医生更倾向于使用螺丝固位的修复方式。

Chaar 及同事的研究[3]仅着重于粘接固位的修复方式，细分为短期的(1 ~ 5 年的随访)和长期的研究(>5 年的随访)。正如所料，长期研究的机械并发症更多。短期研究中，基台螺丝松动的发生率为4.3%，长期研究中高达10%。在最近的研究中观察到一个有趣的现象，基台螺丝松动的发生率降低了，可能是由于种植部件的制作和机械性能得到了改善。

最常见的机械并发症是固位力丧失，选择合适的粘接剂类型可以改善，粘接固位修复的单冠与螺丝固位修复相似，都是可行的。但是作者认为，大跨度固定桥和全牙弓修复体不推荐使用粘接固位的修复方式。

de Brandao 等人[4]分析了螺丝固位和粘接固位修复中种植体边缘骨水平的改变。在纳入的9 个研究中，只有2 个研究对这两组修复方式进行了对比；其他则单独描述了粘接固位和螺丝固位修复体的边缘骨吸收。随访时间为12 ~ 48 个月。螺丝固位组的种植体平均边缘骨丧失为0.89mm(95% CI：0.44，1.33)，而粘接固位组为0.53mm(95% CI：0.31，0.76)；差异没有统计学意义。必须指出的是，这个结果可能存在偏倚，因为大多数的比较不是直接的，而是从其他类型的评估中进行推断得出的。此外，除了固位方式，边缘骨吸收还受其他因素的影响，如吸烟习惯、口腔卫生不良等因素，而且也不知道每个因素的影响程度如何(表9.3 ~ 表9.6)。

9.1.2 种植体支持的悬臂梁式修复

在某些情况下，如颌骨萎缩或为了避免损伤解剖结构(上颌窦、下颌孔)，只有选择更复杂的种植治疗方式才能植入种植体。这些复杂的治疗方法包括骨增量手术，使用短种植体或有角度的植入

表 9.3 系统综述对螺丝固位和粘接固位的修复体存留率的定量分析汇总

	螺丝固位单冠	粘接固位单冠	螺丝固位 FPD	粘接固位 FPD	螺丝固位全口修复	粘接固位全口修复
Sailer 等[1] 5 年评估 (95% CI)	89.3% (64.9, 97.1)	96.5% (94.8, 97.7)	98.0% (96.2, 99.0)	96.9% (90.8, 99.0)	95.8% (91, 97.9)	100% (88.9, 100)
Wittneben 及同事 10 年评估 (95% CI)	91.1% (76.7, 96.8)	96.3% (93.9, 97.8)	91.5% (76.5, 97.1)	94.6% (85.8, 98.1)	96.7% (93.6, 98.3)	/

表 9.4 系统综述对螺丝固位和粘接固位的种植体存留率的定量分析汇总

	螺丝固位单冠	粘接固位单冠	螺丝固位 FPD	粘接固位 FPD	螺丝固位全口修复	粘接固位全口修复
Sailer 等[1] 5 年评估 (95% CI)	98.6% (96.6, 99.4)	97.7% (96.8, 98.4)	98.7% (97.6, 99.3)	97.6% (96.8, 98.3)	98.4% (95.8, 99.4)	94.2% (86.5, 97.6)

表 9.5 系统综述对螺丝固位和粘接固位的技术并发症发生率的定量分析汇总

	螺丝固位单冠	粘接固位单冠	螺丝固位 FPD
Sailer 等[1] 5 年评估 (95% CI)	螺丝松动 21.2% (14.4, 30.4) 变形 9.6% (2.5, 33.8) 螺丝折断(无)	螺丝松动 3.9% (2.8, 5.4) 变形 2.8% (1.4, 5.5) 螺丝折断 0.4% (0.1, 1.8)	变形 13.3% (8.4, 20.7) 螺丝松动 11.0% (7.2, 16.7) 螺丝折断 3.8% (1.7, 8.4)
	粘接固位 FPD	螺丝固位全口修复	粘接固位全口修复
	变形 24.9% (6.5, 70.7) 螺丝折断 0.0% (0, 5.6) 螺丝松动 0.0% (0, 5.1)	变形 23.3% (16.1, 33.0) 螺丝松动 9.4% (3.1, 26.6) 螺丝折断 6.6% (1.7, 24.5)	变形 67.4% (49.9, 83.7) 螺丝松动 3.1% (1.5, 6.4) 螺丝折断 0.0% (0, 37.7)

表 9.6 系统综述对螺丝固位和粘接固位的生物并发症发生率的定量分析汇总

	螺丝固位单冠	粘接固位单冠	螺丝固位 FPD
Sailer 等[1] 5 年评估 (95% CI)	软组织并发症 23.9% (14, 39.1) 软组织退缩 0.0% (0, 36.9) 骨丧失 >2mm 0.0% (0, 6.0)	软组织退缩 4.4% (1.0, 17.6) 软组织并发症 4.3% (3.0, 6.1) 骨丧失 >2mm 2.8% (1.3, 6)	软组织并发症 6.5% (2, 20) 骨丧失 >2mm 2.5% (2.3, 4.7) 软组织退缩(Na)
	粘接固位 FPD	螺丝固位全口修复	粘接固位全口修复
	骨丧失 >2mm 6.5% (4.6, 9.1) 软组织退缩 0.0% (0, 49.5) 软组织并发症(Na)	软组织退缩 16.7% (11.8, 23.9) 骨丧失 >2mm 11.4% (6.7, 18.9) 软组织并发症(Na)	骨丧失 >2mm 34.7% (18.5, 54.3) 软组织并发症(Na) 软组织退缩(Na)

种植体。当所有这些替代方案不能被使用或因任何原因被排除时，可以采用悬臂梁设计[5]。悬臂修复体是指由天然牙或种植基台支撑的末端延伸(图9.5，图9.6)。

由于这个解决方案的特殊设计，即一类杠杆，因此这种修复方式受到争议。使用悬臂梁设计是否会导致支持的种植体过度负重，是否会增加支架折断的风险。

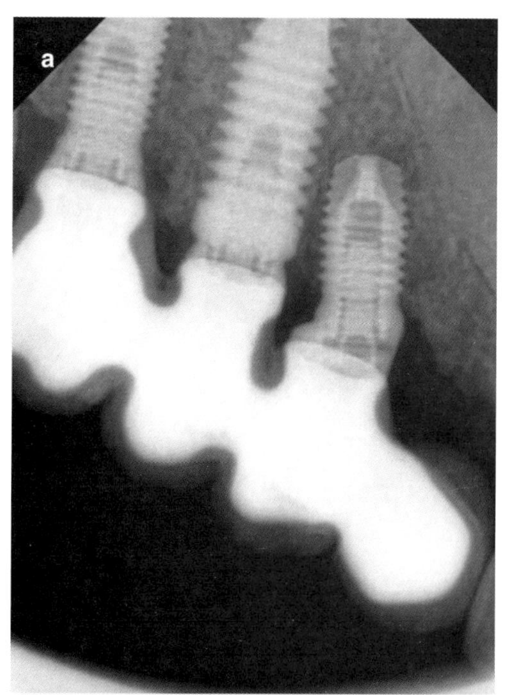

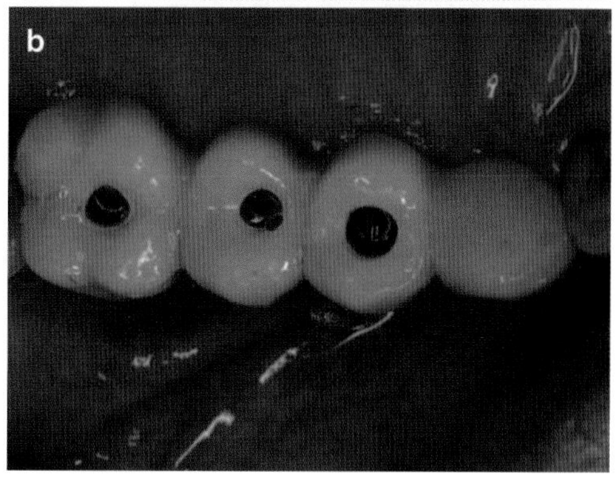

图9.5 三个种植体基台支持的近中悬臂的病例。从生物力学角度来看，这种结构被认为是最有利的类型，不太可能会出问题

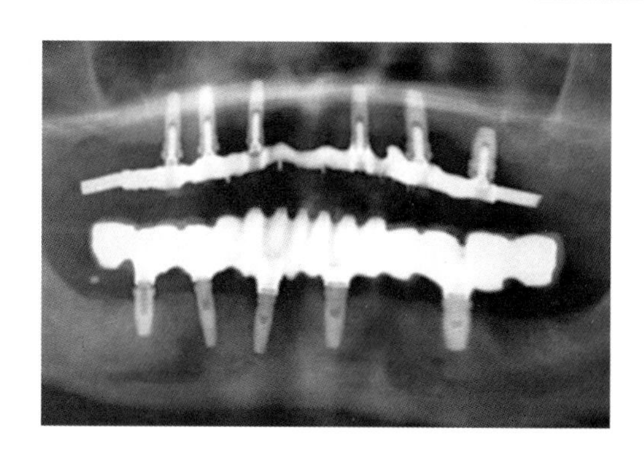

图9.6 全口义齿修复远端悬臂梁的病例。尽管目前还没有相关的有力证据，但该方案被认为是可行的

有限元分析(FEA)研究了存在悬臂的情况下，牙槽骨、种植体和修复体上的应力分布情况。

Padhye团队[6]模拟了在下颌骨模型上种6颗种植体，支撑带悬臂的固定修复体，悬臂梁为最远端种植体的远中部分，模拟长度分别为10mm、15mm和20mm，对种植体周围骨的应力分布进行研究。在最远端施加垂直力时，悬臂长度每增加5mm，模拟的所有部件的应力都会直接增加。有人提议，种植体之间以刚性方式相互连接可能有助于平衡受力部位产生的张力。而且，不管悬臂长度如何，最大的应力位于最远端的种植体周围。按应力大小顺序看，支架上的应力最大，其次是种植体和皮质骨，松质骨上的应力是最小的。

Park团队[7]也进行了类似的有限元分析，评估下颌悬臂种植体牙冠受垂直和斜向加载时的应力分布。垂直施加在悬臂上的力可导致皮质骨应力增加，且应力的增加与施力点到冠中心的距离成线性相关。相反，当向舌侧倾斜30°加载时，在距离冠中心5mm处施加力时，三牙槽骨和种植体上的应力最小。然而施力点在朝向中心时，颊侧牙槽骨上的应力增加，向舌侧移动时，开始是种植体上的应力最大，在距离冠中心 7mm 时，舌侧牙槽骨的应力最大。

有研究者设计实验，模拟带有悬臂梁的 FPD 引起的骨改建。在 Wang 及其同事的研究[8]中，建立了上颌骨的三维有限元分析模型，应用骨改建方程建立了一个参考刺激、一个超负荷阈值、一个骨皮质和骨小梁骨的改建系数以及一个懒惰区。通过这种方式，可以在计算机生成的限定值范围内模拟牙槽骨对不同的修复设计做出的反应。模型给出了非悬臂梁结构引起更分散的骨密度值；悬臂模型导致种植体颈部周围骨密度较低，表明由于悬臂模型负载产生应力，导致骨改建的增加。

必须指出的是有限元分析只是将真实发生在机体内的机制简单化处理，目的是评估在既定的临床环境下可能发生什么情况。

有限元研究很难将如下的因素纳入进来：细菌的影响，骨细胞对不同压力的反应，牙槽骨各向异性的材料属性。有限元模拟常常将牙槽骨的材料属性假设为各向同性。

有限元分析所模拟的加载力是对体内所发生的情况的简化，因为它很难模拟咀嚼力的模式。

不过，这种研究有助于指出临床研究的方向，可以让研究者了解，有些现象很难在真实状态下进行评估。

很多研究小组对种植修复的悬臂梁结构开展了临床研究，但文献分析的结果存在争议。这些争议是由于各种研究之间的差异很大，总的来说还是由于缺乏良好的随机对照试验研究。

Torrecillas-Martinez 团队[9]进行了一项 meta 分析，评估种植体支持的悬臂梁结构带来的边缘骨丧失(边缘骨吸收)和修复并发症。纳入的队列研究随访期为 3 ~ 8.2年。结果发现，非悬臂组的边缘骨吸收更少，但结果没有统计学差异($P = 0.47$)。有研究者指出，边缘骨吸收受许多因素的影响而非悬臂梁结构产生的种植体周应力。因此，得出结果应谨慎。

机械并发症中崩瓷最常见，但与悬臂的关系尚不清楚；另一方面，悬臂组螺丝松动的发生率比非悬臂组高。

研究者大概能得出结论：边缘骨吸收似乎与悬臂无关，当悬臂存在时，只会引起轻微的修复并发症。

有学者对平均随访期为 5 年的悬臂式种植修复体的存留率、生物学并发症、机械并发症和美学并发症进行了系统回顾[10]。

通过纳入前瞻性和回顾性研究来进行 5 ~ 10 年的总体评估。

种植支持式的悬臂义齿，其种植体存留率为 91.1% (95% CI：90.1，99.2)，这与之前没有悬臂的种植修复结果类似(见第 3 章)。

作者还分析了部件相关的并发症和修复体并发症。种植体折断的累积发生率与其他研究中提到的非悬臂修复的发生率近似。崩瓷发生率的比较结果也是如此。

关于生物并发症，悬臂梁结构似乎不对边缘骨吸收产生影响，而由于纳入的研究中没有报道种植体周围炎的发生率，因此也没有进行评估。

鉴于此，与非悬臂相比，悬臂梁式的种植修复不会对种植体的存留率、并发症和骨吸收产生不良影响。

另一篇系统回顾[11]也得出了类似结论。该分析纳入了前瞻性、回顾性和病例对照研究，评估得出采用悬臂梁的种植修复组，平均种植体的丧失率高于非悬臂组。最常见的并发症是崩瓷，其次是螺丝松动，悬臂组并发症的发生率略高。悬臂的存在似乎对种植体周骨丧失无明显影响。最后，这篇文献回顾进一步证实，带悬臂的种植修复可能与机械并发症的发生率略高有关，但总的来说，种植体支持的短悬臂被认为是可以接受的治疗方案。

种植体支持的悬臂梁设计被认为是可预测的、可行的治疗方法，这一点似乎很清楚。另一方面，应该指出的是，还没有研究明确定义近中悬臂（图9.5）与远端悬臂对种植体和修复体的存留率及并发症发生率的影响。此外，评估单个种植体悬臂的研究很少。此外，所有的系统回顾和 meta 分析指出，尽管好的方面是各研究之间的异质性很低，但可纳入的随机对照试验却很少。

此外，许多偏倚因素（如吸烟、不良习惯和口腔卫生情况）可能干扰生物学并发症的结果。

在这些限制范围之内，由两个或多个种植体支持的悬臂式修复是一个可行的治疗方案，也只有当其他更复杂的解决方案被排除在治疗计划之外时，才可以采用该方式（表9.7）。

表9.7 系统综述评估种植体支持式修复体上悬臂对种植体存留率和并发症的影响

	种植体存留率	修复体存留率	种植体折断并发症	螺丝或基台折断并发症	瓷饰面崩裂	生物并发症
Romeo 等[10] 5~10 年评估 (95% CI)	98.7% (96.2, 99.5)	96.5% (94.8, 97.7)	0.7% (0.1, 4.7)	1.6% (0.8, 3.5)	10.1% (3.7, 16.5)	5.7% (4.2, 7.6)
Zurdo 等[11] 5 年加权平均存留率 (95% CI)	97.1% (95.5, 98.6)	91.9% (88, 95.8)	/	/	/	/
Aglietta 等[50] 累计 5 年评估 (95% CI)	97.1% (94.3, 98.5)	84.1%(-98)	1.3% (0.2, 8.3)	2.1% (0.9, 5.1)	10.3% (3.9, 26.6)	10.5% (3.9, 26.4)

9.1.3 倾斜植入的种植体

倾斜植入的种植体也是局部或全口牙列缺失的另一种治疗方法。例如，种植体倾斜植入上颌窦附近可以避免上颌窦提升手术（图9.7）。在下颌，后牙区牙槽骨过度吸收，在颏孔间倾斜植入种植体是替代骨增量手术的唯一方法。

与轴向植入种植体相比，应了解种植体呈角度植入是否会造成不良的负重状态以及是否会带来最坏的临床结果。

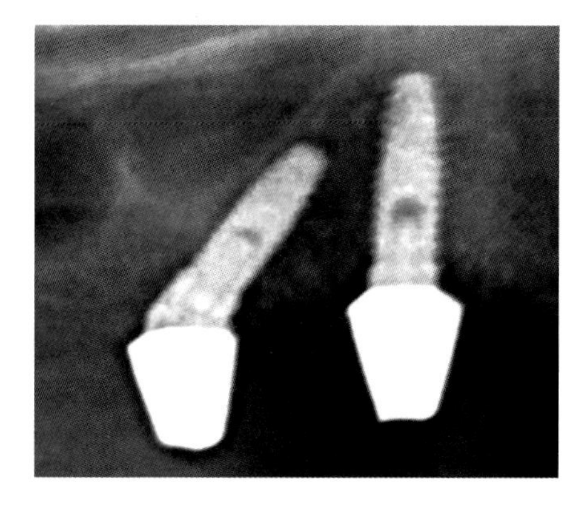

图9.7 为拒绝上颌窦提升术的患者倾斜植入种植体

有限元研究可能有助于解答这一问题，即倾斜种植体是否会造成骨和种植体上的应力增加。

Bevilacqua 团队[12]进行了有限元分析，在一个3D无牙颌模型上将轴向植入种植体与各种角度倾斜植入种植体进行对比。正如所料，负重和倾斜植入的单个种植体增加了种植体周围牙槽骨的应力。一个有趣的发现是，与轴向种植体支持的悬臂结构相比，倾斜种植体支持的短悬臂降低了骨和修复体的应力。这一研究表明减小悬臂长度的倾斜种植体可能有助于降低种植体周围骨组织和修复体的应力。

一个二维有限元分析[13]得出了同样的结论，虽然悬臂梁产生的负载无法消除，但随着远端种植体的倾斜植入，应力会大大减小。这些结果鼓励医生在临床研究中采用倾斜植入种植体，以改善修复效果和生物学效果。

Lan 的团队[14]模拟了不同角度组合（轴向、近中或远中倾斜）植入两个相邻种植体支持一个夹板式修复。结果发现，负载类型（垂直向或倾斜向）是决定种植体周骨组织应力的主要因素。而且，种植体的平行度或分散度似乎对牙槽骨的应力没有影响。此外，一个远中向倾斜植入的种植体和垂直向植入的种植体的位置组合会产生最大的应力，因此建议在临床实践中避免这种组合。

系统评价和 meta 分析试图从临床研究获得的数据中得出一些结论，专门评估倾斜植入的种植体。

最近的一项 meta 分析纳入了44篇关于这一主题的文献[15]，但只有回顾性和前瞻性研究，没有随机对照试验。好的方面是纳入的研究之间的差异很小。结果显示，倾斜植入种植体与垂直向植入相比，种植失败率无统计学差异。作者又进行了亚组分析，分别对上下颌进行评估。在上颌，轴向植入的种植体比倾斜植入的种植体更有利。相反，在下颌，二者之间无差别。这可以解释为上颌骨，特别是在后牙区骨质条件差，因此容易受到倾斜种植体导致的较高应力。这个问题似乎并不会影响骨质更致密的下颌骨。关于边缘骨吸收变化，两组之间无显著差异。

另外两个 meta 分析[16-17]也得出类似的结论，但是分别对下颌和上颌进行亚组分析时，两者之间没有显著差异。可能是因为在这些分析中，随访期长的研究（负重后 >1 年）被纳入，这就平衡了上下颌亚组之间的成功率和失败率。

系统性回顾和 meta 分析也阐述了关于上颌采用倾斜植体进行即刻负重的问题[18]。在种植体存留率和边缘骨吸收变化方面，轴向组和倾斜组之间无明显差异。因此，上颌采用倾斜植体进行即刻负重被认为是可行的。

需要考虑这些综述和 meta 分析的局限性。首先，没有符合纳入标准的随机对照试验对上下颌骨中使用倾斜植体进行研究，故而有必要进行长期的研究。这对无法控制的混杂因素，特别是吸烟、副功能习惯和口腔卫生措施有直接的影响。其次，大多数研究是回顾性的，无法控制研究信息的记录和数据的缺失，而且也不可能设定研究的参与者。许多临床研究都是小样本，且随访期短。

最后，在定义倾斜或轴向植入种植体允许的最小角度上没有达成共识。此外，在各种临床情况下去定义标准化角度是困难的，因为这是由多变的个体解剖所决定的。

尽管如此，在所发表的回顾性研究和 meta 分析中还是存在一致的结果，即种植体在近远中向的植入角度似乎不会危及种植体的存留率和种植体骨组织的变化（表9.8，表9.9）。

表9.8 meta 分析比较倾斜植入和轴向植入种植体的存留率

	涉及文献	效应量	倾斜植入对比轴向植入	支持	统计学意义
Menini 等[18] 仅上颌风险比（95% CI）	回顾性研究和前瞻性研究	RR（95% CI）	1.23（0.66，2.30）	轴向植入	无（$P=0.575$）
Chracanovic 及同事风险比（95% CI）	回顾性研究和前瞻性研究	RR（95% CI）	1.89（1.35，2.66）	轴向植入	无（$P=0.450$）

表9.9 meta 分析倾向和轴向植入植体的 MBL 改变

	涉及文献	效应量	倾斜植入对比轴向植入	支持	统计学意义
Menini 等[18] 仅上颌	回顾性研究和前瞻性研究	mm 平均差（95% CI）	0.02（−0.05，0.09）	轴向植入	无（$P=0.575$）
Monje 等[68]	回顾性研究和前瞻性研究	mm 平均差（95% CI）	−0.13（−0.041，0.298）	轴向植入	无（$P=0.137$）
Del Fabbro 等[16]	回顾性研究和前瞻性研究	mm 平均差（95% CI）	−0.06（−0.12，0.01）	轴向植入	无（$P=0.05$）
Chrcanovic 等下颌组	回顾性研究和前瞻性研究	mm 平均差（95% CI）	0.77（0.39，1.52）	轴向植入	无（$P=0.450$）
Chrcanovic 上颌组	同上	同上	1.70（1.05，2.74）	轴向植入	有（$P=0.03$）

9.1.4 颧种植体

在颧骨上植入长种植体是上颌骨重度骨吸收时的另一种治疗选择。

颧种植体的优点包括：

- 避免骨移植术或复杂的外科手术，如 Le Fort I 截骨术或牵张成骨术。
- 消除与这些手术相关的并发症的发生。
- 允许种植体在常规情况难以获得良好的效果时进行修复重建，如在上颌骨肿瘤切除手术后。

缺点是：

- 侵入性手术。
- 可能会损坏像眼眶这样的精细结构。
- 与其他种植手术相比，需要镇静或全身麻醉。

颧种植体可利用的长度最长可达50mm；最常用的直径是3.75mm。传统治疗计划包括在颧骨上植入2个颧种植体及在上颌骨前部植入2~4个传统种植体。当上颌骨前牙区没有重度吸收时，这是一个可以采纳的治疗计划；否则就每侧放置2个颧种植体用作义齿的固位体。

Chrcanovic 和同事报道了采用颧骨种植的5种不同的外科技术[19]。

经典方法(图9.8)是首先暴露上颌骨直到颧牙槽嵴顶，最后到达颧骨以形成完整的视觉。确定眶下神经后，在窦壁上开窗。将窦黏膜反折，用一个球钻从上颌骨牙槽嵴顶穿过上颌窦形成一个入口。到达颧骨时预备种植窝，手动将种植体植入到适当的深度。

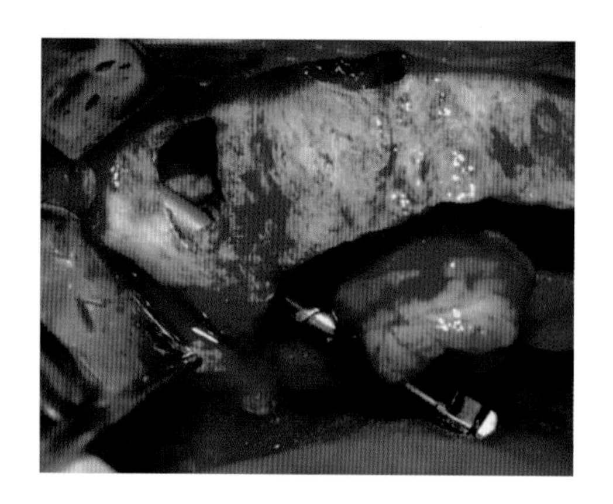

图9.8 颧种植体植入的经典方法(经Chrcanovic团队许可转载)

窦槽技术(图9.9)与传统的做法类似，但不是提高整个上颌窦黏膜，而是沿种植体的植入路径，从上颌骨到颧骨底部形成沟或“槽”，使得整个种植体螺纹暴露可见。这种更小的开窗术创伤性更小。

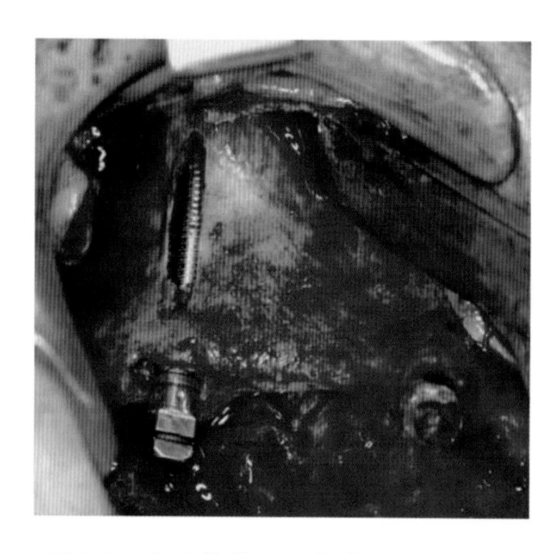

图9.9 颧种植植入的窦槽技术(经Chrcanovic团队许可转载)

外置的方法不包括开窗术(图9.10)。因此，种植体位于窦外。在颧骨中进行骨切开术并使其逐渐变宽。

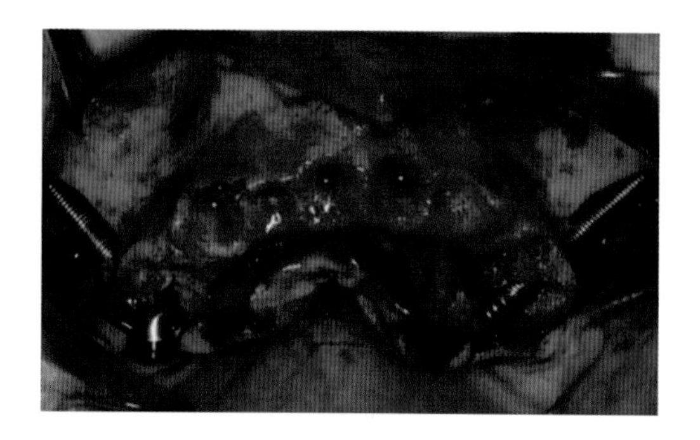

图9.10 外置法植入颧种植体(经Chrcanovic团队许可转载)

制定钻针导板(图9.11)是一种微创技术，使用CBCT扫描基础上制造的3D模型，最后采用立体光刻技术生产钻针导板。这样可允许种植体定位而不需要开窗术。

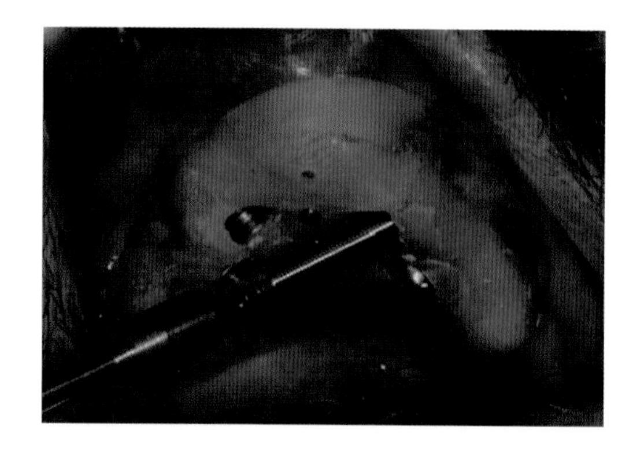

图9.11 定制的钻针导板植入颧种植体(经Chrcanovic团队许可转载)

计算机辅助手术是采用口内手术导航系统，在理论上可以进行不翻瓣手术。

作者认为，选择哪种技术还是取决于医生的个人偏好，因为缺乏这方面的比较研究。另一方面，有些情况更适合采用特定的手术方法。详细地讲，在颧骨和上颌骨之间由于严重骨吸收形成明显的凹陷时，可以使用外置法；相反，如果没有凹陷，应该采用经典技术或沟槽技术。

对于定制钻针导板和计算机辅助手术，其使用仍需要进行验证。而且，它们更昂贵，并且受到有可用设备中心的限制。

文献中报道最常见的并发症是鼻窦炎，可高达 21%；种植失败多达 11%；以及 6% 的患者眼眶穿孔。文献中也报道了上颌骨或颧骨神经损伤和颅内穿通，但这些严重的并发症仅限于个别案例的报道[20]。

据报道，颧种植体的存留率为 95.6% ~ 100%。存留率高的原因可能是因为谨慎的选择患者和技术熟练的临床医师参与了种植手术[21-23]。

Wang 的团队[22]对颧种植体进行系统评价，纳入了三项研究，共 49 例患者植入 196 个种植体，种植体存留率的加权平均数为 96.7%（95% CI：92.5，98.5）。尽管如此，研究仍表明上颌全口种植修复采用颧种植体是可行的(图 9.12)。没有可用的随机对照试验，将来还需要进一步的研究来加强这些结果。

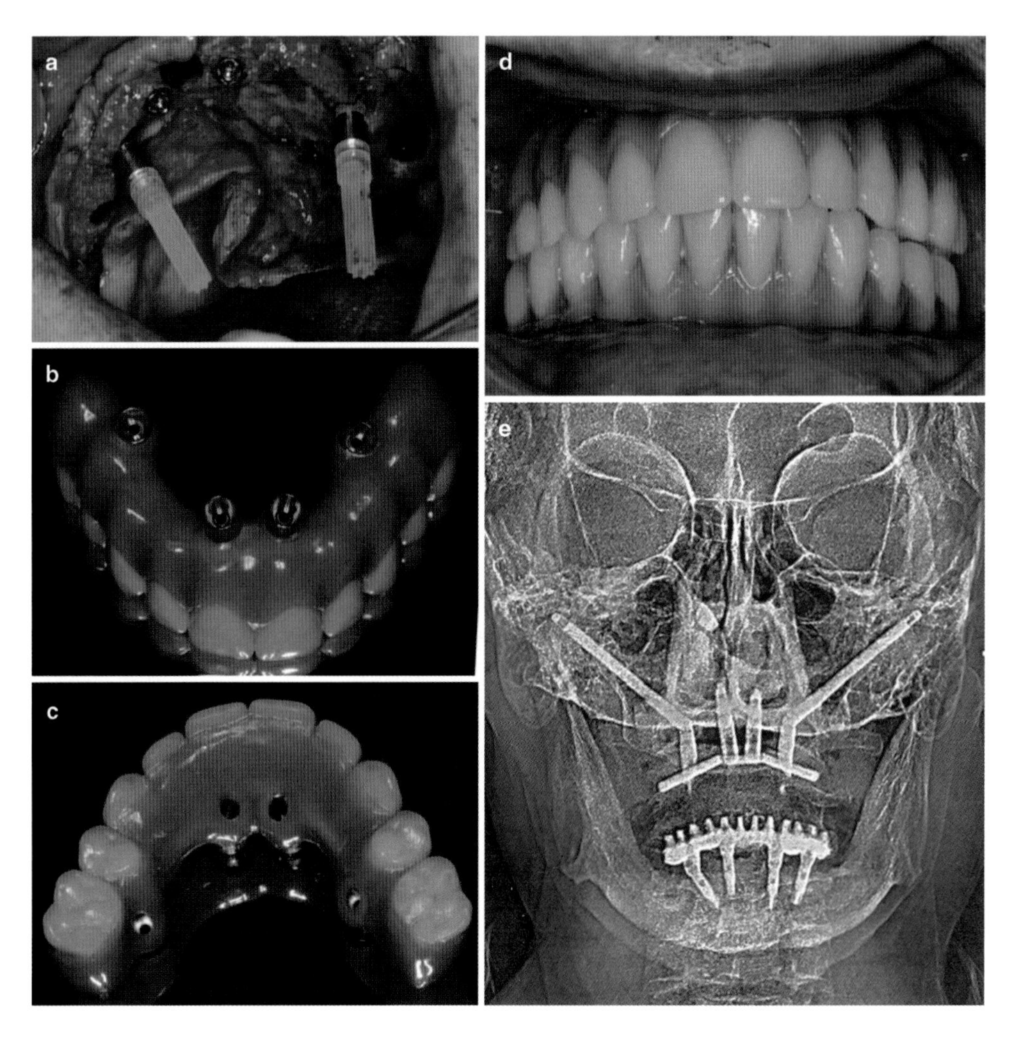

图 9.12 颧种植体的植入(a)；上颌修复体(b、c)；修复体戴入后和 X 光片显示种植体植入在颧骨中的正确位置(d、e)

颧骨种植体是那些不能使用其他选择的病例非常有用的解决方案，尤其是肿瘤切除术后的患者以及上颌严重萎缩的病例。手术时应考虑到种植手术过程中所涉及的微细结构。因此，植入颧种植体应限于有经验的外科医生，因为他们能够随时准备好面对可能发生的并发症。

9.1.5 All-on-Four 的概念

All-on-Four™是一种义齿修复设计的理念(Nobel Biocare，哥德堡，瑞典)，在前牙区(上颌或下颌)植入 4 个种植体，其中，中间 2 个垂直植入，而最远端的以最大角度倾斜植入，以尽可能减小悬臂的长度，并支撑全牙弓的临时、即刻固定修复(图 9.13)。与其他修复方案相比，没有随机对照试验可用于评估这种修复方案，但是一项系统评价[24]分析了六个前瞻性和回顾性研究，以评估 All-on-Four 方案的有效性和长期成功率。已纳入的研究其随访范围为 12 ~ 36 个月。研究报道的种植体成功率为 98.6% ~ 99.1%，修复的成功率为 99.9% ~ 100%。无论如何，这个高存留率需谨慎看待。首先，大部分研究都是由经验丰富的临床医生在意大利和葡萄牙进行的，所以很难说普通医生在日常临床实践中也可以得到这么好的效果。其次，缺乏随机对照试验且随访时间短无法得出确定的结论。毫无疑问，5 年以上的长期随访是必要的。

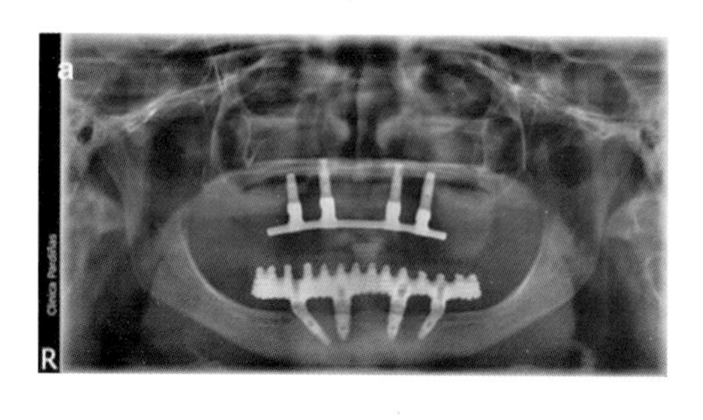

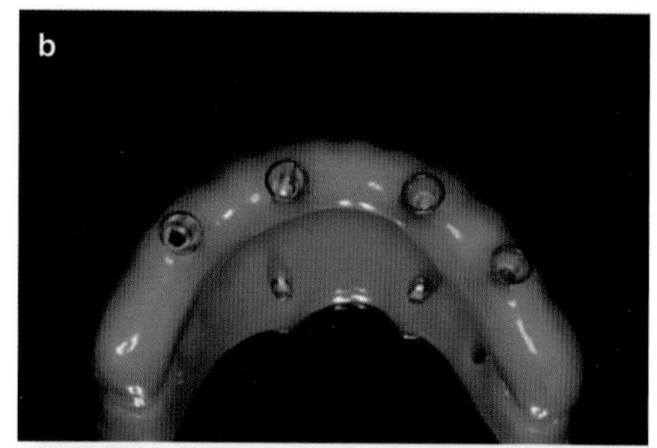

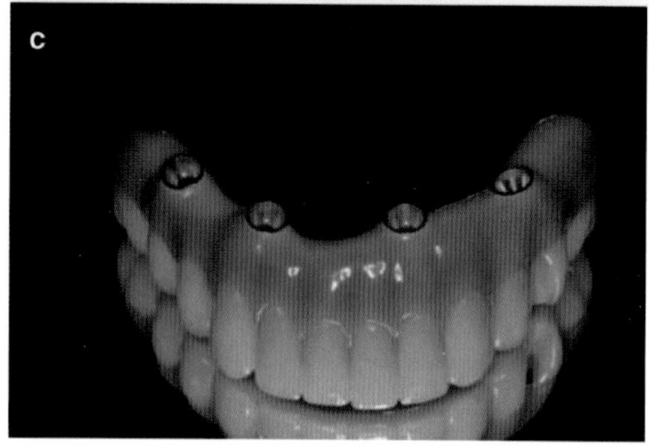

图 9.13 下颌 All-on-four 种植体植入和修复的病例

9.2 固定重建的最佳种植体数目

一直伴随口腔种植实践的一个问题就是为确保最佳的临床效果应选用的种植体数量。

要解决这个问题并非易事。过去，一些临床医生主张每颗缺失牙都相应植入一颗种植牙，但临床的结果表明情况并非如此。

然而，在分析理想种植体数量的问题上仍然不够清晰。

Mericske-Stern 和同事[25]试图通过回顾过去 30 年的证据来对这一问题做出解答。作者的结论是，尽管没有关于种植体数量和修复体设计的长期研究和随机对照试验，但在种植学文献中都报道了一致的结果。尤其是，无论使用种植体的数量如何，都表现出高存留率和相对低的并发症风险。大多数关于修复无牙颌的文章报道称使用4～6个种植体。因此，使用长度≥10mm的4～6个种植体进行全口修复重建，似乎是一个合理的数目。

在2014年的口腔修复重建共识大会上[26]，已经确立了满足全口种植固定修复的种植体数目，即下颌4个种植体，上颌6个种植体。此外，大会也提到，上颌植入4个标准尺寸的种植体(长度≥10mm，直径≥3.5mm)也是一种可行的治疗方案。

此外，Heidecke及其同事[27]评估了部分或完全无牙颌患者种植支持固定修复的5年存留率和并发症发生率，试图根据特定类型的修复方式来确定最理想的种植体数目(FDP或全口义齿)。因为没有任何试验能够具体地回答刚开始提出的问题，所以该分析的结果被认为仅仅是从其他类型的评估中推断出来的。

因此，作者总结得出，在无牙颌中植入4～6个种植体对于全口义齿修复是不错的数目，而对于FDP，其证据仍不清楚。

9.3 种植覆盖义齿

无牙颌患者佩戴上颌或下颌全口义齿时通常会出现稳定性和固位性不良的情况。这可能对患者咀嚼、发音、美观和整体的生活质量带来巨大的负面影响。种植覆盖义齿(OVD)赋予了义齿更好的固位、功能和发音，从而可以很好地解决上述问题。

OVD的定义为部分由种植体支持的全口义齿。一些作者曾提议区分种植体-支持式OVD和种植体-固位式OVD，前者指的是完全由种植体支持，而后者指的是由种植体固位但同时也靠黏膜的支持[28]。

通过对文献的分析，可以评估各种附着体系统和最佳的种植体数量，从而确保种植体和OVD修复部件的最佳存留率和并发症的发生率。

上颌和下颌的OVD有着不同的附着体系统。杆卡式、球帽式、磁铁式和套筒冠附着体是最常用的固位装置[29]。

• 杆卡(图9.14)结构的作用是将基牙进行夹板连接并同时支持修复体。

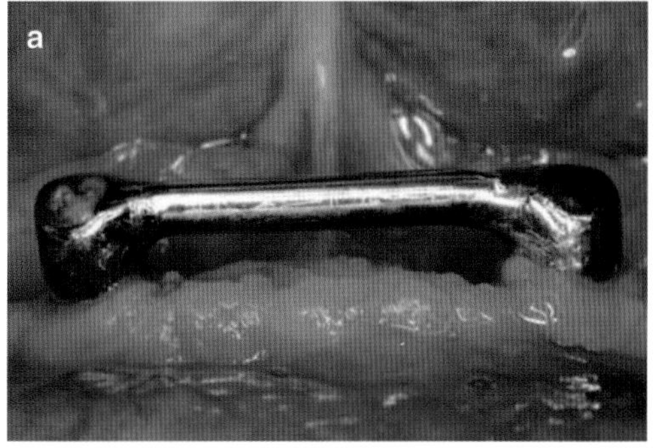

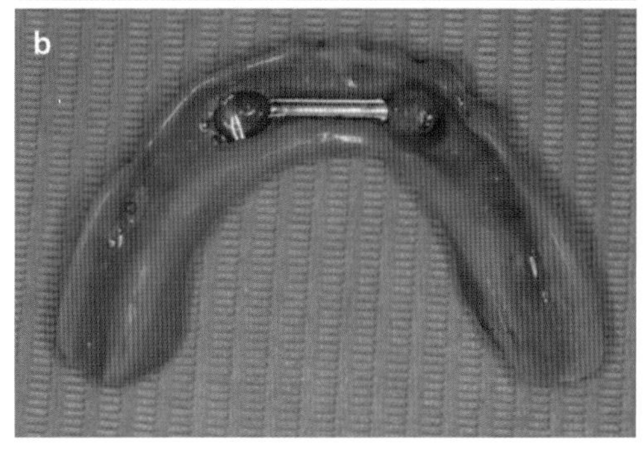

图9.14 下颌OVD采用杆卡附着体的病例

• 球帽(图9.15)附着体是最简单的类型，由种植体上的小球构成，修复体上有相对应的空间容纳小球。

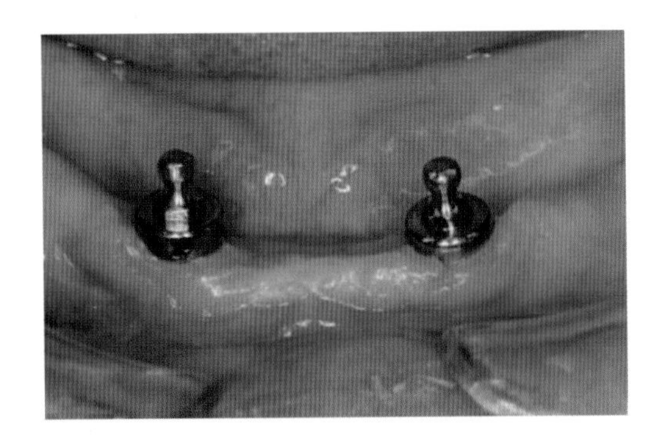

图 9.15 球帽附着体的病例

• 套筒冠附着体(图 9.16)由内外冠构成，种植体上的内冠可嵌入修复体上的外冠中。

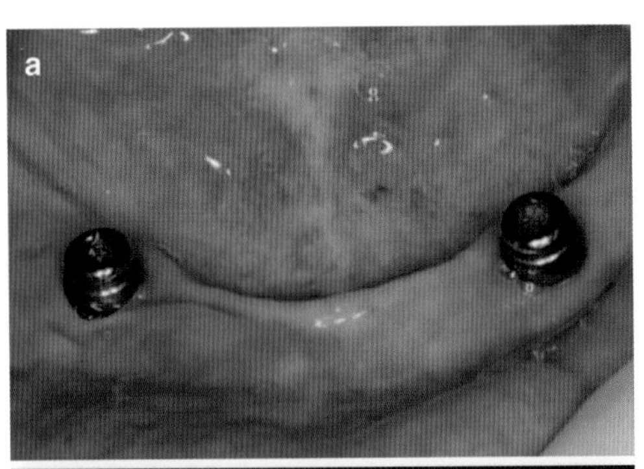

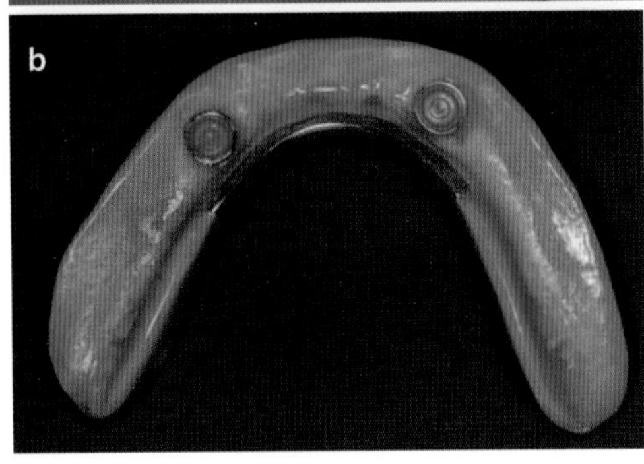

图 9.16 套筒冠附着体的病例

• 磁铁(图 9.17)是由稀土材料钕铁硼(Nd - Fe - B) 或另一种稀有金属材料，即钐 - 钴(Sm - Co)组成，前者是磁性最强的磁铁。

一般来说，附着体系统的选择取决于临床医生的倾向，但了解治疗效果是否会在某种程度上取决于附着体类型是很重要的。

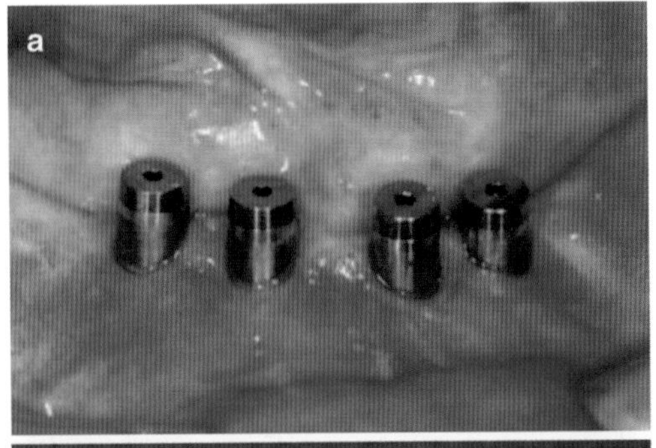

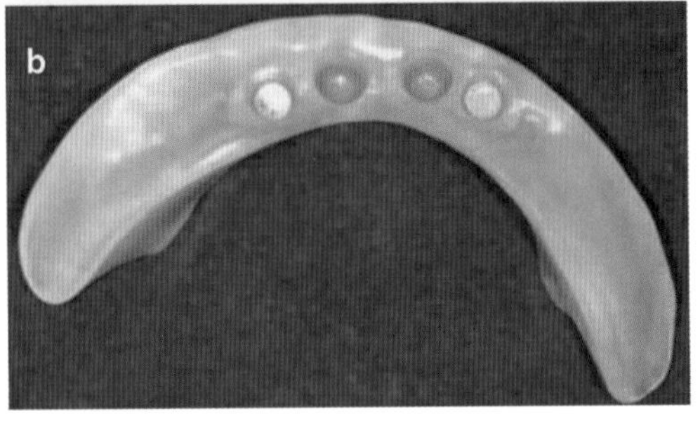

图 9.17 磁性附着体的病例(经 Chu 等许可转载)

Kim 及其同事[30]系统回顾了与该主题相关的出版物。他们的研究纳入了随访期为 1 ~ 10 年的随机对照试验和前瞻性研究。种植体存留率为 97% ~ 100%，平均为 98%。

磁性附着体由于佩戴磨损和腐蚀，最易受并发症的影响。这些并发症在 AlNiCo等老式磁性材料中比较常见，但使用 Nd - Fe - B 或 Sm - Co 等新材料时，并发症可能有所降低。

第二个常见并发症是杆卡式附着体的夹子松动和球帽式附着体的基质松动。

Andreiotelli 等[28]评估了随访期 ≥ 5 年的随机对照试验和前瞻性研究。他们发现下颌 OVD 相关的信息比上颌多。其结果显示种植体 10 年间的存留率在 93%

~100%，并且该结果并不受夹板和种植体数量的影响。下颌 OVD 的种植体存留率高于上颌。

修复体成功率范围变化大，并且不能累计计算。因此，各种研究之间不能进行数字合成。

根据发生频率排序，最常见的并发症是固位力丧失需要重垫/重衬，其他依次是附着体折断、OVD 折断、对颌修复体折断、塑料修复体折断、基台螺丝松动和种植体折断。相比下颌，上颌 OVD 的并发症发生率更高。

虽然对附着体的固位系统进行客观评估被认为是不可行的，但无论如何都可以看到，就夹板式或非夹板式 OVD 来说，大部分研究认为在种植体存留率方面没有实质的差异。单独的附着体花费较少且制作简单。因此，医生应该更倾向于使用该类附着体而非选择杆卡类附着体。

球帽类附着体的固位能力似乎是所有附着体系统中最强的。从另一方面来说，磁性附着体和杆卡式附着体的固位力会随使用时间的延长而降低。

此外，除了杆卡附着体游离端悬臂的折断概率较高之外，似乎并没有观察到附着体和修复体之间存在相关性。

关于下颌种植 OVD 最佳的种植体数量，一项系统回顾纳入了随访期为 1~10 年的随机对照试验和前瞻性研究后得出了结论[31]：OVD 的预后良好；并且下颌 1 个、2 个和 4 个种植 OVD 设计，其种植体存留率近似。结论也表明了无论种植体数量多少，高存留率都是可以保证的。此外，义齿的维护和患者的满意度评分似乎也不受此影响。

Raghoebar 等[32]对上颌 OVD 的种植体数量进行了具体的评估。考虑到上颌种植体的存留率比下颌低，所以为避免修复体缺失而植入更多的种植体这一假设是合理的(图 9.18)。

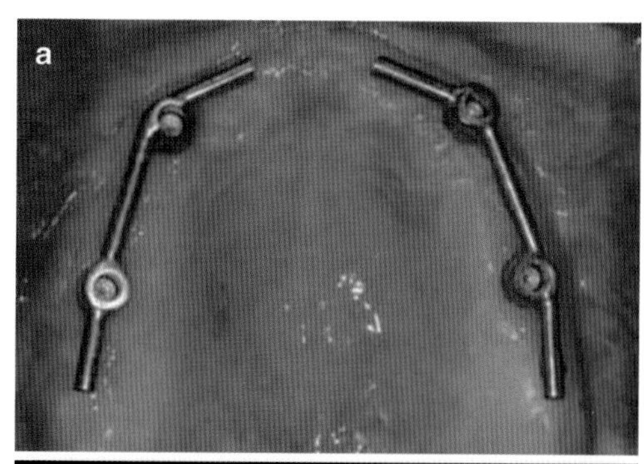

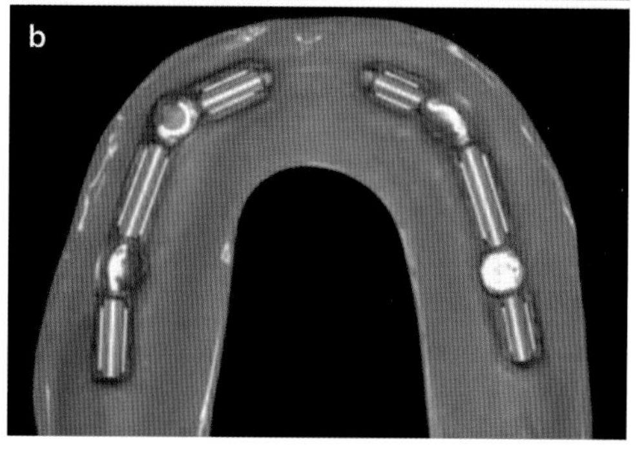

图 9.18 上颌覆盖义齿的病例，在该病例中，种植体之间由杆连接似乎比其他修复方案更为可靠(经 Slot 等许可转载)

事实上，meta 分析表明，≥6 个夹板式修复的种植体脱落率为每年 1.9%，而≤4 个夹板种植体的年脱落率为 3%，≤4 个非夹板种植体的年脱落率为 11%。

对于修复体的失败情况，≥6 个夹板式修复的年发生率为 0.5%，而≤4 个夹板种植体的年发生率为 3.1%，≤4 个非夹板种植体的年发生率为 1.2%。这些数据所得出的结论是，理想的上颌种植体支持式 OVD 应该由 6 个种植体支持，且相邻植体种之间应由夹板连接，而种植体的最少数目也要保证有 4 个。研究者观察到≤4 个非夹板式种植体的效果是最差的(表 9.10，表 9.11)。

表 9.10 上颌 OVD 治疗—覆盖义齿存留率

	6 个植体和杆式上部结构	4 个植体和杆式上部结构	4 个植体非夹板结构
Slot 及同事[33] 年存留率(95% CI)	98.1%(96.4, 99.0)	97.0%(91.4, 99.0)	89.0%(96, 97.4)
Raghoebar 及同事[32] 年存留率(95% CI)	99.5%(97.8, 99.8)	96.9%(92.4, 98.7)	98.8%(91.4, 99.8)

表 9.11 覆盖义齿并发症发生率

OVD 的并发症	
Andreiotelli 及同事[28]	固位丧失：30%
	需要垫底/重衬：19%
	夹板或附着体折断：17%
	OVD 折断：12%
	对颌修复体折断：12%
	树脂折断：7%
	修复螺丝松动：7%
	基台螺丝松动：4%
	基台螺丝折断：2%
	种植体折断：1%

另一个相同的系统综述[33]针对平均观察期为 1 年的研究也得出了类似的结论。

对于所有纳入分析的设计结构(6 个夹板式种植体，4 个夹板式种植和带有杆卡附着体的 4 个种植体)，其修复体和种植体的存留率都 >95%。总之，6 个夹板式种植体保证了最佳的效果，其次是 4 个夹板式设计，而 4 个种植体的球帽式设计是效果最差的。因此得出结论：即使上颌 OVD 使用 4 个种植体也可以得到不错的效果，但它也只能作为退而求其次的治疗方案。

蒙特利尔麦吉尔大学举行的研讨会，在会后发表了《麦吉尔共识声明》，提出对于无牙颌下颌，允许接受最少 2 个种植义齿支持的 OVD 治疗方案。这不是最佳的治疗方案，但对于那些无法承受更大范围的修复和种植治疗的患者而言，这是最低限度可接受的解决方案[34]。

这个想法在大量的随机对照试验中得到了证实。近期的一份 meta 分析[35]通过使用 VAS 量表对患者的生活质量进行评定，表明与传统义齿相比，佩戴由种植体支持的 OVD，其自评生活质量更高。

此外，就义齿功能而言，如咀嚼能力和发音都因为采用了种植体支持式 OVD 而显著提升。

鉴于此，可以认为《麦吉尔共识声明》中有关使用 2 个种植体支持的 OVD 修复无牙颌，是最低限度的可接受方案，可在任何级别的临床实践中开展。

另一个值得考虑的方面就是为 OVD 提供固位或支持的种植体周围的边缘骨丧失量(边缘骨吸收)。尽管关于这方面的研究报道存在着高度的异质性而不能在此方面得出有力的结论，但笔者系统地回顾了相关文献后发现附着体类型和种植体的设计并不会对边缘骨吸收造成影响[36]。

最后，OVD 的维护是研究人员需要调查的一个方面，因为它反映了这种治疗方法所需耗费的椅旁操作时间及重要的经济影响。相关文献中普遍存在一个共识：在负重后的第一年内，OVD的重做和重新调改的发生率最高。由附着体系统的损害和磨耗造成的固位丧失是重做最常见的原因。此外，义齿的重衬也十分普遍而必要，不同作者报道其发生率在6%～18%（表9.7）。

总而言之，对于由于经济因素、手术因素、解剖因素而无法进行大范围种植手术而进行全口固定修复的患者来说，种植体支持式或种植体固位式OVD是一个非常好的治疗选择。

从文献回顾来看，虽然磁性附着体和球帽式附着体的使用将有可能增加并发症的发生率，但总的来说各种附着体系统的使用都是可靠的。在下颌OVD中杆卡式附着体的使用似乎并不会给临床修复效果带来明显的改善。然而，在上颌，6个种植体通过杆的连接对于种植体和修复体的存留率来说，是一种更为安全的选择。

最后，文献指出下颌由2个种植体支持的OVD表现出了极好的效果，可将其作为活动义齿患者的治疗选择。附着体的选择并不会对种植体和修复体的成功率和存留率造成影响。总之，磁性附着体可能并发症相对较多，如长期使用后固位力的丧失。

9.4 口腔种植印模技术

精确的印模是种植治疗成功的基本步骤之一。印模的准确性直接影响了铸件的准确性和最终修复体的适合性。各种印模材料和技术已应用于口腔种植领域，对医生来说，如何选择也是一个挑战[37]。

理想的印模材料应具备一些基本特性：

- 准确性是指材料能以精确的方式重现细节，准确的印模材料需要在至少25μm的范围内重现细节。
- 弹性回复是指材料硬固后从口腔中取出，通过倒凹区时会变形，但过后又恢复到原始的形态。
- 亲水性则是另一个重要特性，因为亲水性允许材料即使在唾液和血液存在的情况下也能流动。事实上，材料的越亲水，它越能在特定的表面上“扩散”。
- 黏度是指材料容易流动的程度。对于一种材料来说其黏度平衡是非常重要的，因为它可以装在托盘中而不会流走，但同时又能保持一定程度的流动性使其进入细小的解剖结构中。
- 可操作性是指材料的性质使其便于注入口内，同时其适宜的硬固时间不会给患者带来过多的不适感。

口腔种植领域中有两种弹性材料具备上述的所有性能并在效果上表现出色，这两种材料就是聚醚和加成聚硅氧烷（聚乙烯基硅氧烷或PVS）。

聚醚有高流、中流和低流三种稠度。

PVS的稠度分为超低、低、中、重和极重（油泥型）。

聚醚和PVS比起来操作时间更短且亲水性更强，即便硅酮中已加入表面活性剂来提高PVS的润湿性。从另一方面来说，PVS具有最好的弹性回复。这两种材料在经历24h的聚合后，均有0.15%～0.20%的回缩。这意味着若想取得最佳的精准度，需尽快灌制模型。

制取种植体印模通常有三种方法：

- 双组分印模法，即用注射器将低稠度的印模材料注入已放入托盘内的高稠度材料表面。

• 单组分印模法，即单纯使用一种中等稠度的印模材料。

• 二次印模法(图 9.19)，即在托盘内注入重体后制取初印模，之后在形成的印模内注入低稠度的材料并再次将初印模放入口中制取最终印模。

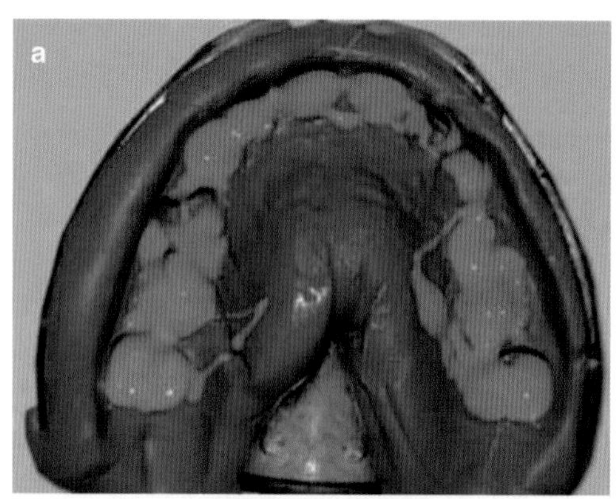

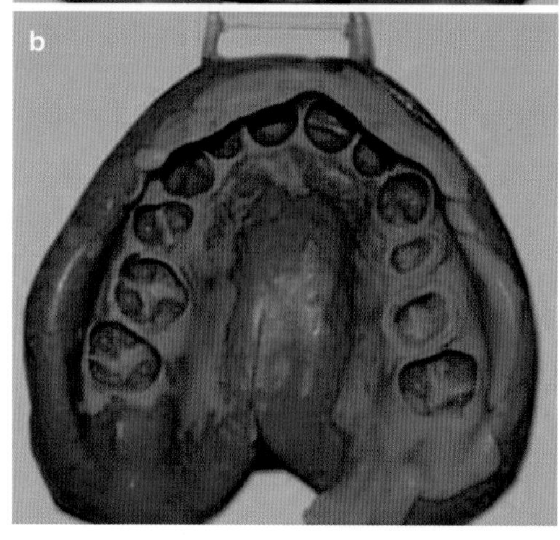

图 9.19 二次印模法中油泥材料(图中紫色部分)放入托盘中，制取初印模(a)。初印模上制作沟槽后，注射低黏稠度的材料(图中黄色部分)，制取终印模(b)

根据印模帽所采用的技术不同，分为闭合式取模和开窗式取模。

闭合式取模时(图 9.20)，印模帽在印模取下后依然留在口内，印模帽插入印模的印迹内是在口外进行的。

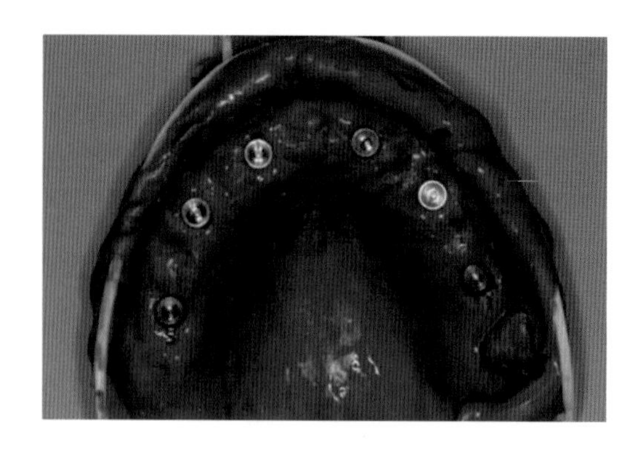

图 9.20 采用单组分材料(聚醚)进行闭合式印模

开窗式印模时(图 9.21 ~ 图 9.23)，印模帽和替代体通过螺丝固定于种植体上；采用开窗式托盘制取印模。当托盘还在口内时，替代体被卸下，随之印模帽和印模也一同被取下；最终，替代体在口外连接至印模帽上并送至加工厂。

为了确保各组件之间最佳的稳定性，必要时可在口内用牙线或涂布树脂的正畸丝来做成支架以在印模帽之间起到夹板作用。

最后，数字印模技术的出现可能替代传统的印模技术(图 9.24，图 9.25)。

9.4.1 种植印模技术的准确性

大多数对种植体印模技术准确性的评估研究都是在体外进行评估。

线性失真是评价印模准确度最常用的方法，即建立两个参考点(基台本身)后，对种植体或基台顶部在 x、y、z 平面上的位移进行评估，位移是决定印模准确性最重要的因素。

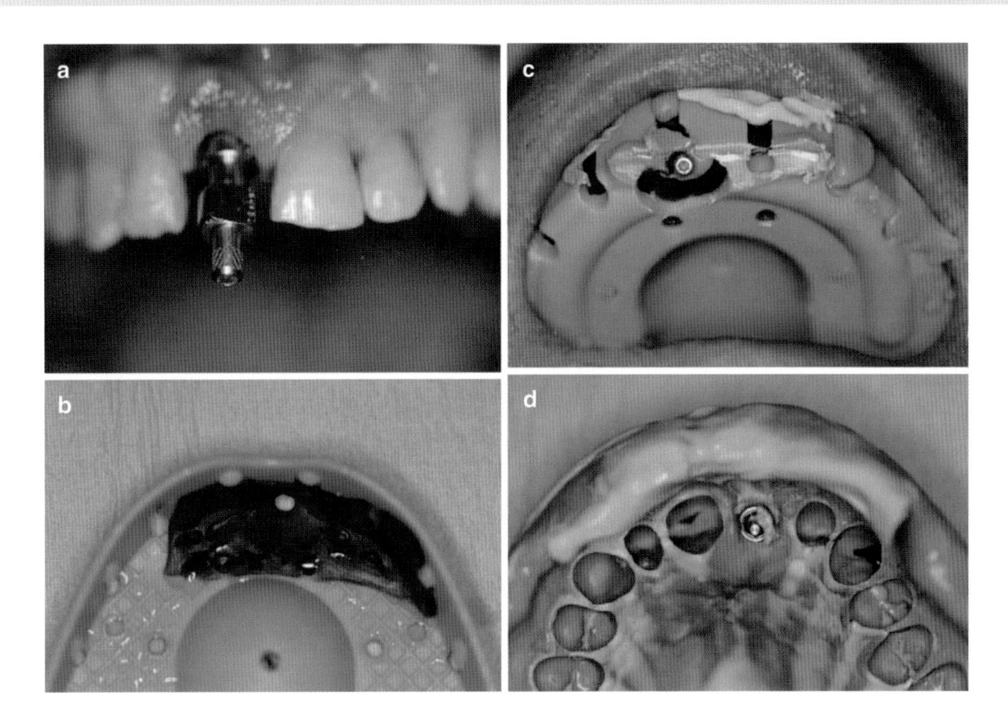

图 9.21 开窗式印模技术中印模帽通过螺丝固定在种植体上(a)。使用开窗式托盘制取印模(b)。当托盘还在口内时，替代体被卸下(c)，随之印模帽-印模也一同从口内取出(d)。这里使用了两种不同黏稠度的印模材料(双组分印模法)(PVS)

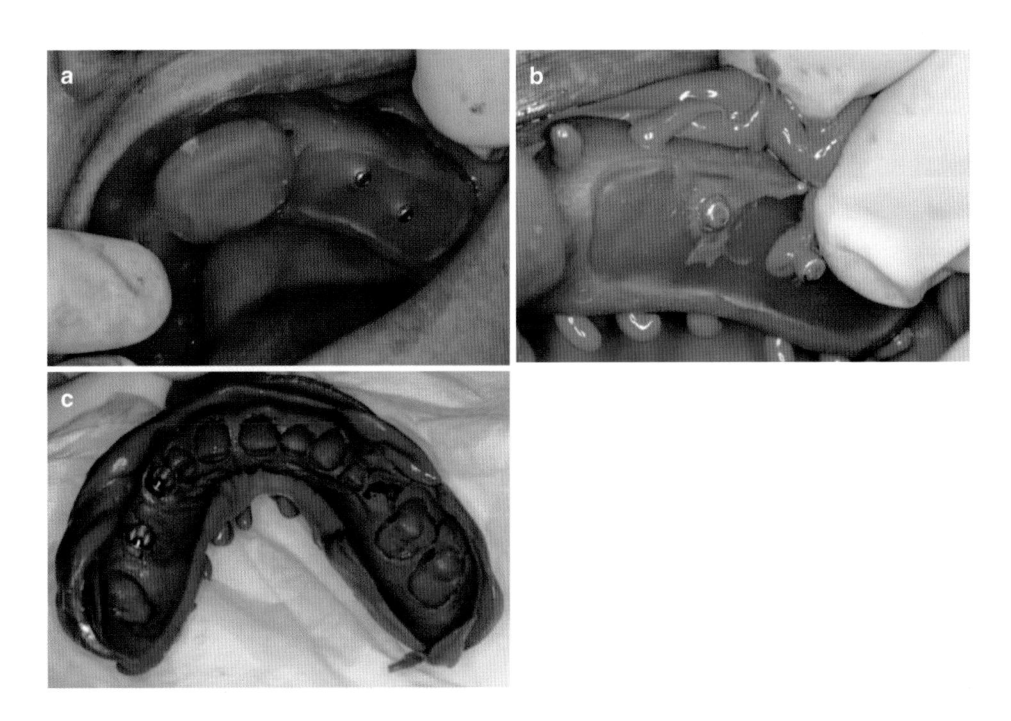

图 9.22 成品托盘可被用于开窗式印模技术，这保证了临床医生操作的舒适性和制取印模的便利性。该病例中使用的是单组分材料(聚醚)

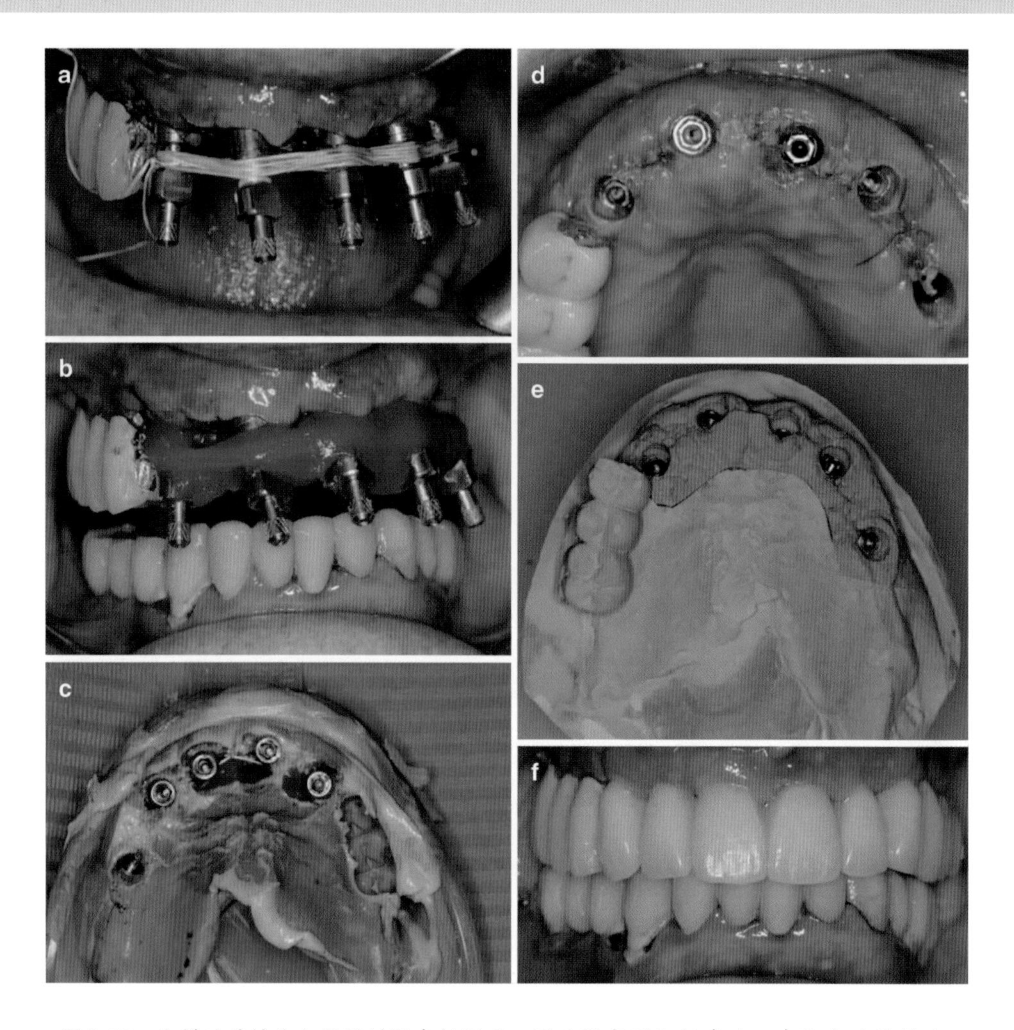

图 9.23 取模时种植体之间用树脂夹板固定，因为避免了把托盘从口中取出时的微动，所以该印模保证了最佳的精确性。在该病例中，支撑树脂的是牙线(a，b)；开窗式取模法中使用的是双组分材料(PVS)(c)，对即刻负重修复的细节做出了出色的再现

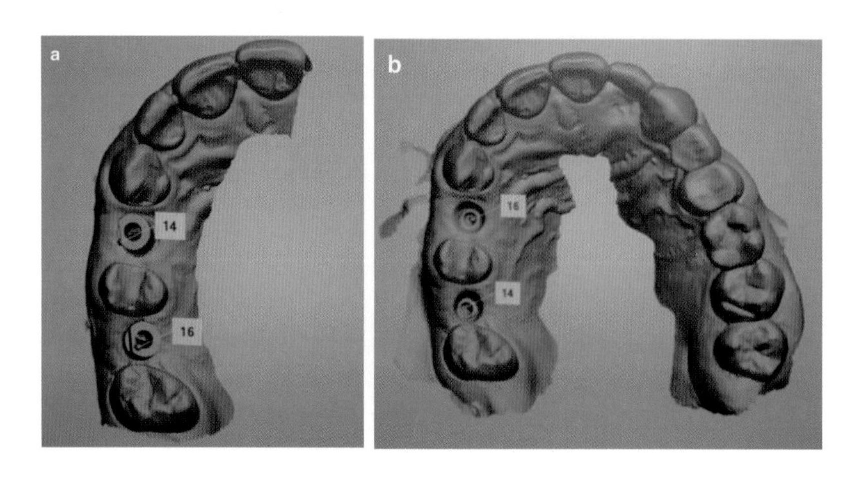

图 9.24 虚拟印模技术可对病例进行数字化观察和研究

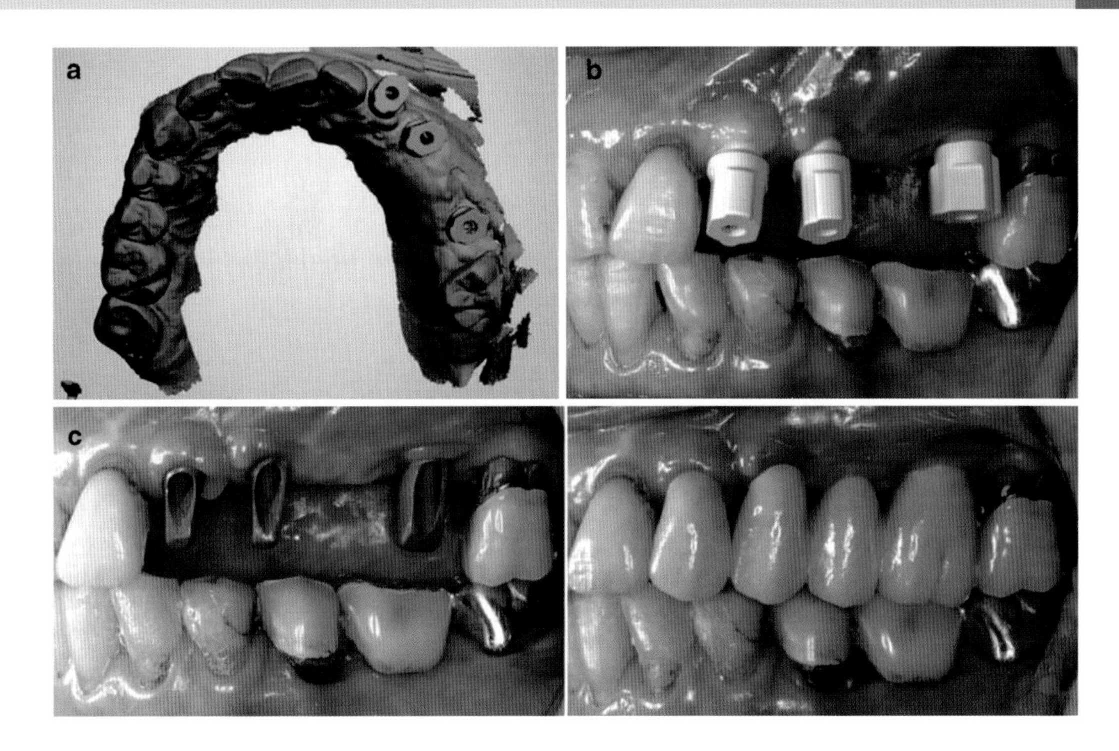

图9.25　由口内扫描杆采取数字化印模和制作个性化基台的病例(经 Brandt 等许可转载)

相反，角度扭曲评估的是种植体头部围绕其长轴的旋转及其头部沿参考平面的平移。

叙述性文献综述用于评估和比较各种植印模技术[38-44]。通过分析这些文献可以得到一些共识。

近期，一项针对单纯体外研究的综述中[38]，对种植体印模技术的准确性进行了比较。通过比较闭合式和开窗式印模技术，发现大量研究都认为开窗式印模技术具有更高的准确性，特别是在4个或更多种植体印模的病例中。

对材料的评估证实了最常使用并且最精准的材料是聚醚，其次是 PVS。

对夹板技术也进行了评估。最常使用的是用牙线支持的树脂夹板。此外，在树脂完全聚合之前对其进行分段似乎可以防止不良的收缩效应。不管如何，与非夹板相比，夹板印模技术是最准确的。

与预期的一样，种植体呈角度植入时其印模的准确度最差。另外种植体的数量、邻牙的形态和种植体的高度都可能对印模的准确性造成影响。

关于数字化印模的准确性，因为缺乏研究而没有明确的证据。笔者总结认为，高精度扫描仪和使用粉末颗粒作为标记的印模效果最好。很显然，当前的趋势正是种植流程向数字化转变。数字化印模技术的改善很可能减少了多种材料的使用和临床及加工厂的步骤，但现需要更多的研究来证明数字化印模相比于传统印模技术来说具有更好的临床效果。

总之，夹板固定技术相比于非夹板技术似乎能保证更高的印模准确性。在树脂完全聚合之前对其进行分段可以呈现最佳的效果。

虽然开窗式取模看似在角度植入和多种植体病例中能保证更好的准确性，

但开窗式和闭合式取模之间的差别很小。

聚醚和 PVS 用于印模时无太大差别，但据报道前者的准确性更佳。

最后，由于数据的缺乏，数字化印模技术的准确性尚不能得出最终结论。

9.5 口腔种植中的美学修复

最佳的美学效果取决于许多因素。当然，修复体本身在美学效果的呈现方面也很重要。对天然组织的最佳模仿依赖于材料的选用、种植体和修复体与周围结构完美的结合。

其他的影响因素（种植体的位置、临时修复、负重时间）都对获得最佳美学效果产生影响。

Martin 及其同事的综述[45]对该主题进行了阐述，他们的研究纳入了近十年来发表的随机对照试验、前瞻性和病例系列研究。

种植体植入位置不理想对最终的美学效果影响巨大，特别是种植体植入太偏颊侧时，可能会引起黏膜的退缩。

在最终修复之前使用临时修复体可使组织适当成形，因其能对最终的修复进行指导而被强烈推荐。此外，要获得出色的效果，软组织的成熟是基本前提。

关于固位系统和美学效果的关系，很少有研究倾向于螺丝固位或粘接固位。

从该分析中揭露了一个问题，即当前普遍缺乏将美学作为评价目标的随机对照试验。PES/WES 的评分并不一致；对于龈乳头指数和其他标准化的客观评价系统来说也是如此。一项真正基于循证的口腔种植美学效果的评估是很难实现的，这个问题必须在未来的研究中得以解决。

9.5.1 氧化锆与金属烤瓷

正如前面几章所指出的，由于可以获得近似天然牙的美学效果，氧化锆广受欢迎。因此，采用氧化锆进行种植修复的目的就是让那些美学要求很高的患者通过种植治疗获得良好的美学效果。

在口腔种植修复中，应用全瓷材料的担忧（第 4 章和第 5 章）主要在于修复体的制作，特别是理论上认为，全瓷修复体用于后牙区其机械性能不足。

在对文献进行批判性的评估时[46]发现，种植体支持的单冠，5 年的累积存留率（97.1%）和金属烤瓷修复体近似。

对比性研究存在一些常见的问题，如参与研究的患者数量少、随访时间短，但结果又都令人鼓舞。

此外，全瓷冠和金属烤瓷冠修复在并发症的发生率上并没有区别。需要指出的是这些结果对于 FDP 和全口义齿是不同的，因为后者更复杂。

崩瓷被认为是所有全瓷单冠最常见的机械并发症。

同样，对氧化锆 FDP 的系统回顾表明[47-48]，在短期临床评估中，相比机械并发症，其在存留率方面的结果更好。

面对这些令人鼓舞的结果，研究者需要意识到，口腔医学文献中缺乏精心设计的随机对照试验。此外，一些现有的研究都没有报道一些重要信息，如修复体在口内的位置，修复体的类型及对颌牙列的情况。在目前的状况下，不可能就氧化锆修复体得出有力的结论。

参考文献

[1] Sailer I, Mühlemann S, Zwahlen M, et al. Cemented and screw-retained implant reconstructions: a systematic review of the survival and complication rates. Clin Oral Implants Res, 2012, 23: 163 – 201.

[2] Wittneben J G, Millen C, Brägger U. Clinical performance of screw- versus cement-retained fixed implant-supported reconstructions-a systematic review. Int J Oral Maxillofac, 2014, Implants 29(Suppl): 84 – 98.

[3] Chaar M S, Att W, Strub J R. Prosthetic outcome of cement-retained implant-supported fixed dental restorations: a systematic review. J Oral Rehabil, 2011, 38: 697 – 711.

[4] De Brandão M L, Vettore M V, Vidigal Júnior G M. Peri-implant bone loss in cement- and screw-retained prostheses: systematic review and meta-analysis. J Clin Periodontol, 2013, 40: 287 – 295.

[5] Romanos G E, Gupta B, Eckert S E. Distal cantilevers and implant dentistry. Int J Oral Maxillofac, 2012, Implants 27: 1131 – 1136.

[6] Padhye O V, et al. Stress distribution in bone and implants in mandibular 6-implant-supported cantilevered fixed prosthesis: a 3D finite element study. Implant Dent, 2015, 24(6): 680 – 685.

[7] Park J, Kim H, Park E, et al. Three dimensional finite element analysis of the stress distribution around the mandibular posterior implant during non-working movement according to the amount of cantilever. J Adv Prosthodont, 2014, 6(5): 361 – 371.

[8] Wang C, Li Q, McClean C, et al. Numerical simulation of dental bone remodeling induced by implant-supported fixed partial denture with or without cantilever extension. Int J Numer Meth Biomed Eng, 2013, 29: 1134 – 1147.

[9] Torrecillas-martínez L, et al. Effect of cantilevers for implant-supported prostheses on marginal bone loss and prosthetic complications: systematic review and meta-analysis. Int J Oral Maxillofac, 2014, Implants 29(6): 1315 – 1321.

[10] Romeo E, Storelli S. Systematic review of the survival rate and the biological, technical, and aesthetic complications of fixed dental prostheses with cantilevers on implants reported in longitudinal studies with a mean of 5 years follow-up. Clin Oral Implants Res, 2012, 23: 39 – 49.

[11] Zurdo J, Romão C, Wennström J L. Survival and complication rates of implant-supported fixed partial dentures with cantilevers: a systematic review. Clin Oral Implants Res, 2009, 20: 59 – 66.

[12] Bevilacqua M, Tealdo T, Pera F, et al. Threedimensional finite element analysis of. Int J Prosthod, 2008, 21: 539 – 543.

[13] Zampelis A, Rangert B, Heijl L. Tilting of splinted implants for improved prosthodontic support: a two-dimensional finite element analysis. J Prosthet Dent, 2007, 97: S35 – S43.

[14] Lan T H, Pan C Y, Lee H E, et al. Bone stress analysis of various angulations of mesiodistal implants with splinted crowns in the posterior mandible: a three-dimensional finite element study. Int J Oral Maxillofac, 2009, Implants 25: 763 – 770.

[15] Chrcanovic B R, Albrektsson T, Wennerberg A. Tilted versus axially placed dental implants: a meta-analysis. J Dent, 2015, 43: 149 – 170.

[16] Del Fabbro M, Bellini C M, Romeo D, et al. Tilted implants for the rehabilitation of edentulous jaws: a systematic review. Clin Implant Dent Relat Res, 2012, 14: 612 – 621.

[17] Del Fabbro M, Ceresoli V. The fate of marginal bone around axial vs. tilted implants: a systematic review. Eur J Oral Implantol, 2014, 7: 171 – 190.

[18] Menini M, et al. Tilted implants in the immediate loading rehabilitation of the maxilla: a systematic review. J Dent Res, 2012, 91: 821 – 827.

[19] Chrcanovic B R, Pedrosa A R, Custódio A L N. Zygomatic implants: a critical review of the surgical techniques. Oral Maxillofac Surg, 2013, 17: 1 – 9.

[20] Sharma A, Rahul G. Zygomatic implants/fi

xture: a systematic review. J Oral Implantol, 2013, 29: 215 -224.

[21] Goiato M C, et al. Implants in the zygomatic bone for maxillary prosthetic rehabilitation: a systematic review. Int J Oral Maxillofac Surg, 2014, 43: 748 -757.

[22] Wang F, et al. Reliability of four zygomatic implantsupported prostheses for the rehabilitation of the atrophic maxilla: a systematic review. Int J Oral Maxillofac, 2015, Implants 30: 293 -298.

[23] Chrcanovic B R, Abreu M H N G M. Survival and complications of zygomatic implants: a systematic review. Oral Maxillofac Surg, 2013, 17: 81 -93.

[24] Patzelt S B M, Bahat O, M. Reynolds, et al. The all-on-four treatment concept: a systematic review. Clin Implant Dent Relat Res, 2014, 16: 836 -855.

[25] Mericske-Stern R, A. Worni. Optimal number of oral implants for fixed reconstructions: a review of the literature. Eur J Oral Implantol, 2014, 7: 133 -153.

[26] Patient-centred rehabilitation of edentulism with an optimal number of implants: a foundation for Oral Rehabilitation(F O R) consensus conference. Eur J Oral Implantol, 2014, 7 (Suppl 2): S235 - S238.

[27] Heydecke G, et al. What is the optimal number of implants for fixed reconstructions: a systematic review. Clin Oral Implants Res, 2012, 23: 217 -228.

[28] Andreiotelli M, Att W, Strub J R. Prosthodontic complications with implant overdentures: a systematic literature review. Int J Prosthodont, 2010, 23: 195 -203.

[29] Alsabeeha N H M, Payne A G T, Swain M V. Attachment systems for mandibular two-implant overdentures: a review of in vitro investigations on retention and wear features. Int J Prosthodont, 2009, 22: 429 -440.

[30] Kim H Y, Lee J Y, Shin S W, et al. Attachment systems for mandibular implant overdentures: a systematic review. J Adv Prosthodont, 2012, 4: 197 -203.

[31] Lee J Y, Kim H Y, Shin S W. et al. Number of implants for mandibular implant overdentures: a systematic review. J Adv Prosthodont, 2012, 4: 204.

[32] Raghoebar G M, Meijer H J A, Slot W, et al. A systematic review of implant-supported overdentures in the edentulous maxilla, compared to the mandible: how many implants? Eur J Oral Implantol, 2014, 7(Suppl 2): S191 -S201.

[33] Slot W, Raghoebar G M, Vissink A, et al. A systematic review of implantsupported maxillary overdentures after a mean observation period of at least 1 year: review article. J Clin Periodontol, 2010, 37: 98 -110.

[34] Thomason J M, Kelly S A M, Bendkowski A, et al. Two implant retained overdentures-A review of the literature supporting the McGill and York consensus statements. J Dent, 2012, 40: 22 -34.

[35] Emami E, Heydecke G, Rompre P H, et al. Impact of implant support for mandibular dentures on satisfaction, oral and general health-related quality of life: a meta-analysis of randomized controlled trials. Clin Oral Implants Res, 2009, 20: 533 -544.

[36] Cehreli M C, Karasoy D, Kökat A M, et al. A systematic review of marginal bone loss around implants retaining or supporting overdentures. Int J Oral Maxillofac, 2010, Implants 25: 266 -277.

[37] Chee W, Jivraj S. Impression techniques for implant dentistry. Br Dent J, 2006, 201: 429 -432.

[38] Lee H, So J S, Hochstedler J L, et al. The accuracy of implant impressions: a systematic review. J Prosthet Dent, 2008, 100: 285 -291.

[39] Kim J H, Kim K R, Kim S. Critical appraisal of implant impression accuracies: a systematic review. J Prosthet Dent, 2015, 114: 1 -9.

[40] Baig M R. Accuracy of impressions of multiple implants in the edentulous arch: a systematic review. Int J Oral Maxillofac, 2014, Implants 29: 869 -880.

[41] Chaimattayompol N, Park D. A modified putty-wash vinyl polysiloxane impression technique for fixed prosthodontics. J Prosthet Dent, 2007, 98: 483 -485.

[42] Donovan T E, Chee W W L. A review of contemporary impression materials and techniques.

Dent Clin North Am, 2004, 48: 445 – 470.

[43] Moreira A H J, Rodrigues N F, Pinho A C M, et al. Accuracy comparison of implant impression techniques: a systematic review. Clin Implant Dent Relat Res, 2015, 17: e751 – e764.

[44] Papaspyridakos P, et al. Accuracy of implant impressions for partially and completely edentulous patients: a systematic review. Int J Oral Maxillofac, 2014, Implants 29: 836 – 845.

[45] Martin W, Pollini V, Morton D. The influence of restorative procedures on esthetic outcomes in implant dentistry: a systematic review. Int J Oral Maxillofac, 2014, Implants 29: 142 – 154.

[46] Larsson C, Wennerberg A. The clinical success of zirconia-based crowns: a systematic review. Int J Prosthodont, 2014, 27: 33 – 43.

[47] Raigrodski A J, Hillstead M B, Meng G K, et al. Survival and complications of zirconia-based fixed dental prostheses: a systematic review. J Prosthet Dent, 2012, 107: 170 – 177.

[48] Schley J S, et al. Survival probability of zirconiabased fixed dental prostheses up to 5 yr: a systematic review of the literature. Eur J Oral Sci, 2010, 118: 443 – 450.

[49] Ma S, Fenton A. Screw- versus cement-retained implant prostheses: a systematic review of prosthodontic maintenance and complications. Int J Prosthodont, 2015, 28: 127 – 145.

[50] Aglietta M, et al. A systematic review of the survival and complication rates of implant supported fixed dental prostheses with cantilever extensions after an observation period of at least 5 years. Clin Oral Implants Res, 2009, 20: 441 – 451.

[51] Çehreli M C, Karasoy D, Kökat A M. Systematic review of prosthetic maintenance requirements for implant-supported overdentures. Int J Oral Maxillofac Implant, 2010, 25: 163 – 180.

[52] Cruz M, Wassall T, Toledo E M, et al. Finite element stress analysis of dental prostheses supported by straight and angled implants. Int J Oral Maxillofac, 2009, Implants 24: 391 – 403.

[53] Gotfredsen K, et al. Consensus report-reconstructions on implants. The third EAO Consensus Conference 2012. Clin Oral Implants Res, 2012, 23: 238 – 241.

[54] Guillemard M, Hub H W. What every medical writer needs to know. Med Writ, 2014, 23: 34 – 39.

[55] Harder S, Kern M. Survival and complications of computer aided-designing and computer-aided manufacturing vs. conventionally fabricated implant-supported reconstructions: a systematic review. Clin Oral Implants Res, 2009, 20: 48 – 54.

[56] Jemt T, Lekholm U. Oral implant treatment in posterior partially edentulous jaws: a 5-year follow-up report. Int J Oral Maxillofac, 1993, Implants 8: 635 – 640.

[57] Kapos T, Ashy L M, Gallucci G O, et al. Computer-aided design and computerassisted manufacturing in prosthetic implant dentistry. Int J Oral Maxillofac, 2009, Implants 24(Suppl): 110 – 117.

[58] Kashi A, Gupta B, Malmstrom H, et al. Primary stability of implants placed at different angulations in artificial bone. Implant Dent, 2015, 24(1): 92 – 95.

[59] Keenan A V, Levenson D. Are ceramic and metal implant abutments performance similar? Evid Based Dent, 2010, 11: 68 – 69.

[60] Kern J S, Kern T, Wolfart S, et al. A systematic review and meta-analysis of removable and fixed implant-supported prostheses in edentulous jaws: post-loading implant loss. Clin Oral Implants Res, 2016, 27(2): 174 – 195.

[61] Kim H Y, Shin S W, Lee J Y. Standardizing the evaluation criteria on treatment outcomes of mandibular implant overdentures: a systematic review. J Adv Prosthodont, 2014, 6: 325 – 332.

[62] Klemetti E. Is there a certain number of implants needed to retain an overdenture? J Oral Rehabil, 2008, 35: 80 – 84.

[63] Koyano K, Esaki D. Occlusion on oral implants: current clinical guidelines. J Oral Rehabil, 2015, 42: 153 – 161.

[64] Lafortune P, Aris R. Coupled electromechanical model of the heart: parallel finite element formulation. Int J Numer Method Biomed Eng, 2012, 28: 72 – 86.

[65] Lekholm U, et al. Survival of the Brånemark implant in partially edentulous jaws: a 10-year

prospective multicenter study. Int J Oral Maxillofac, 1999, Implants 14: 639 - 645.

[66] Lekholm U, Gröndahl K, Jemt T. Outcome of oral implant treatment in partially edentulous jaws followed 20 years in clinical function. Clin Implant Dent Relat Res, 2006, 8: 178 - 186.

[67] Lewis M, Klineberg I. Prosthodontic considerations designed to optimize outcomes for single-tooth implants. a review of the literature. Aust Dent J, 2011, 56: 181 - 192.

[68] Monje A, Chan H L, Suarez F, et al. Marginal bone loss around tilted implants in comparison to straight implants: a meta-analysis. Int J Oral Maxillofac, 2012, Implants 27: 1576 - 1583.

[69] Peñarrocha-Oltra D, Candel-Martí E, Ata-Ali J, et al. Rehabilitation of the atrophic maxilla with tilted implants: review of the literature. J Oral Implantol, 2013, 39: 625 - 632.

[70] Pjetursson B E, Lang N P. Prosthetic treatment planning on the basis of scientific evidence. J Oral Rehabil, 2008, 35: 72 - 79.

[71] Preservation B. Mandibular implant-retained overdentures: a literature review. J Prosthet Dent, 2001, 86: 468 - 473.

[72] Craig's Restorative Dental Materials: 13th edition. New York: Mosby, 2011.

[73] Quirynen M, Van Assche N, Botticelli D, et al. How does the timing of implant placement to extraction affect outcome? Int J Oral Maxillofac, 2007, Implants 22(Suppl): 203 - 223.

[74] Sadowsky S J. Treatment considerations for maxillary implant overdentures: a systematic review. J Prosthet Dent, 2007, 97: 340 - 348.

[75] Silva G C, et al. Effects of screw- and cement-retained implant-supported prostheses on bone. Implant Dent, 2015, 24(4): 464 - 471.

[76] Statements C. Patient-centred rehabilitation of edentulism with an optimal number of implants. Eur J Oral Implantol, 2014, 7: 235 - 238.

[77] Thalji G, Bryington M, De Kok I J, et al. Prosthodontic management of implant therapy. Dent Clin North Am, 2014, 58: 207 - 225.

[78] Tian K, et al. Angled abutments result in increased or decreased stress on surrounding bone of single-unit dental implants: a finite element analysis. Med Eng Phys, 2012, 34: 1526 - 1531.

[79] Trakas T, Michalakis K, Kang K, et al. Attachment systems for implant retained overdentures: a literature review. Implant Dent, 2006, 15: 24 - 34.

[80] Weber H P, Sukotjo C. Does the type of implant prosthesis affect outcomes in the partially edentulous patient? Int J Oral Maxillofac, 2007, Implants 22(Suppl): 140 - 172.

[81] Chu F C S, Deng F L, Siu A S C, et al. Implant-tissue supported, magnet-retained mandibular overdenture for an edentulous patient with Parkinson's disease: a clinical report. J Prosthet Dent, 2004, 91: 219 - 222.

[82] Brandt J, Lauer H C, Peter T, et al. Digital process for an implant-supported fixed dental prosthesis: a clinical report. J Prosthet Dent, 2015, 114: 469 - 473.

第10章　种植前的重建性手术

Simón Pardiñas López, Eduardo Anitua, Mohammad H. Alkhraisat

摘要

种植体的长期可预测的效果与种植体植入位点的骨质和骨量直接相关。很多时候，临床医生不得不面临着无法将种植体植入理想位点的情况。多种原因都可导致软硬组织的量不足而无法获得理想的植入状态，从而不能确保种植体的存留、功能和美观。为了解决这些问题，需要在种植前进行骨移植为植入位点做准备或种植同期进行骨移植。当牙槽嵴骨量不足时，就需要进行颌骨重建性外科手术。

现已有数种外科技术以及骨移植材料可用于颌骨重建手术。因此，外科医生需要严格评估所有的技术和生物材料，以便选择最合适的手术程序和骨移植材料。

外科医生的最终目的是让种植手术获得最大的成功，而尽可能减少并发症。

成功应用骨移植材料修复口腔缺损已有很长一段历史，主要采用的是自体骨。随着人类寿命的延长，生活方式的改变，对高品质生活的追求以及对微创手术的普遍认同，人们对颌骨重建手术和骨代替材料的需求也在提高。

在骨缺损区植骨可维持血凝块的稳定，降低软组织塌陷的风险。骨替代材料能够为血凝块的成熟继而改建成骨组织提供支持。理想的骨替代材料需要具有生物相容性、无抗原性、可被

S. Pardiñas López, DDS, MS
Oral Surgery, Periodontology and Implantology, Clínica Pardiñas, Real 66, 3°, A Coruña, Galicia 15003, Spain
e-mail: simonplz@hotmail.com

E. Anitua, MD, DDS, PhD
Oral Surgery and Implantology, Clinica Eduardo Anitua, Jose María Cagigal 19, Vitoria-Gasteiz 01007, Spain
e-mail: eduardoanitua@eduardoanitua.com

M. H. Alkhraisat, DDS, MSc, PhD, Eur PhD
Clinical Dentistry, Biotechnology Institute, Jacinto Quincoces 39, Vitoria-Gasteiz 01007, Spain
e-mail: dr.khraisat@gmail.com

灭菌处理、有足够的强度以维持缺损区空间且易操作性的特点。

各种不同的治疗方法都可用于获得足够的骨量。不同的植骨技术成功率都较高，且可获得与天然原始骨相当的成功率。然而，植骨术的也存在一些缺点，包括并发症的发生、治疗时间延长、费用高、对技术的严格要求需要专业的外科医生参与等。

本章节中，我们从 meta 分析、系统综述和临床试验中获取数据，对比不同的治疗方案和材料在植骨术中的效果。这种基于循证的方法确保临床医师的治疗方案是依据可靠的研究而建立的，从而帮助他们制定标准化的种植计划。

本章将针对适应证、优点、局限性、并发症以及植体存留率和成功率来总结最常见的颌骨重建方案以及用于骨增量手术的骨移植材料的特点。

10.1 前　言

可产生骨结合的种植体作为一种修复牙列缺损并恢复其功能、发音和美观的方法，具有高度的可预期性。过去，对于牙列缺损的修复，传统的可摘义齿和固定于天然牙上的固定桥是唯一的方法。而如今，种植学的引入为牙列缺损的修复提供了新的选择。

很多时候，临床医生不得不面临着无法将种植体植入理想位点的情况。多种原因(创伤、失牙过久、先天畸形、牙周病以及感染)都可导致软硬组织缺损，无法获得理想的植入位点以确保种植体的存活、功能和美观。

牙齿缺失后，牙槽骨的宽度及高度会快速吸收，在最初的 12 个月里牙槽骨宽度的丧失可达 50%，而其中三分之二的吸收会发生在最初的 3 个月[1]。

为了解决这些问题，需要在种植前进行骨移植为植入位点做准备或种植同期采用骨移植。理想且最合理的方法就是先制定好修复计划，评估好种植体骨结合所需的骨量后在最佳的三维位置植入种植体[2]。现已提出的很多不同的治疗方法都可获得足够的骨量。

然而，由于患者的个体差异，这些方法并不是完全有效的。这些差异包括了患者的期望值、经济条件、诉求、审美水平和治疗史。

为了准确判断治疗预后，研究者需要了解影响骨移植的多种重要因素，这些因素包括了软组织的封闭、血管化、移植物的固定、缺损空间的维持、无感染、缺损的类型、移植材料的种类、生长因子的使用等。临床医生需要对拟种植位点的角化龈、组织厚度、肌肉附着高度、系带位置、瘢痕等因素进行分析。此外，对不同的牙槽嵴缺损采用骨增量技术还需要根据缺损的垂直和水平向范围而定。

不同的植骨技术成功率都较高且可获得与天然原始骨相当的成功率。然而，植骨术的缺点也包括并发症的发生，治疗时间延长、费用高，对技术的严格要求需要专业的外科医生参与等。因此，每种治疗都有其适应证、禁忌证以及优缺点。

因此，很多医生和患者都倾向于采用更简单、微创的途径解决他们的问题而避开植骨手术。在不植骨的情况下，仍有其他多种可选择的方案，比如颧骨种植技术、短植体、倾斜植体、数字化种植技术等，这些选择同样有它们的适应证、局限性和风险。

导致临床出现大量并发症和失败的原因很多。其中一个原因就是在过去10年里，种植体的使用量增加了，越来越多的牙医都开始尝试种植并进行颌骨重建，然而他们大多缺乏必要的学术背景和培训。就目前情况而言，多数种植医生都是从种植体厂商或材料商组织的再教育活动中获得外科培训。这些培训通常缺乏足够的临床实践和患者随访以至于医生们不能充分了解口内的外科并发症以及术后和长期的并发症。

许多课程和演讲往往声称种植及植骨术拥有很高的成功率和存活率。尽管这可能不假，但是这些数据都需要经过仔细的分析，因为它们可能缺乏充足的长期依据，其病例的筛选指标可能去除了并发症风险高的患者，或者演讲者可能在某些特定的材料或植体的使用上经验丰富，并且展示的是他们最为成功的病例。

并发症和失败的另一个原因就是由于患者的期望值和医师的意愿影响方案选择，如拔牙、植骨、即刻种植后的即刻负重这种更具侵入性的手段都在使用。然而，在很多情况下，种植体只能植入于一个相对欠佳的位点，而该位点没有足够的软硬组织，需要在种植前行增量技术的。

对于如何选择最为可靠的技术和材料，现仍存在着很大的争议。然而，临床医生必须知道，治疗的最终的目也是最为重要的就是为患者提供一个与天然牙相协调的兼具功能和美观的修复体。最简单的治疗程序可以作为首选，但前提是它能获得和复杂治疗程序一样的成功率，而且医生也应具备相关的操作经验。

本章节将用循证的方法总结现有的骨重建技术、材料及效果，并对其局限性、并发症和成功率进行阐述(图10.1)。

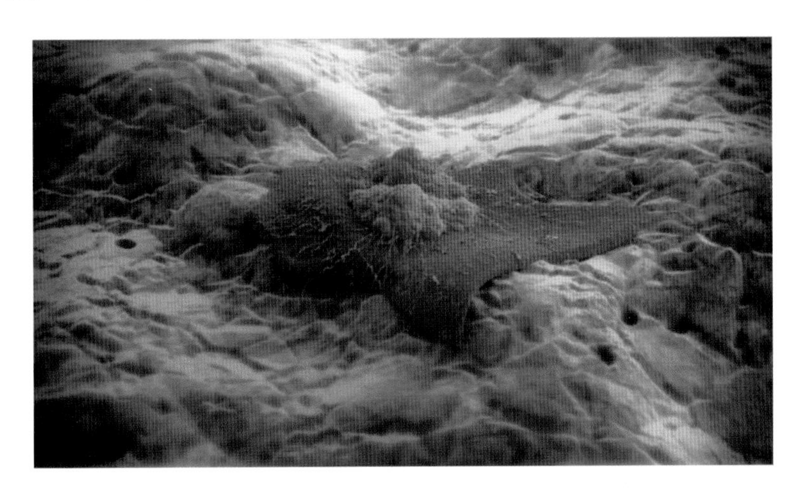

图10.1 骨组织表面的成骨细胞三维影像(版权© Pardiñas López 医生)

10.2 文献综述

口腔种植学现已成为口腔医学的一个主要领域，但大多数的研究主要来自公司赞助的临床工作室，意味着这些研究主要是针对新产品和新技术。

很多口腔医生在实践中依旧采用自我经验法，他们的决断主要是基于对该患者与其他患者的直觉比较，这使他们对已经积累的知识和规范操作的依赖尤为重要。因此，很多医生对于接受改变常常缓慢而审慎。

循证口腔种植学方案的制定包括诊断和治疗的不定性、医师的探索和偏倚、患者的偏好和价值观以及经费考虑[3]。

普遍认为，来源于临床试验的信息比源于直觉、权威和习惯的信息可靠。在考虑证据水准时我们提出了一个等级指标。随机对照试验的系统综述被认为等级最高，相反，专家意见被认为是等级最低的依据[3]。对于不同的手术情况和种植体的适应证、优点、并发症、存活率、成功率和局限性，需要分析多种可能的治疗方案。

区分种植体的存留率和成功率是很重要的。种植体存留率指的是植体依旧能行使其功能，但可能在美学效果上表现欠佳，或者可能存在着种植体周围的骨吸收。种植体的成功率则需要有良好的功能和美学效果并没有出现病理变化。多数文献采用的种植成功的标准，最早是由 Albrektsson 等人提出[4]，由 Buser 及其团队[5]和 Karoussis 等人[6]修改完善，具体如下：

- 无持续的主诉症状，比如疼痛、异物感和语言障碍。
- 种植体周围组织无化脓性炎症。
- 种植体无松动。
- 影像学显示种植体周围没有持续性的透射影。
- 在行使功能的第一年垂直向骨吸收少于1.5mm，此后每年的吸收量少于0.2mm[7]。

然而，随着新的种植体表面处理方法和设计的出现，这些指标需要逐年更新。

在本章节中，笔者从 meta 分析、系统综述和临床试验中获取数据，对比了不同的治疗方法和材料。这种循证的对比方法确保临床医生的治疗方案基于可靠的研究，从而帮助他们制定标准化的种植计划。

研究的异质性在 meta 分析或系统综述中是很重要的，因为来自多个研究的数据都是基于相同的假设，即这些研究足够相似并而可用于比较，故而所得出的结论可能更为通用和普适。

关于影响最终治疗效果的不同参数，有研究对其进行了评估。这些参数包括了牙槽嵴最初的情况[传统地将它分为水平型(Ⅰ型)、垂直型(Ⅱ型)或者联合型(Ⅲ型)缺损][8-9](图 10.2)，患者相关的因素(年龄、性别、吸烟史、治疗史)，种植体特性(形态、微观/宏观结构、外科技术、负重原则)，修复特性(类型和固位方式、冠－种植体比例、咬合状况)，材料的使用，骨采集位点的选择和最终效果(成功指标、存留率、随访时间、并发症)。

并非所有研究都对同样的指标进行评估，并非所有的指标都有统一的标准。目前缺少有效的可比性研究来指导口腔植骨方案的制定，也没有长期的调查来比较现有的治疗方案。

目前建议优先考虑创伤性小且并发症风险更低的治疗程序[10]。

本章节将对已有的种植前外科技术和材料进行评估，以帮助临床医师基于现有的科学证据文献做出决定。

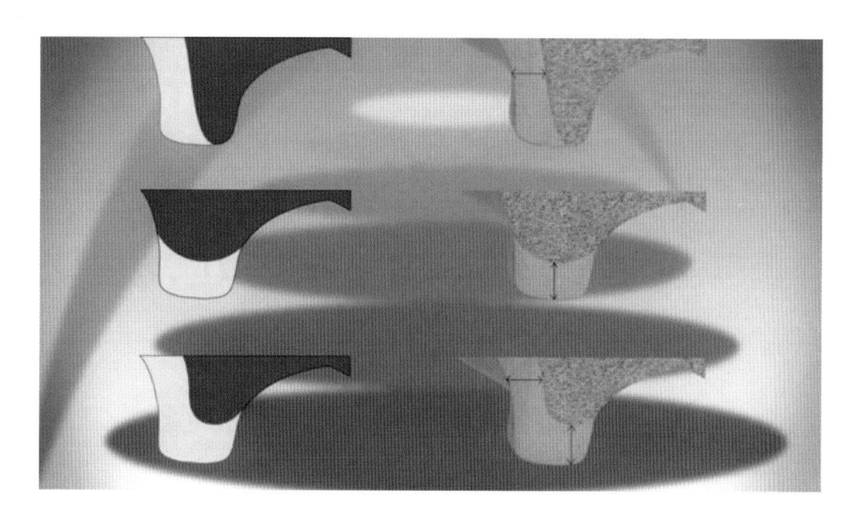

图10.2 牙槽嵴的分类：Ⅰ类，Ⅱ类和Ⅲ类(Pardiñas López)

10.3 种植前外科手术中使用的材料

10.3.1 根据来源对植骨材料进行分类

10.3.1.1 自体骨

自体骨是将骨从同一个个体的一处移植到另一处。由于它的成骨性(含有骨形成细胞[11])，骨诱导性(促进骨形成[12-13])，骨引导性(加快新的骨细胞定植、长入、并在其表面促进血管化[14])和骨转化性(降解后被新骨代替)，使得自体骨成为骨移植的金标准。

在后文中笔者将对口内及口外的自体骨采集位点进行对比(图10.3，图10.4)。

10.3.1.2 同种异体骨移植

该骨是从同物种的一个个体中取骨后移植到另一个个体[15]。在临床上使用的同种异体骨移植主要有两种类型：冻干异体骨(FDBAs)和脱矿(脱钙)冻干异体骨(DFDBAs)。

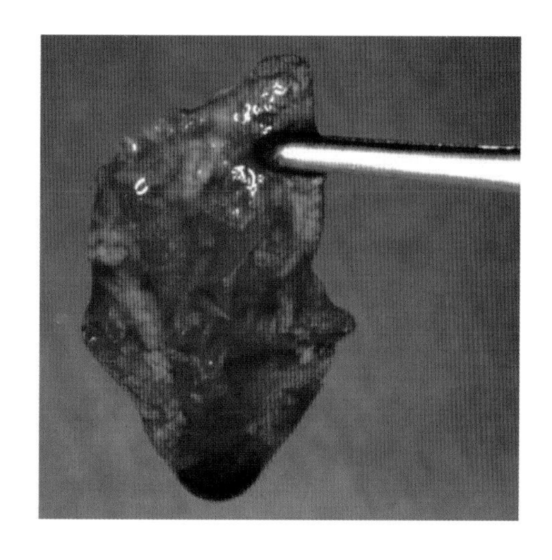

图10.3 自体颗粒骨与PRGF混合

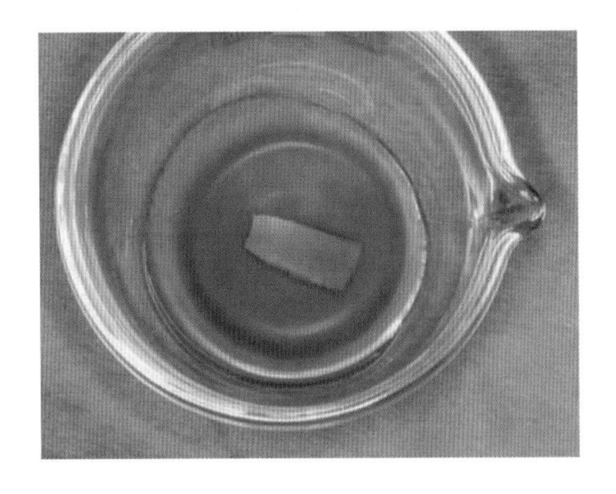

图 10.4 自体骨块

同种异体骨包括颗粒型、块状型、可注射型，其成分有皮质骨、松质骨、或两者混合[16,17]。

该类骨替代材料的应用因不同国家而存在差异。在美国，异体骨移植往往是除自体骨外的另一种选择[18]。FDBAs是一种兼具骨引导性和骨转化性的骨替代材料。

采用酸(0.5～0.6 摩尔浓度的盐酸)对骨样本进行脱矿化处理可以使 DFDBA 保留并暴露骨形成蛋白(具有骨诱导性的蛋白)。Urist 是第一个阐述 DFDBA 骨诱导性的人[13]。然而不同 DFDBA 的骨诱导性存在很大的差异，这与生产工艺高度相关[19-20]。

10.3.1.3 异种骨移植

异种骨是从一个个体中获取后移植到不同物种的另一个个体的骨。已确定的三个主要来源包括：小牛骨、珊瑚、猪骨。Bio-Oss(Osteohealth Co., Shirley, NY), Bio-Oss Collagen(Osteohealth Co., Shirley, NY), OsteoGraf/N(VeraMed Dental, LLC, Lakewood, CO), PepGen P-15 (Dentsply Friadent, Mannheim, Germany), and Endobon ® (Biomet 3i, Palm Beach Gardens, FL)都是商品化的小牛骨来源的骨替代材料。

OsteoBiol ® Gen-Os(Tecnoss Dental, Turin, Italy)是一种亲水性猪骨来源的骨替代材料，它包含了多孔性的羟基磷灰石和胶原。Biocoral (Inoteb, Saint Connery, France)和多孔性氟磷灰石(FRIOS ® Algipore ®)(Friadent GmbH, Mannheim, Germany)是商业化的来源珊瑚和藻类的骨替代材料。如图 10.5 所示，这些移植材料中的矿物成分是羟基磷灰石。

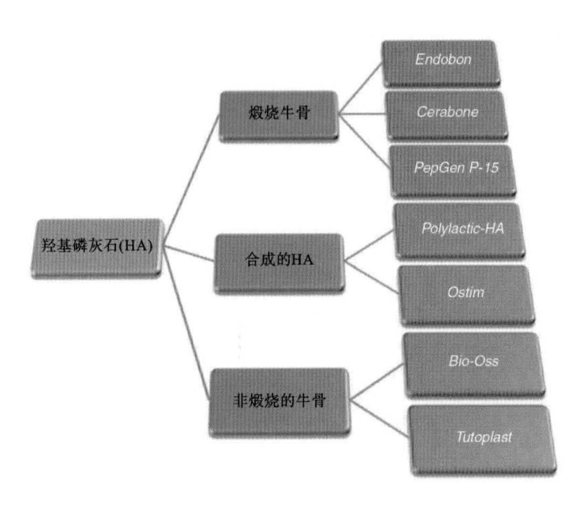

图 10.5 口腔颌面外科中几种来源(小牛骨、猪骨、珊瑚以及合成材料)的羟基磷灰石(HA)

去蛋白的无机小牛骨(BioOss ®, Geistlich Pharma AG, Wolhusen, Switzerland)是最重要的骨替代材料之一[21]，其中 Bio-Oss ® 是一种经过化学和热处理的无机小牛骨，它去除了骨内的有机成分，保持了骨的三维形态[22]。

有证据表明 Bio-Oss ® 会发生由多核巨细胞(类似破骨细胞)导致的吸收。但它在体内吸收很慢，这就可以解释为何它在植骨后 10 年仍可在活检标本中被发现[23-24]。Bio-Oss ® 有松质骨型和皮质骨型，有颗粒型也有块状型；而 Bio-Oss ® collagen 中则加入了高达 10% 的猪胶原提纯物(图 10.6)。

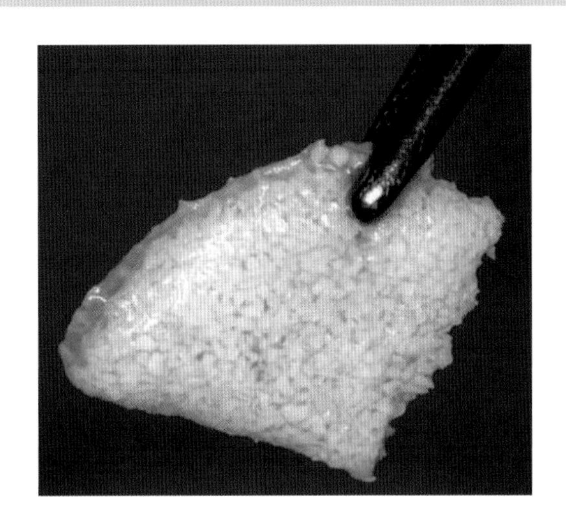

图10.6 Bio-Oss® 与PRGF混合

10.3.1.4 异体材料

合成生物材料用于植骨术有几个好处，比如用量不受限制，避免了与自体骨采集相关的手术并发症，没有疾病传染的风险[25]。

大多数异体材料包含了钙和磷酸盐，因为其和骨组织的矿物成分具有相同的化学性能[26]。最常用的商品化的钙磷酸盐是天然陶瓷(在高温下合成)，如羟基磷灰石(HA)，磷酸三钙(TCP)和双相磷酸钙(HA和β-TCP热压结合)[27]。合成的具有可吸收性的无陶瓷羟基磷灰石同样也是可用的材料。

钙磷酸盐有提高骨组织生长的能力，其三维结构可促进细胞的活性。β-TCP是种植领域中最常使用的合成骨移植材料[28]。在1986年，Tatum首次成功地将一种骨替代材料(磷酸三钙)用于上颌窦底提升术[28]。

为了研究双相磷酸钙(BCP)和β-TCP在植骨中的效果，现已开展了各种随机临床试验。使用BCP的病例，可在术后的5～6个月有21%～30%的新骨形成[29-31]。一项研究表明骨的形成可在8个月后达到41%[32]。在上颌窦底提升术中使用β-TCP，术后6个月可见其促进了30%～36%的新骨形成[33-34]。两种骨替代材料都是可吸收的，BCP病例中最后剩下的骨移植材料为10%～28%，而TCP病例中则有13.95%～28.4%的剩余[29-32]。

硫酸钙在颅颌面手术中的应用已经有超过一百年的历史[27]。然而，硫酸钙的高降解率可能使其无法与成骨的速率相匹配。它在体内5～7周内可被完全吸收[35]。硫酸钙可作为一种骨替代材料或移植物黏合剂/添加剂使用；在引导组织再生术中可作为屏障使用[36]。

硫酸钙还可作为生长因子和抗生素的传递载体，然而该应用尚未完全开发出相关的临床设备[36]。Osteoset®(Wright Medical Technology，Arlington，TN，USA)就是一个在骨髓炎治疗中用硫酸钙作为抗生素(Osteoste例子中是妥布霉素)载体的例子。硫酸钙从未能像其他生物材料一样吸引研究者的研究兴趣。然而，近来它在牙周病学、上颌窦底提升术、整形外科手术中开始受到重视[36]。

生物玻璃或称为生物活性玻璃是一种钙代二氧化硅。它特有的生物活性可加速生物羟基磷灰石在其表面沉积，最终使其黏附于受植区的骨组织。钠离子和钾离子从生物玻璃中渗出后所形成的硅胶层可加速HA在其表面沉积[37]。实验证实在种植后的最初2周，生物玻璃会有一个严重的吸收，但在此之后的吸收速率比较稳定[38]。

生物材料在体内的溶解度和二氧化硅的比例有关[37]。已有报道显示其作为骨缺损的填补材料用于骨增量手术并取得成功[27]。然而，生物玻璃的成骨能力并没有磷酸钙盐类的生物材料高[39]。

10.3.2 骨增量术中最佳的植骨材料

10.3.2.1 牙槽嵴骨增量

一项随访期为(30.6±27.1)个月的系统综述指出，单纯使用自体骨移植时，种植体存留率为98.6%±2.9%，植入前的愈合期为(5.1±1.4)个月；使用骨替代材料+自体骨移植时，种植体存留率为100%，种植前的愈合期为(5.5±1.9)个月；而单独使用骨替代材料移植时，种植体存留率为97.4%±2.5%，种植前愈合期为(4.7±1.1)个月。其中有5份研究指出种植体的成功率为90.3%~100%[14]。

一项meta分析纳入了5份研究(从2000年至2014年1月)，比较在牙槽嵴增量术中使用自体骨或者骨替代材料的临床效果。数据显示两者之间并没有显著的差异。有3份研究对比了在牙槽嵴增量术中使用骨替代材料+自体骨和单独使用自体骨的种植体存留率。所有这些研究都显示两者有100%的种植体存活率[14](图10.7)。

在水平骨增量术中使用自体骨块(单独使用或与膜、植骨材料联合使用)，有报道称其牙槽嵴水平增量为4.4mm，其中97.2%的病例无须再额外行植骨术，其并发症的发生率为3.8%[40]。当不使用自体骨块移植时，其相关数值分别为2.6mm，75.6%和39.6%。使用口内来源的自体骨植骨后，该位点处植入的植体存活率为96.9%~100%[40]。相同的随机对照试验指出在骨增量术中使用不可吸收膜的位点，其牙槽嵴宽度平均增加了2.9mm。使用可吸收膜时，牙槽嵴平均增加了4.5mm。相应的并发症发生率在使用不可吸收膜、可吸收性膜或不使用膜的病例中分别是23.6%、18.9%、9.4%[40]。

在一项随机对照试验中，比较了无机小牛骨和可吸收膜或不可吸收膜一起使用进行牙槽嵴的水平向骨增量的效果[40-41]。结果显示两者都有较高的膜暴露发生率，分别为64%和71%[40-41]。若想获得理想的水平骨增量，可以单独使用自体骨块或者自体骨同颗粒型骨替代材料联合使用[40]。已记载的最佳植骨方案包括了单纯使用口内来源自体骨或同小牛骨混合使用，盖膜与否均可[40]。

同一份系统综述中又称，对于垂直向骨增量，单纯使用自体骨块可增加3.7mm的牙槽嵴高度，83.1%的病例无须二次植骨，其并发症发生率为29.8%。然而，当自体骨颗粒和骨替代材料联合使用时，相应数值分别为3.6mm、67.4%和21.0%。盖膜或不盖膜的牙槽嵴高度增加量分别为3.5mm和4.2mm，并发症发生率分别是23.2%和25.3%。

最常用的植骨材料是口内来源的自体骨块和自体骨颗粒。取骨的部位可以是颏部或下颌骨体部/升支[40]。骨块的使用相较于骨颗粒可以提升更多的牙槽骨高度且减少了额外植骨的需要。然而，与应用在水平向骨增量中相比，其骨开裂的发生率也相应增高[40]。

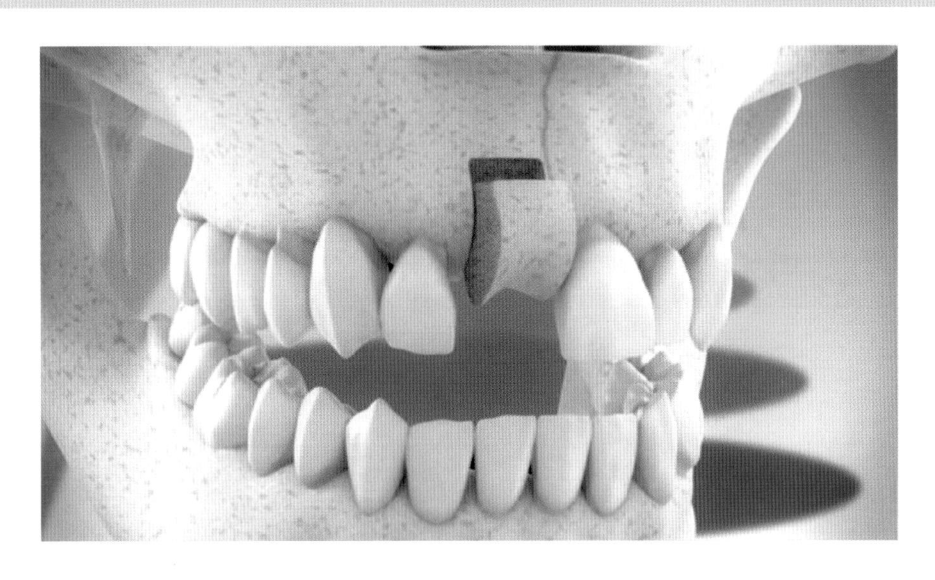

图 10.7 在上颌前牙区放置骨块的 3D 图像(Pardiñas López)

10.3.2.2 骨开裂和骨开窗的治疗：引导骨再生术

自体骨和非自体骨都适用于该技术。自体骨颗粒的来源与之前探讨过的骨块来源相同。少量的自体骨可从口内局部获取，包括颏部、下颌升支和上颌结节。它们的优势在于可以更快地血管化[42]。

非自体骨材料(ABBM)是除自体骨外的另一个选择(尤其是从口外位点取骨)，因为与其相关的术后发病症较少。他们也可和自体骨联合使用[42-43]。

文献报道的最佳骨增量方案是使用无机小牛骨并盖膜以及使用自体骨颗粒盖可吸收膜或不盖膜[40]。

Jensen 等人在其系统综述中发现使用从口内采集的自体骨块可以填补 83.8% 骨缺损，其中 68.8% 的病例可完全填补。15.5% 的病例中出现了膜或骨的开裂。而使用无机小牛骨，无论盖膜与否，均可填补平均 88.9% 的骨缺损，并且可完全填补的病例多达 67.7%。骨开裂的发生率为 12%。种植体的存留率为93% ~ 100%。

膜的使用

很多人体研究已经展示了采用 GBR 技术，使用可吸收性膜和不可吸收性膜，获得了水平和垂直向骨增量的成功[8,44-45]。

不可吸收性屏障包括 e-PTFE、钛增强性 e-PTFE、高密度 PFTE 或钛网[8]。

e-PFTE 是一种具有多孔性结构的合成聚合物，它不会引起宿主的免疫反应并可以抵抗来自宿主组织和微生物的酶降解。钛增强性 e-PFTE 膜增强了 e-PFTE 的机械稳定性并赋予其可塑性[2]。然而，已有报道称在膜过早暴露的病例中，其软组织并发症发生概率也相应增加[2]。膜一旦暴露于口腔中，其表面的多孔结构将迅速被细菌定植从而导致感染的发生，随之需要提早将膜取出。这将对骨的再生产生影响。此外为了将膜取出所进行的二次手术则是 e-PFTE 的另一个缺点[2](图 10.8)。

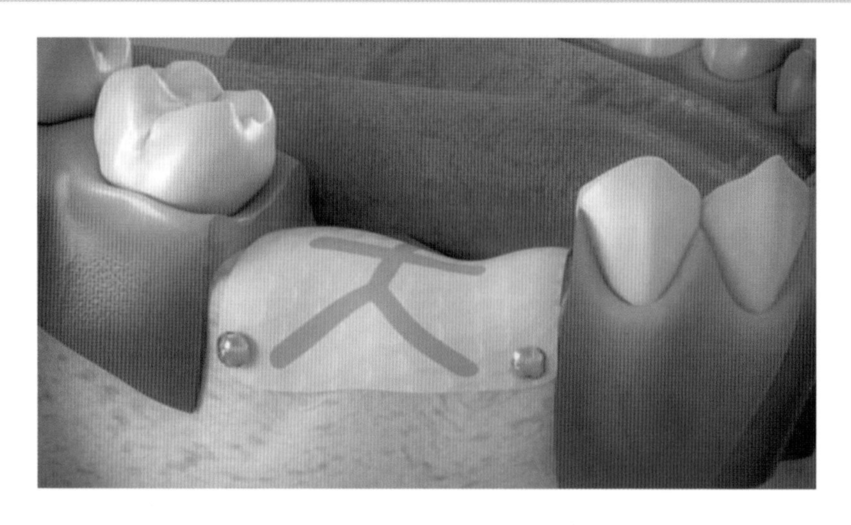

图 10.8 3D 显示在骨缺损区上方放置 PTEE 膜，并遵循 GBR 原理(Pardiñas López)

生物可吸收性膜可分为天然和合成两大类。天然类产品由多种类型的动物胶原制成，而合成类产品则是由脂肪族聚酯(聚乳酸和聚乙醇酸聚合物)合成。它们之间的区别在于吸收的方式；胶原类产品由酶降解，而合成类产品的降解靠水解作用[8]。

可吸收性膜的主要优点在于无须二次手术将膜取出，故患者的并发症率降低了。然而，如何将其功能保持在一个最适宜的时间段内是使用可吸收性膜的难点，这也是其主要的劣势所在。

不同类型的膜材料在吸收过程和时长上都有很大差异[2]。由于可吸收性膜的强度不足，除了极小的骨缺损，其在骨增量术的操作中都需要和植骨材料联合使用[8]。

有研究指出，与可吸收性膜相比，使用不可吸收性膜所获得的再生骨量更多[8]，即使这并不影响治疗的效果和植体的存留率。

在一项关于使用不可吸收性膜和可吸收性膜的随机对照试验中，两者对骨缺损的填充率分别是 75.7% 和 87%；完全填充率分别是 75.5% 和 75.4%；膜/移植物降解率分别是 26.3% 和 14.5%；种植体存留率分别是 92.9% ~100%(中位数是 96.5%)和 94% ~100%(中位数是 95.4%)[40]。

用于固定膜的产品包括了不可吸收性迷你螺钉和聚乳酸做成的可吸收性平头钉[8]。

屏障膜的选择取决于为获得所需的组织增量时膜需要发挥功能的持续时间(通常为 6 个月)[8]。一般来说，要选择用于引导骨再生的最合适的屏障膜，所需的标准包括了生物相容性、被宿主组织整合的能力，细胞封闭性、空间维持能力和临床操作性[2]。

在 GBR 技术中加入植骨材料的使用，可实现垂直向的骨再生[8,46]。

10.3.2.3 上颌窦底外提升术

组织形态学中的骨总量

关于上颌窦底提升术中应用不同移植材料所获得的骨总量的组织形态学参数，有两篇系统综述探讨了与其相关的科学依据[47-48]。在 Handschel 等人的研究中[48]，有一项关于不同材料(自体骨、

Bio-Oss® + 自体骨、Bio-Oss® + β-TCP）在上颌窦底提升术中应用的 meta 分析指出：与其他多种骨替代材料相比，使用自体骨可在早期愈合阶段（术后的 9 个月）获得明显高度矿化的骨组织。

然而，不同植骨材料最终获得的骨总量的差异会随着时间的推移而消失，9 个月之后，在数据上已测量不出明显的区别。然而在上颌窦底提升术中使用不同部位来源的自体骨后进行活检以评估，样本所获得的骨总量，Klijn 等人对其进行了 meta 分析[47]，该分析指出，口内来源的骨块所获得的骨增量的总量比髂骨来源的要多[47]。

Pjetursson 等人的系统综述指出，相比于骨替代材料，自体骨应用于上颌窦提升术可获得更早的种植体植入机会[49]（图 10.9）。

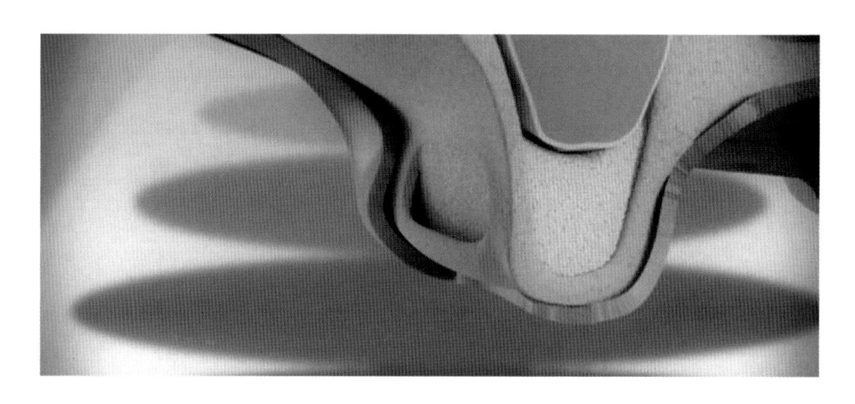

图 10.9 使用异种骨行上颌窦植骨的 3D 图像

并发症

Nkenke 等人在其综述中阐述了植骨材料部分或完全的丧失与上颌窦炎症相关而与植骨材料自身无关[50]。因此，植骨材料的使用并不会增加罹患上颌窦炎和移植骨块丧失的概率[14]。

种植体存留率

上颌窦底提升术中最常用的移植材料是单独使用自体骨或自体骨与骨替代材料联合使用。

上颌窦底提升术中如使用的是髂部的自体骨块，种植体在一段长达 102 个月的功能行使后，总体的存留率为 61.2% ~ 94.4%（中位数为 84.9%）[40]（表 10.1）。如使用自体骨颗粒，52 个月的随访期内，种植体存留率为 82.4% ~100%。

使用自体骨颗粒行上颌窦底提升后植入的种植体，其存留率要高于使用骨块进行上颌窦底提升的病例[51-52]。

对于使用髂骨骨块作为自体骨移植物的病例，其种植体的存留率相对较低，可能的原因是，大部分这类病例中使用的是机械光滑表面的种植体[51-52]。

上颌窦侧壁、前壁和上颌结节均可作为自体骨采集区，但仅限于采集骨颗粒[53]。上颌窦侧壁也可作为增加颌骨宽度的外置法植骨术的骨采集区[54]。

有研究显示，在使用了由颗粒骨和骨替代材料复合而成的混合物后，种植体的存活率为 84.2% ~100%。在一篇系统综述中[40]，有 4 项符合纳入标准的研究都在自体骨中加入了异体骨。而它们均报道称在 42 个月后种植体存留率为 100%。另外 9 项研究中，自体骨混合了 DBBM。其在负载后 12 到 60 个月的随访中，种植体的存留率为 89% ~100%（中位数为 94.3%）[40]。

meta 分析指出，单纯使用自体骨与骨替代材料同自体骨混合比较，两者的种植体存留率在数据上并没有明显的差别[14]。meta 分析表明，相较于自体骨，使用骨替代材料可表现出种植体存留率更高的趋势，但数据上并没有显著的区别[14]。

在上颌窦底提升术中单独使用 DBBM 所得到的种植体存活率为 85% ~100%（中位数为 95%）[40]。而使用与 PRP/PRGF 混合的异种骨移植材料时，种植体的存留率为 90% ~96%。使用了异体植骨材料，并在 134 个月的功能行使后，种植体的存留率为 81% ~100%（中位数为 93%）（表 10.1）。

不同的系统综述指出，当纳入的病例均采用粗糙表面的种植体时，骨替代材料、自体骨与骨替代材料混合物及自体骨块三者的种植体年失败率大致相同[49,51,55]（表 10.2）。粗糙表面种植体年失败率最低的是采用自体骨颗粒的病例（表 10.2）。

对比机械光滑表面种植体和粗糙表面植体的总体存留率，结果显示机械光滑表面的种植体，其存留率低于粗糙表面种植体[40,51-52]。

因此，自体骨单独使用或和骨替代材料混联合使用并不会影响植体的存留率。Klinge 等人在关于组织增量术和美学的共识性报告中指出，没有证据能支持或反驳某种植骨材料在上颌窦底提升术中能显示出其优越性[56]。一份 Cochrane 综述已总结出在上颌窦底提升术中可以用骨替代材料代替自体骨[43]。Nkenke 等人也总结得出，植骨材料的吸收似乎不对种植体存留率造成影响[50]。

对于上颌窦底外提升术，以下的植骨方案都被认为是有据可循的：①单独使用自体骨颗粒或联合无机小牛骨或 DFDBA；②单独使用无机小牛骨或联合 DFDBA；③单独使用异体 HA[50]，上述三种方式都是可行的。

表 10.1 上颌窦提升术

文献	技术/植骨材料	种植体成功率(%)	种植体存留率(%)	种植体存留率(仅粗糙表面植体)(%)	时间(负重之后的月数)
SR[194]	自体骨块、异种骨移植或异体材料		92/91.1		12 ~102
SR[49]	上颌窦外提升(材料未具体说明)		90.1(86.4 ~92.8)		36
SR[174]	上颌窦外提升(材料未具体说明)		75.6 ~100		
SR/MA[148]	上颌窦外提升(材料未具体说明)		91.7 ~100		36 ~84
CIR[44]	自体骨块		89		6 ~134

表10.1(续)

文献	技术/植骨材料	种植体成功率(%)	种植体存留率(%)	种植体存留率(仅粗糙表面植体)(%)	时间(负重之后的月数)
SR[52]	自体骨块		87.7		超过12
SR[40]	自体骨块		94.2(61.2~100)		最多60
SR[173]	自体骨块		92.4(86.0~98.8)		超过18
SR/MA[14]	上颌窦外提升，自体骨块		97.4±2.2		39.7±34.6(4~170)
SR[49]	上颌窦外提升，自体骨颗粒		84.3(52.5~95.6)	99.8(98.7~100)	36
SR[40]	自体骨颗粒		97.1(82.4~100)		12~54
SR[57]	自体骨块/即刻负重		75.3~79		最多36
SR[57]	自体骨块/延期负重		82.4~96		12~72
SR[49]	上颌窦外提升/自体骨块		80.1(61.2~94.4)	96.3(89.5~99.2)	36
SR[51]	上颌窦外提升，髂骨骨块		83.3(78.8机械光滑表面种植体)	89.5	超过12
SR[194]	髂骨		88		12~102
SR[40]	髂骨		84.9(61.2~94.4)		58
SR[194]	异体材料/PRP		81/95.1		12~102
CIR[44]			98.4		6~134
SR[40]			96~100		最多36
SR[194] CIR[44]	同种异体骨		93.3		12~10
SR[40]	异种骨		95(85~100)		最多68
SR[194] CIR[44]	异种骨/PRP		95.6/96		12~102
RS[171]	上颌窦外提升，异种骨+PRGF		90		85.87±43.80
SR/MA[14]	上颌窦外提升，骨替代材料		98.6±2.6		39.7±34.6(4~170)
SR[173]	骨替代材料		97.2(93.7~98.9)		超过18
SR[52]	骨替代材料		95.98		超过12
SR[49]	上颌窦外提升，骨替代材料		92.5(86.5~95.9)	96.7(90.8~98.8)	36

表 10.1(续)

文献	技术/植骨材料	种植体成功率(%)	种植体存留率(%)	种植体存留率(仅粗糙表面植体)(%)	时间(负重之后的月数)
SR[40]	骨替代材料		96.8(82~100)	88.6~100	12~107
SR[51]	上颌窦外提升，颗粒骨		92.3(90 机械光滑表面种植体)	94.6	超过 12
SR[40]	自体骨+同种异体骨		100		42
SR[40]	自体骨+异种骨		94.3(89~100)		12~60
SR/MA[14]	上颌窦外提升，自体骨+替代材料		88.6±4.1		39.7±34.6(4~170)
SR[52]	自体骨+联合使用		94.88		超过 12
SR[173]	自体骨+联合使用		93.8(84.2~96.8)		超过 18
SR[49]	上颌窦外提升，颗粒骨联合使用		95.7(93.6~97.1)	96.8(94.7~98.0)	36
SR[40]	自体骨/或联合替代材料		94.2(61.2~100)	96~100	60
SR[96] CIR[44]		98.5(74.7~100)	95(60~100)		6~144
SR[40]	同种异体骨+异种骨		90.7(82.1~96.8)		最多 107
SR[40]	仅有血凝块		97.7~100		12~27.5
CIR[44]	牙槽嵴顶入路	93.5~97.8	96.4(94.9~100)		6~93
SR[40]	牙槽嵴顶入路		96(83~100)		最多 64
SR[40]	牙槽嵴顶入路，无植骨材料		96(91.4~97.3)		最多 25
SR[40]	牙槽嵴顶入路，异种骨		99(95~100)		12~45
SR[40]	牙槽嵴顶入路，自体骨		94.8~97.8		最多 54
SR[172]	牙槽嵴顶入路	96	90.9(88.6~100)		36(6~42)
SR[51]	牙槽嵴顶入路		93.5		超过 12
SR[195]	牙槽嵴顶入路		92.8(87.4~96.0)		36
SR[174]	牙槽嵴顶入路		95.4~100		36

CIR：临床研究综述，SR：系统综述，MA：meta 分析，RS：回顾性研究

表10.2 不同种植体表面相应的种植体存留率

文献[49,51]	种植体存留率(所有种植体)(%)	种植体存留率(除去机械光滑表面种植体)(%)
单纯使用自体骨	69.1~87.5	98.5~99.2
自体骨颗粒	82.4~100	98.7~100
自体骨与骨替代材料联合使用	84.2~100	94.7~100
单纯使用骨替代材料	82~100	88.6~100

移植材料的稳定性

为了克服自体骨材料吸收这一顽固难题，有研究建议将自体骨与异体骨混合使用，或者自体骨与骨替代材料混合使用，或者单独使用骨替代材料都可减少骨吸收和上颌窦再气化的风险[44,57]。骨替代材料缓慢吸收的能力可有效减少骨吸收[57]。在一份用ABBM作植骨材料的上颌窦病例的组织学分析中发现：在植骨10年后新骨周围的骨颗粒仍具有成骨性[24](图10.10~图10.12)。

一份系统性综述评估了在上颌窦底提升术中使用不同骨替代材料所获得的骨量的变化[50]。该研究仅纳入使用3D成像报告显示骨体积改变(CT或CBCT)的研究。该研究对12篇符合纳入标准的报告进行分析。对于自体骨，无论是颗粒型还是块状型，移植后两者体积减小的平均量并没有明显的统计学差异，测量出的平均体积减小为(48±23)%。而髂骨来源的自体骨同异体骨相比也没有明显的统计学差异，测量出异体骨的平均体积减小量为30.3%。

用小牛骨植骨后其骨量变化为15%~20%，这表明相对于自体骨，小牛骨具有更好的长期稳定性。在小牛骨中加入比例为70:30和80:20的自体骨可分别导致19%和20%的骨量减少，这和单纯使用小牛骨相比并没有明显的统计学差异[58-59]。

异体骨以及异体骨混合小牛骨在植骨后的平均骨量减少值分别为41%和37%[58,60]。在一项随机临床试验中，使用双磷酸钙(BCP)行上颌窦植骨6个月后其骨量减少了15.2%[58,61]。该研究同样发现在BCP中加入1:1的自体骨对骨量的保存无明显效果[58,61]。

10.3.2.4 拔牙位点的保存

Horowitz等人在其综述[62]中总结到，虽然拔牙创的植骨术一直被证实可减少牙槽嵴的吸收，但目前仍未发现哪一种植骨材料是最佳选择。许多使用了矿化性植骨材料的研究都指出，3~6个月的愈合后，其活检样本中出现了17%~27%的活性骨[62]。使用未经矿化的植骨材料的标本中活性骨的检出率为28%~53%。使用胶原塞会对牙槽嵴的保存产生负性影响[63]。

一篇综述表明[64]，效果最好的异体冻干骨在增加牙槽嵴高度的同时也会使其出现1.2mm的宽度吸收。而一项meta分析指出，与同种异体骨移植相比，使用异种骨和同种异体骨可导致更少的颊侧中央骨板高度的丧失[65]。另一篇综述[66]指出：关于各种生物材料在牙槽嵴保存技术中的应用，科学依据并不能为其提供指导(图10.13)。

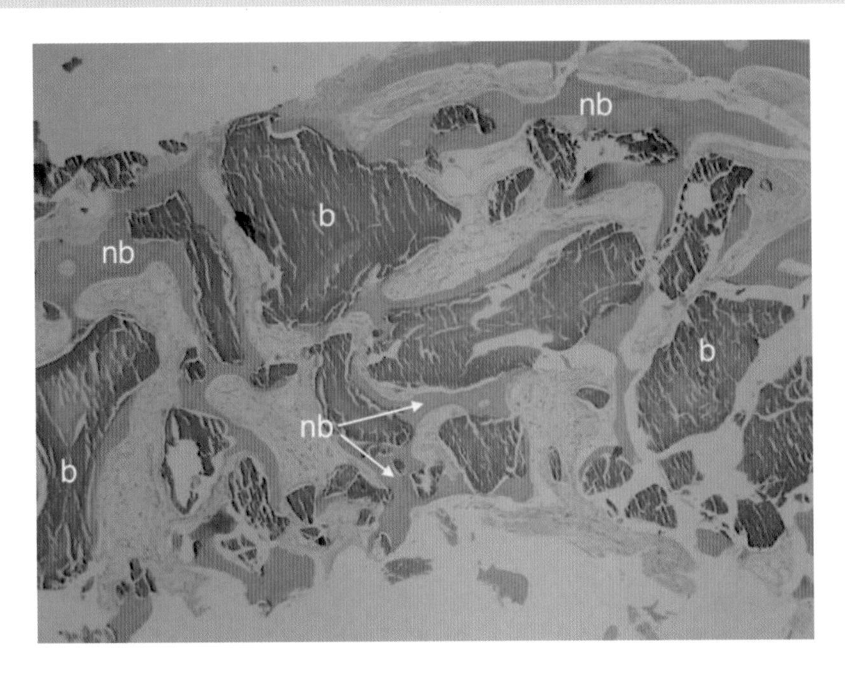

图 10.10 ABBM 和 PRGF 的样本横断面显示 ABBM(b)周围有新骨(nb)的形成。在剩余的 ABBM 颗粒之间可见有活性的骨组织形成(HE：40 倍)。(转载自 Pardiñas López[24]，2015，经 Wolters Kluwer Health 公司允许)

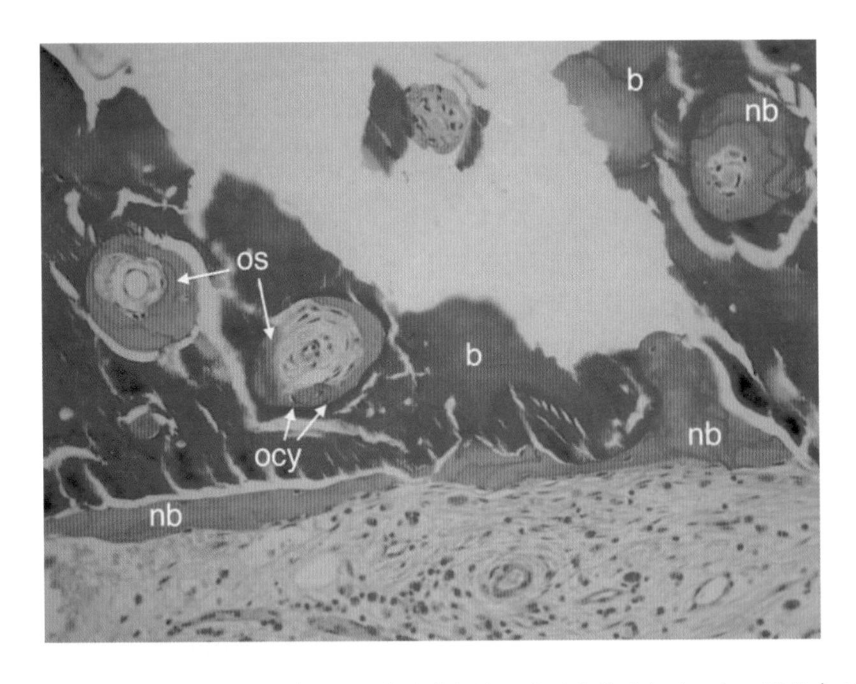

图 10.11 高倍镜下显示，未成熟的骨和新形成的骨(nb)，连同类骨质(os)一起，围绕在 ABBM(b)颗粒中。注意在 ABBM(b)里的骨细胞(ocy)(HE：100 倍)。(转载自 Pardiñas López[24]，2015，经 Wolters Kluwer Health 公司允许)

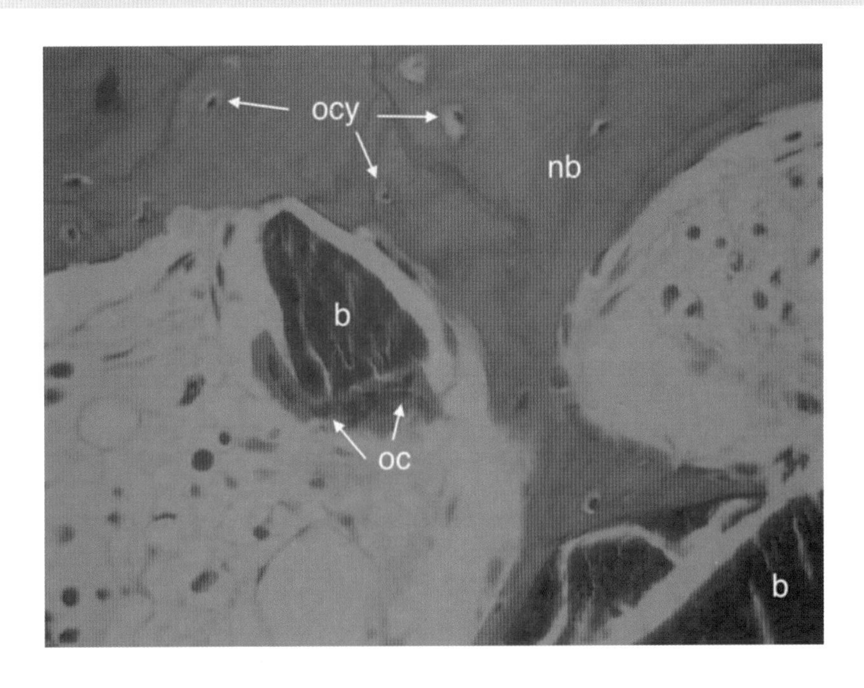

图 10.12 高倍镜下可见活性骨结构(nb)直接附于剩余的 ABBM(b)颗粒上。注意 ABBM 周围的破骨细胞(oc)(HE：400 倍)。(转载自 Pardiñas López[24]，2015．经 Wolters Kluwer Health 公司允许)

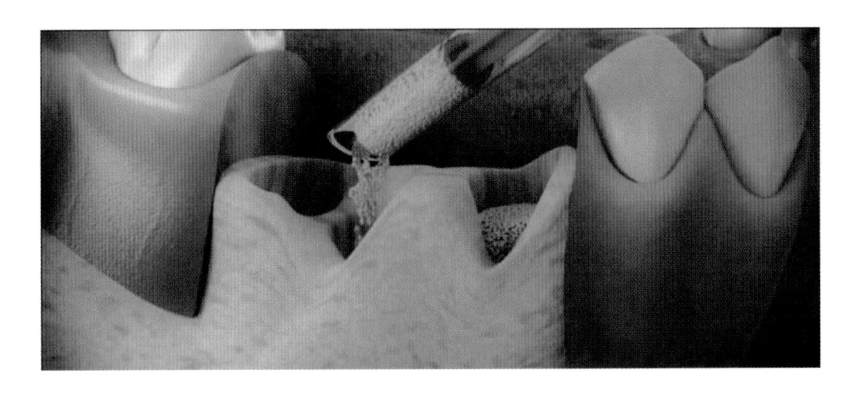

图 10.13 异体骨用于对拔牙位点保存的 3D 影像

10.3.3 利用自体生长因子和骨形成蛋白来提高骨替代材料的再生能力

使用富含血小板的血浆可改善颗粒型植骨材料的处理和植入，从而为其提供了稳定性并省去了压实的必要[27]。一份针对富含血小板血浆用于拔牙创保存的系统综述中有大量研究都观察到血小板对软组织愈合有积极作用[67]。

富含生长因子的血浆由于能增强软组织的愈合，因此能改善患者术后的生活质量[67-71]。也有报道称富含生长因子血浆的使用可以减少出血、水肿、瘢痕形成，减轻疼痛[67,71-74]。Del Fabbro 等人的系统综述[75]中少有针对自体生长因子(血小板浓缩液)联合植骨材料在上颌窦底提升术中的影响的临床对照研究，而且，仅有的几项研究也存在明显的研究异质性[75]。

关于种植体的存留率，作者总结认为：根据纳入的研究中，目前并不能得出使用血小板浓缩液具有明显的优势的结论[75]。然而，文中建议，在严格的临床条件下，加入富含生长因子的血浆，效果可能更好[75]。对行上颌窦植骨术后的组织切片进行形态学分析，系统评估显示在愈合早期(3～6个月)使用血小板源性生长因子可能具有优势[75]。在一项RCT中，增加富含生长因子的血浆(PRGF)可增强新骨的形成，该骨是由具有缓慢愈合动力学的无机小牛骨所支持的[75-77]。

单独使用钛网或与植骨材料联合可矫正牙槽嵴的骨高度和骨宽度。Ricci等人的综述[78]中指出22.78%的患者口内出现钛网暴露。一项RCT评估了使用富含生长因子的血浆对钛网暴露的影响[42]。在对照组中28.5%的病例出现了钛网暴露；而PRGF组中没有出现钛网的暴露。影像学分析表明，PRGF组的骨增量要多于对照组。

总的来说，对照组中97.3%的种植体和PRFG组中的所有种植体在植入后2年内都是成功的[42]。作者认为，PRFG对钛网技术的积极作用可能与其改善软组织愈合能力有关，使得PRFG能保护牙龈组织下的钛网和植骨材料[42]。富含生长因子的血浆采用了纤维蛋白支架和内源性生长因子来调节组织愈合，从而促进了组织再生并减少了组织的炎症[79-80]。这些生长因子促进了细胞生长、增殖和迁移[79-80](图10.14，图10.15)。

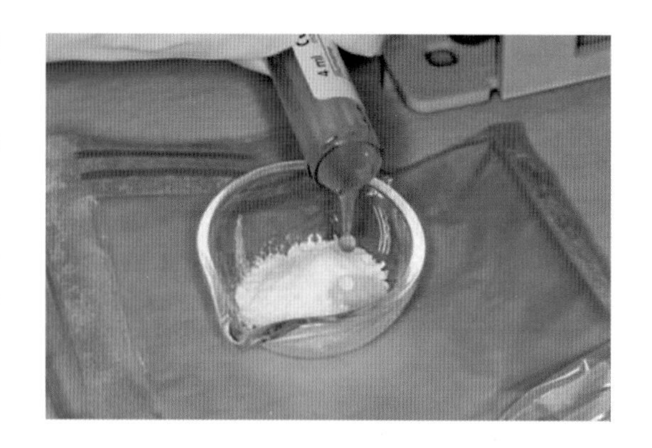

图10.14 PRGF与ABBM混合

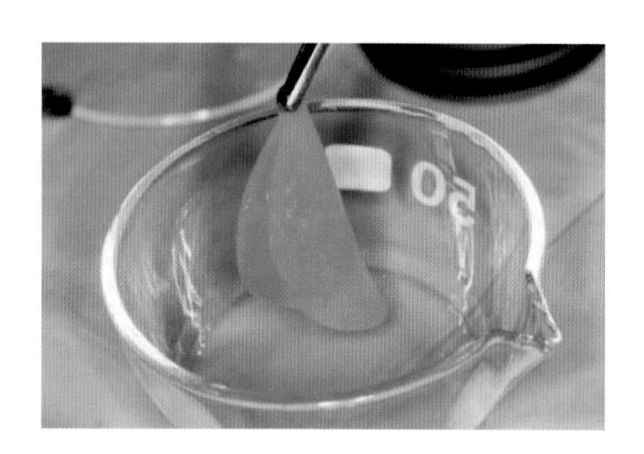

图10.15 活化的PRGF膜

10.3.4 骨形成蛋白(BMPs)

在一项评估rhBMP用于上颌窦底提升术中的效果的系统综述中，只有3篇临床文献可用于分析[81]；其中2篇是随机临床试验，1篇是前瞻性研究。这表明如果要为rhBMP-2在颌骨增量术中的应用提供循证标准，仍需要长期随访的随机临床试验。综述中指出，采用自体骨获得的初始骨增量和密度要比rhBMP-2高[81]。此外，在rhBMP-2组中观察到了较高的细胞活性、骨样线和血管活性[81]。

160例剩余骨高度小于6mm的患者纳入治疗，比较1.50mg/mL的rhBMP-2/ACS和自体骨在上颌窦底提升术中的效果[82]。结果发现两者在植骨后6个月都有大量的新骨形成。在修复后的6个月，rhBMP-2/ACS组中诱导形成的骨密度明显高于自体骨组[82]；但在组织学上两者并没有明显的差异。两组所形成的新骨在密度和结构上与天然骨相当。自体骨植骨病例中251枚种植体中的201枚，使用rhBMP-2/ACS病例中241枚种植体中的199枚，在植入后都完成了骨结合，并且负重行使功能6个月，没有任何不良事件被认为与rhBMP-2/ACS的治疗有关。然而，当rhBMP-2被添加到Bio-Oss(无机小牛骨)时，可观察到其成骨有所减少[81,83]。

此外，在术后6个月比较自体骨和rhBMP-2/ACS时，并没有发现有明显的统计学差异(尽管最初观察到的较高的骨增量只出现在rhBMP-2/ACS组)[84]。在另一项临床研究中，用异体小牛骨和胶原膜联合使用或不使用rhBMP-2进行引导骨再生[85]。经过3~5年的评估，两组间已无明显差异[85]，其中种植体存留率和植体周的组织稳定性并未受到rhBMP-2的影响[85]。

基于这些数据，是时候对牙槽嵴植骨术中是否使用rhBMP-2的成本-效益进行重新考量了。

10.4 种植前重建性手术的选择

10.4.1 牙槽嵴增量术

10.4.1.1 骨块移植

自体骨

自Brånemark等人第一次提出后，自体骨块移植多年来一直应用于利于种植体植入的牙槽嵴增量术[86]。

自体骨块移植的取骨位点包含了不同的口内或口外位点，如髂嵴、颅骨、胫骨、下颌骨正中联合以及升支部等。

如何选择取决于所需骨块的大小、受植区位点和移植骨类型。

口内取骨

下颌正中联合

Pikos进行的一项针对500多个骨块移植病例的研究所得到的结果表明，使用正中联合来源的骨块在水平和垂直方向上可得到6mm的预期骨增量[87]。可采集的骨块平均尺寸为20.9mm×9.9mm×6.9mm[88]，这意味着它可治疗多达3个牙位的骨缺损[87]。

一般认为这种类型的骨块属于密度为D-1或D-2皮质髓质骨，它包含了65%的皮质骨和35%的松质骨[87,89]。皮松质的特点提供了更快的血管生成，从而实现在愈合期更快的骨结合和更少的潜行性吸收[90-91](图10.16)。

下颌升支部

下颌升支所取的移植骨块可用于3~4mm的水平及垂直骨增量，其采集的平均骨厚度为2~4.5mm，并且其长度也足以处理涉及1~4个牙位的骨缺损[87,92]。

此类移植骨块几乎都是皮质骨[89]，相较于松质骨块，下颌升支骨的皮质骨有更少的骨量丧失并且在维持体积方面也更具优势[92-93](图10.17)。

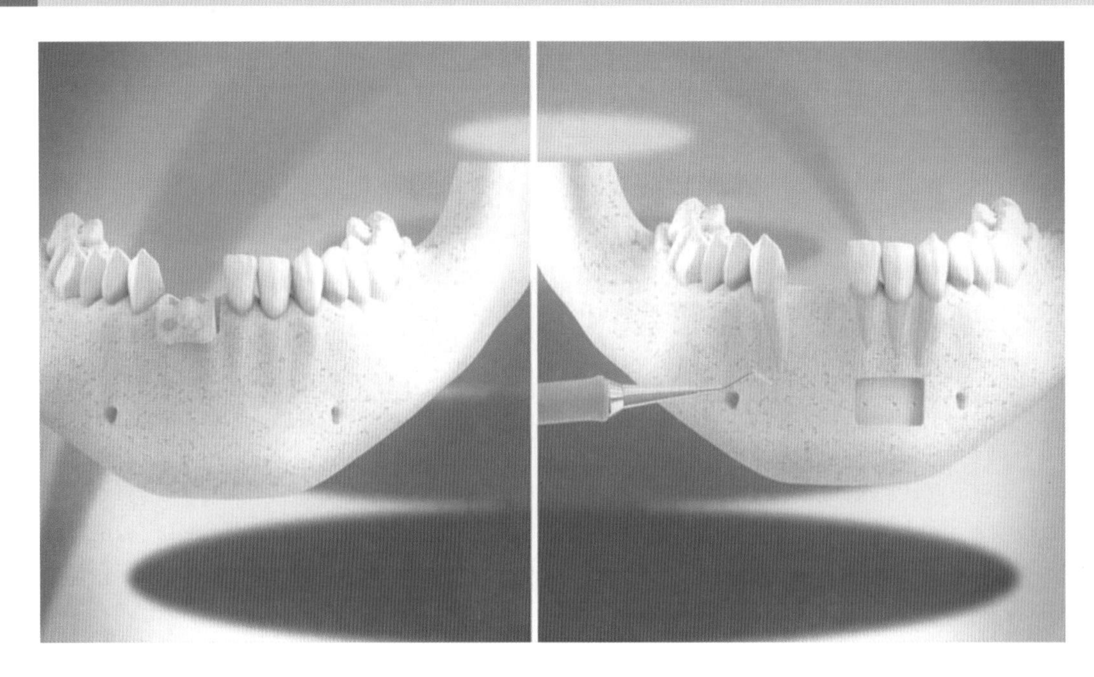

图 10.16 下颌正中联合取骨的 3D 示意图(Pardiñas López)

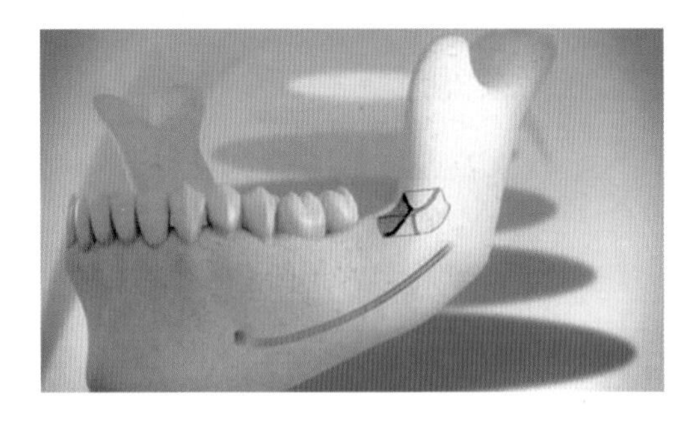

图 10.17 下颌升支部取骨的 3D 示意图(Pardiñas López)

膜内来源部位的骨块(口内)相较于软骨内来源(口外)的骨块能较快地重建血运并且出现更少的骨吸收。这是由于其中较高浓度的骨形成蛋白和生长因子可导致更快的血管生成，具备更强的诱导能力[90,94-95]。

吸收

过去，在骨结合种植体出现之前，利用外置法植骨来重建萎缩性牙槽嵴的方法备受批评，因为会产生严重的骨吸收。

然而，这些缺点主要是由于患者使用了可摘义齿，这无论是对植过骨还是未植骨的无牙颌都是一个负面影响。

骨移植物抵抗重建的能力是可变的，文献报道的结果也有很大的差异。不同方面的因素都可影响这些结果，例如：观察时间的差异，重建的类型和位点，种植体的负重时间，重建位点处佩戴的临时义齿，骨的供应区，种植体的类型，材料的类型等。此外，由于很多研究只报道种植体的存留率而没有报告移植物的变化，因此相关信息十分缺乏[96]。

一些研究分析了自体骨块的吸收率，大多数的报道称它们的吸收率基本一致(表 10.3)。

口内的骨块用于垂直向骨增量术时，其吸收范围为 0 ~ 42%，而在水平向骨增量术中则为 9% ~ 24%，而该数值在骨开裂时将有所增加[87,97]。

一项研究表明下颌升支骨块在水平向骨增量术中使用时其收缩量为(4.6 ±

0.73)mm 至(4.0 ±0.77)mm[98]。同样是使用该处采集的骨块，其他的研究(使用了 CBCT)则表明在 4 个月的愈合期后，增高的牙槽嵴在宽度上下降了(5.6 ±2.1)mm 至(6.1 ±2.0)mm[99]。

在垂直向骨增量术中使用骨块和骨颗粒的问题更多，吸收的发生率更高[100-103]。

一个原因可能是当软组织包膜垂直向扩展时，施加在移植材料上的力高于水平增量时的作用力[92]。

报道称在植骨后的第一年和种植体负重后的第一年其吸收率较高[104]。一些研究报道称骨吸收的稳定期出现在种植体植入后。此外，移植材料稳定后的短期内植入种植体对保存骨量和减少远期丧失都具有促进作用[96-97]。种植体周围骨量的保存可能是因为咬合运动对种植体的刺激作用[104-105]。

伤口开裂和感染都将导致部分或全部的移植物丧失，有报道指出类似情况的发生率分别是 3.3% 和 1.4%[44](图 10.18)。

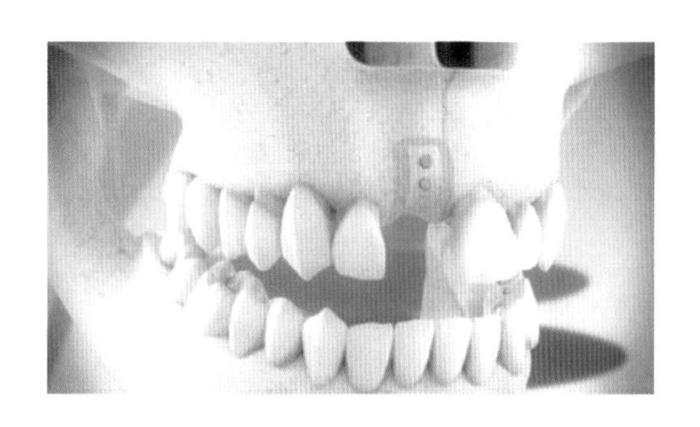

图 10.18 用螺丝将骨块固定于上颌前牙区的 3D 示意图

表 10.3 自体骨块移植的吸收速率

研究者	吸收率	骨增量类型	时间(月)	膜的使用	备注	平均增量(mm)
RS[87,196-198]	0~20%	水平和垂直向	5			3~7
CS[105]	17%	垂直向	4~6	无	骨块上覆盖颗粒型 Bio-Oss	5.12
PS[103]	7.2%	水平向	6	胶原膜	骨块上覆盖 ABBM 颗粒	4.7
CS[199]	18.3%	水平向	6.3	无	单纯使用骨块	4.38
PS[200]	18.38%	水平向	6	无	升支骨块和自体骨颗粒	-
CS[199]	9.3%	水平向	5.5	无	骨块上覆盖颗粒型 Bio-Oss	4.46
CS[100]	23.5%	水平向	5~6	无	单纯使用骨块	5
CCT[100]	32.5%~24%	垂直向	5~6	无	单纯使用骨块	2.2
CCT[104]	13.5%	垂直向	4.6	钛网	骨块和自体骨颗粒	5

表 10.3(续)

研究者	吸收率	骨增量类型	时间(月)	膜的使用	备注	平均增量(mm)
CCT[104]	34.5%	垂直向	4.6	无	骨块和自体骨颗粒	4.3
PS[133]	13.04%	垂直向	4~5	无	骨块和自体骨颗粒	4.6
CS[106]	23.7%	水平向	6~8	PTFE		2.7
CS[99]	13.1%	水平向	4	PRGF 膜	升支骨块和自体骨颗粒	3.1±0.7
SR[40]		水平向	6.8		口内自体骨	4.3
SR[40]		垂直向	4.6	无	口内自体骨	4.5

PS：前瞻性研究，SR：系统总数，CS：临床研究，RS：回顾性研究，CCT：临床对照试验

膜的使用

为了使骨再生的效果最大化并使骨块的吸收降至最小，骨块/颗粒植骨材料常常需要与膜联合使用[8,106-107]。膜的使用使移植物在宽度和高度上的吸收出现明显的差异。使用膜的骨吸收比没有使用膜要少，两者所对应的数值分别为13.5%和34.5%。然而，一旦膜暴露，使用膜的优势将大大降低[104,108]。

报道称不可吸收性膜和可吸收性膜的效果都十分好，但是不可吸收性膜在成骨方面效果更佳[40,103]。

可吸收性膜的一个缺点在于其吸收较快而使骨块失去保护。为了避免表面的骨吸收，常需要在骨块表面覆盖 ABBM 颗粒[103]。不可吸收性膜的缺点在于其增加了外科操作的困难(它需要适合的形态并固定下方的骨块以防止微动)，且存在较高的暴露风险而最终导致伤口感染和其他并发症[40,106]。

另一方面，其他作者建议只有大量使用颗粒骨时才盖膜，而使用移植骨块时则没有必要盖膜[87](图 10.19~图 10.22)。

优缺点及并发症

在讨论不同技术的成功率时，需要考虑很多方面。

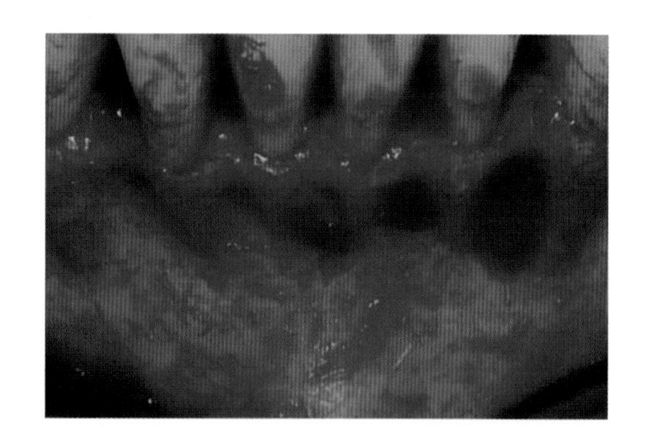

图 10.19　口内照展示从正中联合采集的骨块

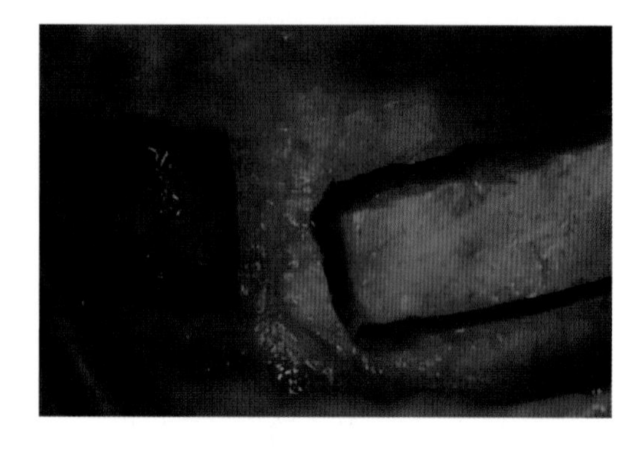

图 10.20　口内照展示从颏部采集的骨块

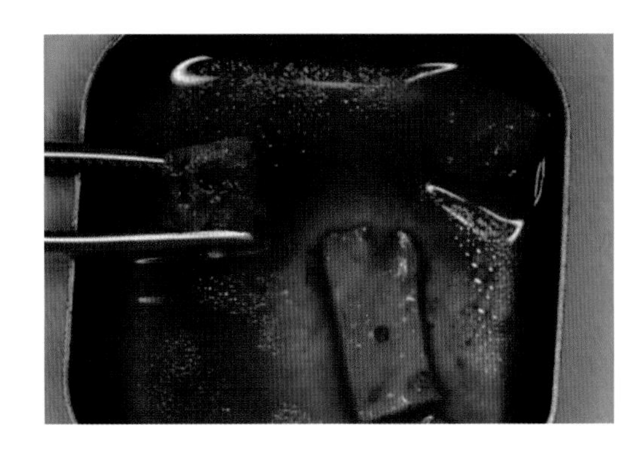

图 10.21 从正中联合采集的骨块

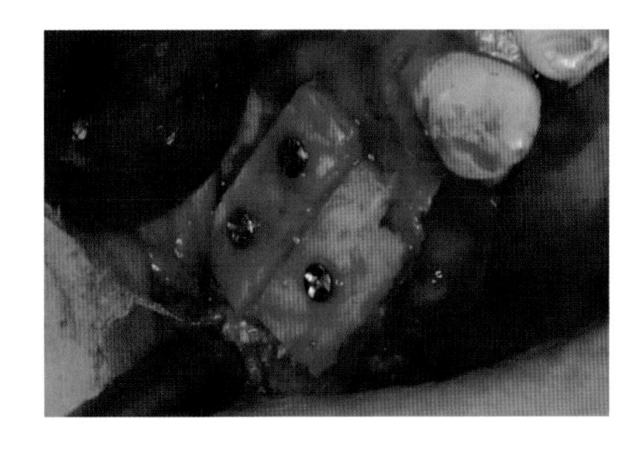

图 10.22 口内照展示从正中联合采集的骨块用螺丝固定于上颌后牙区

评估的时间、植骨的类型、术前剩余牙槽嵴的情况、屏障膜的使用、膜或移植物的暴露、是否无张力缝合、拉力螺钉的固定都可影响治疗效果。

已有证据表明骨增量术中采用自体骨移植具有较高的成功率，但在另一方面也可引起相关问题[92]。

值得注意的是，文献中关于并发症的定义存在差异。对于并发症，需要将受植区和采集区分开来。很多研究仅涉及受植区或涉及采集区，或者将两者混淆起来。虽然神经障碍和移植物的暴露是最重要的并发症，但所有的并发症都应加以考虑，因为整个治疗程序都将影响最终的治疗效果。

在不同的研究报道中，并发症的发生率高达 80%。最常见的手术并发症是神经障碍。暂时性的神经障碍中，颏神经占 10% ~80%，而另外 0 ~37.5% 发生在下颌升支去骨过程中[97,102,108-110]。一份系统综述称升支处发生永久性的神经障碍的概率为 0%，而正中联合处的发生率却有 13%[96]。报道中最常见的术后并发症包括黏膜开裂伴或不伴有膜或植骨材料的暴露、水肿、炎症和血肿[92,97,102-103,108,111]（表 10.4）。

不同的研究都称糖尿病和吸烟是引发高并发症和植骨失败的常见因素[97,102-103]。

就骨缺损的类型来说，垂直向植骨比水平向植骨的并发症发生率更高[102]。

与其他采集区相比，下颌升支作为供区的并发症发生率和发病率较少。在处理术后的水肿和疼痛时遇到的困难也更少[90,97,101]。

和颏部相比，升支部取骨的优势在于其骨质的均一性（主要是皮质骨），可取骨量更大且发生神经障碍的风险更低[44,112]，然而，对于一些患者手术的操作性也更难[97]（图 10.23 ~图 10.26）。

口内取骨的一个主要优点在于采集区和受植区都在同一个术野下，这样既减少了手术和麻醉的次数，又减少了发病率[92]。此外，相较于其他技术，如 GBR 以及异体骨或异种骨颗粒植骨，口内骨块采集需要的愈合时间更短[97]。自体骨块更快的骨结合允许了种植体早期的植入。通常在植骨后 3 ~4 个月可植入种植体，而使用颗粒型骨行 GBR 术后则需 6 ~8 个月才能植入种植体。

表 10.4 口内移植骨块相关的并发症

文献	移植物	并发症(总体)	神经障碍	开裂或移植物暴露	骨增量类型	完全或部分移植物丧失
CS[103]	口内来源	9.5%				
RS[102]	口内来源	28.1%	3.1%	12.5%	垂直向 38.5%，水平向 29.1%，混合型 32.4%(总体)	
CS[97]	正中联合		9.6%	10.7%(在受移植区)		
CS[97]	下颌升支	0%	0%	0%		
SR[108]	口内来源	43%	14.3%(5～33.3%)	14.2%	垂直向	10.7%
SR[108]	口内来源	10.6%	0.62%	7.5%	水平向	2.5%
CIR[44]	下颌升支	0～5%	0～5%			
CIR[44]	正中联合	10～50%	10～50%			
PS[133]	下颌升支	50%	37.5%	12.5%	垂直向	12.5%
SR[128]	下颌升支	27.8%(主要 5.6%，次要 22.2%)				
SR[40]	口内来源	3.9%			水平向	
SR[40]	口内来源	24.2%			垂直向	
SR[96]	正中联合	10%～80%	10%～80%			
SR[87]	下颌升支		8%(永久性小于 1)			
SR[87]	正中联合		53%(暂时性)(永久性<1%)			

CIR：临床研究综述，PS：前瞻性研究，SR：系统综述，CS：临床研究，RS：回顾性研究

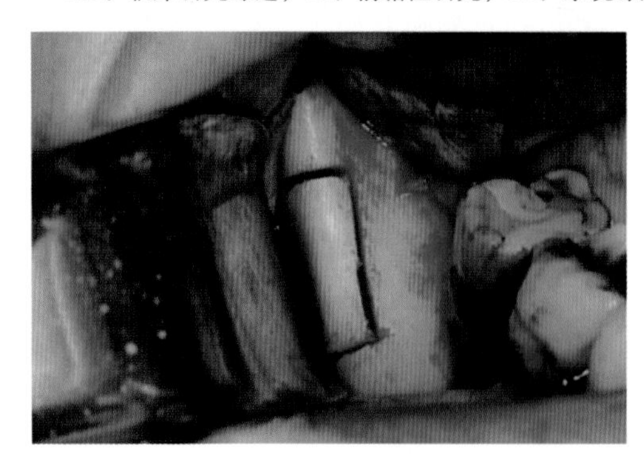

图 10.23 口内照展示下颌升支骨块采集区

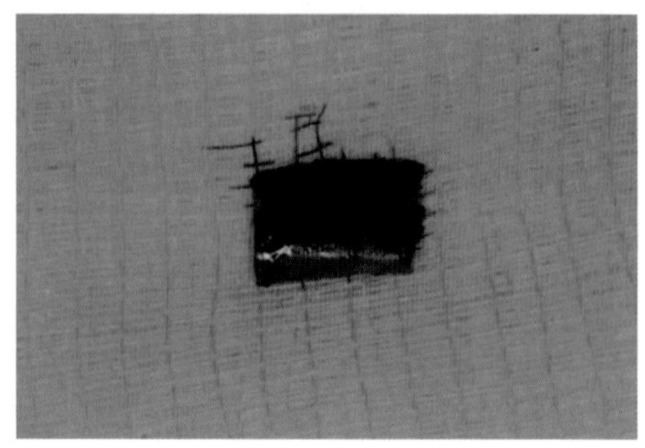

图 10.24 下颌升支骨块

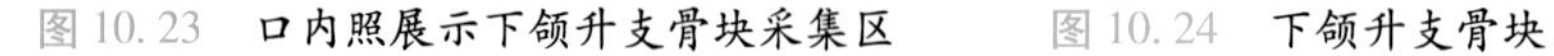

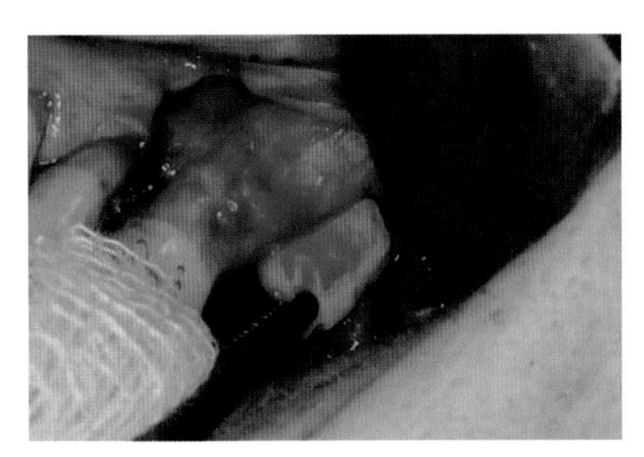

图 10.25 口内照展示下颌升支骨块放于上颌骨缺损区

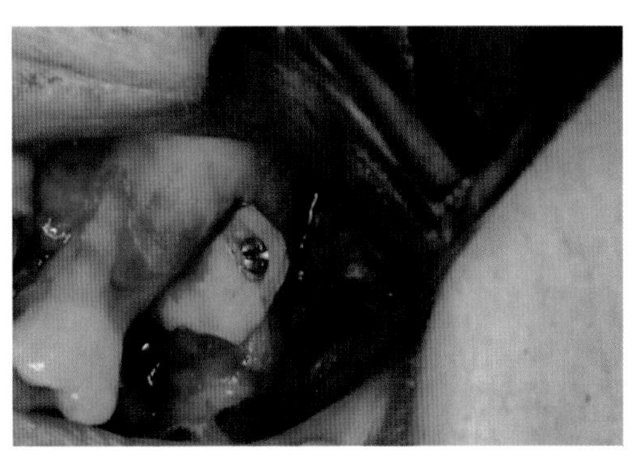

图 10.26 口内照展示用螺丝将下颌升支骨块固定于缺损空间

植骨材料的皮质骨特性可提供最佳的骨密度，保证了种植体的初期稳定性；骨块在愈合期能较好地维持空间，防止空间塌陷从而保证骨的形成[90]。

植骨手术的成功率为 87.5%[102]，但多数相关数据都是关于种植体成功率的，因为这才是治疗的最终目的，具体内容将在后面进一步讨论。

口外取骨

远处位点取骨的适应证是需要较大量的骨移植。髂嵴、颅骨、胫骨都是最常见且可靠的口外取骨位点[113]。

髂部

髂部提供了一个可采集大量骨块的区域，但这些骨块常由一层薄的皮质骨和较厚的松质骨构成[114]。

它的缺点主要还是与骨块采集相关的并发症(图 10.27～图 10.29)。

髂部采骨的常见并发症有：暂时性步态障碍、感觉异常、感染、血肿/皮下积液、骨折、瘢痕以及持续性疼痛[115-117]。

报道中，取骨并发症的发生率，髂部比其他任何部位的都要高，为 1%～63.6%；若涉及术后疼痛/步态障碍，其发生率则更高。

2%～97% 的病例发生疼痛/步态障碍[44]，这种差异与患者个人对疼痛的耐受性相关。因此，值得注意的是在评估并发症时，也需要评估患者的感受。一项视觉模拟量表(VAS)的描述性分析显示，70% 的患者骨采集区来源的疼痛要比口腔内的疼痛更严重；而 20% 的患者其口腔的疼痛比髂部的更强烈；5% 的患者觉得两处疼痛相似[116,118]。

髂部作为取骨位点的优势在于其简单可及性和充足的骨量[118]。但是，第二术区(供应区)的开辟与更高的发病率相关。文献报道称在髂部取骨术后平均的住院时间为 3～5d[118-119]。

报道称在种植体负重后 1～5 年，髂骨原始骨块高度的吸收率在 12%～60%[40,44,120]。

另一项研究显示，在为期 5 年的复诊中，髂骨的平均骨吸收量为 4.8mm，虽然这样的吸收与种植体 3.6mm 的锥形无螺纹设计有关，这种设计本身可导致更多的早期吸收[55]。其他的报道称在种植体植入前，髂骨的平均吸收量为 2.75mm[121] 和 0.85mm[122](范围为 0～4.5mm)。

当髂骨用于垂直向或水平向的外置

法植骨时，对比其在上颌和下颌的吸收量后发现：2 年后，上颌的吸收明显多于下颌，而 6 年后，下颌有 87% 的吸收，而上颌则完全被吸收[111]。

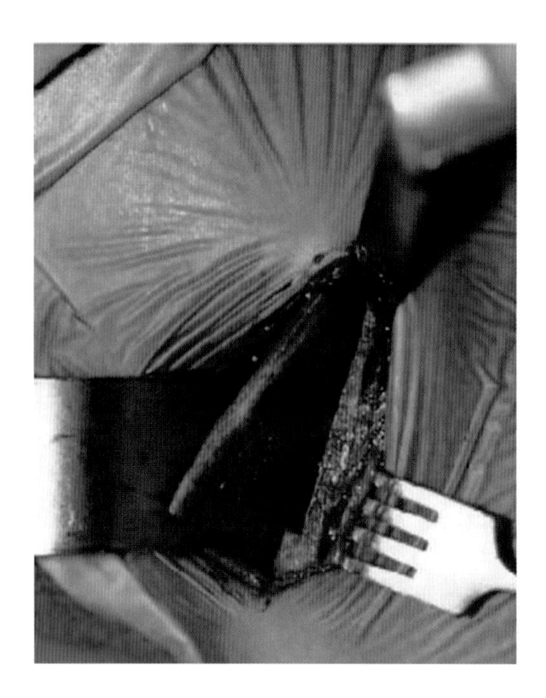

图 10.27 髂嵴骨采集位点（转载自 Kademani，Keller[211]，2006. 经 Elsevier 许可）

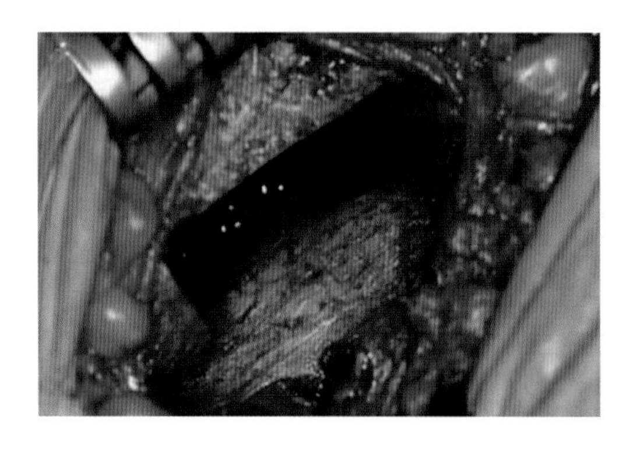

图 10.28 髂嵴骨采集位点（转载自 Kademani，Keller[211]，2006. 经 Elsevier 许可）

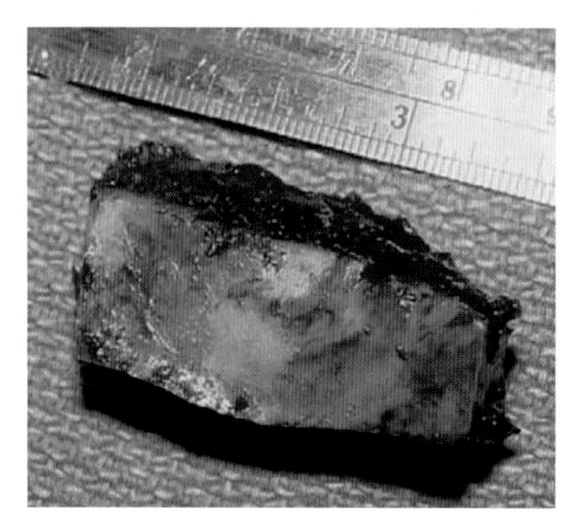

图 10.29 髂嵴骨采集位点（转载自 Kademani，Keller[211]，2006. 经 Elsevier 许可）

胫骨

胫骨主要是松质骨和少量皮质骨[113]。当需要松质骨时，胫骨是可选的采集区之一，因为它可提供大量的骨并且发病率很低[123-124]。

胫骨采骨的优势有：并发症发生率低，可获取大量的松质骨（1cm × 2cm 大小的骨块），技术简单，手术过程快[116]（图 10.30，图 10.31）。

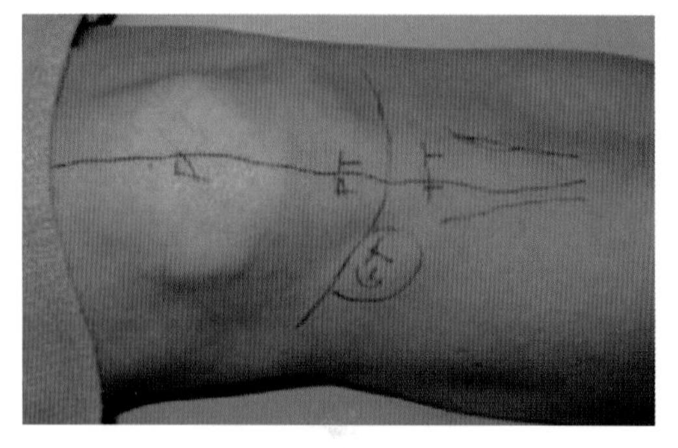

图 10.30 胫骨骨采集位点（转载自 Tiwana，et al，[211]，2006. 经 Elsevier 许可）

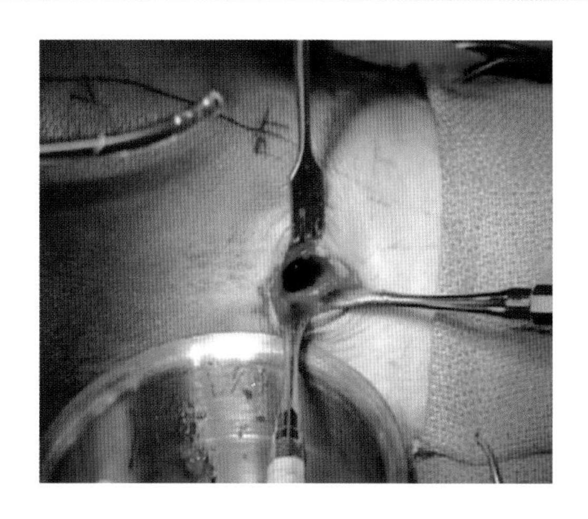

图 10.31 胫骨骨采集位点(转载自 Tiwana, et al[211], 2006 经 Elsevier 许可)

尽管胫骨取骨相对简单、安全，但也存在一些并发症。已报道的并发症有：长期疼痛、步态障碍、伤口开裂、感染、瘢痕、血肿、感觉异常和骨折、其发生率为 1.4% ~5.5%[116]。

颅骨

颅骨骨块通常从顶骨中获取，它的平均厚度在 7.45mm[125](图 10.32)。

颅骨上取骨的优势在于可获得大量的骨块且靠近受植区。颅部骨块的主要优点在于其致密的皮质结构可更好地抵抗吸收[126](图 10.33)。

该手术过程通常需要全身麻醉并需要密切的术后护理。与此同时，或轻或重的并发症也可能发生，如需要采取颅内板环钻术、出血、上矢状窦撕裂、脑损伤、空气栓塞、血肿、感染、帽状腱膜血肿、脑膜炎、颅骨凹陷、感觉异常和疼痛[127-128]。

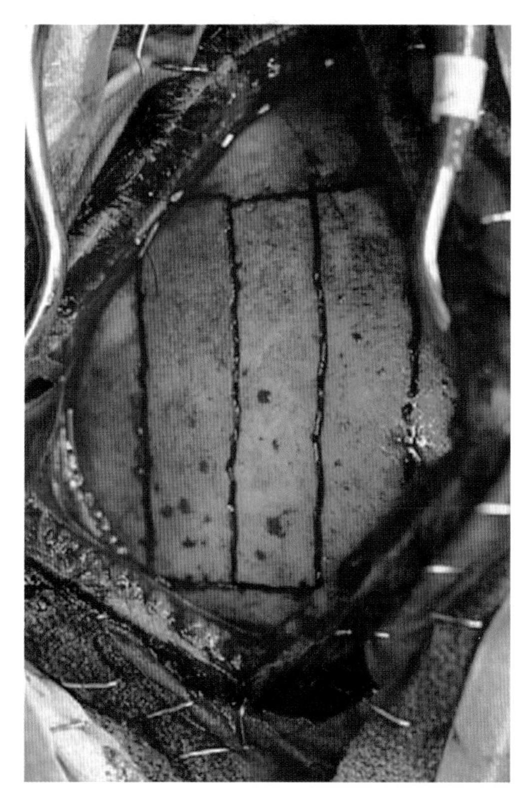

图 10.32 颅骨骨采集位点 (转载自 Ruiz, et al[213], 2005. 经 Elsevier 许可)

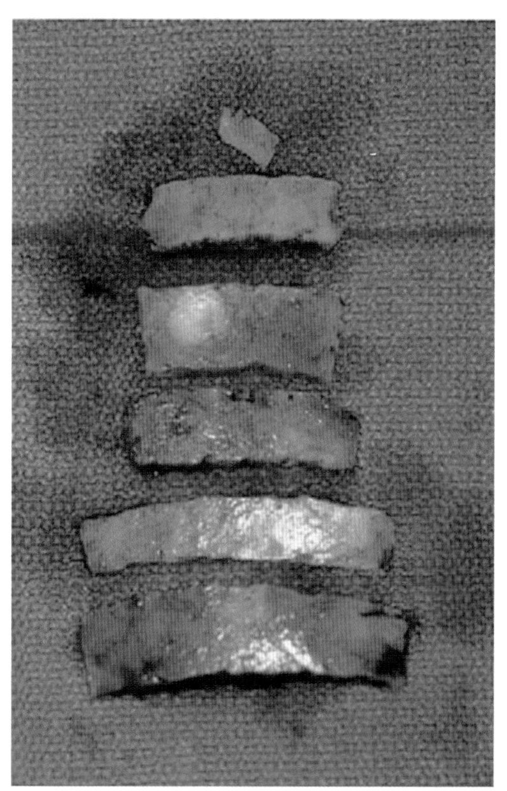

图 10.33 颅骨骨采集位点 (转载自 Ruiz, et al[213], 2005. 经 Elsevier 许可)

另一个值得关注的是头皮上的瘢痕显露并会导致局部的脱发[116]。

不同研究报道了主要和次要并发症的发生率在0～57.7%，其中0.4%～4%为血肿，2%为硬脑膜暴露，2.3%为脱发，0～12%为神经外科并发症[128,129]。

另一项研究报道称82.1%的病例可观察到颅骨凹陷[129]，避免该后果则需要生物材料对其进行重建。

这些并发症发生率的差异可能反映出在研究设计、纳入人群、取骨技术及手术技巧上的差异[128]。

文献报道称术后24h密切的神经系统监测是有必要的[129]，并且还需要平均5.1d的住院观察[128]。

在骨块吸收方面，颅骨骨块相对于其他供区所取的骨块，吸收是最少的。有2项研究对颅骨、下颌升支、髂嵴采集的骨块的吸收进行了对比。研究显示，种植体植入时颅骨的吸收量为(0.18±0.33)mm到0.28mm[122,130]，而在平均19个月的随访期间，其吸收范围为(0.41±0.67)mm[130]。下颌升支来源的骨块在种植体植入时的骨吸收量为(0.42±0.39)mm和0.35mm(范围为0～1.25mm)[122]，而平均19个月的随访期内其吸收范围是(0.52±0.45)mm(范围为0～1.75mm)[130]。髂骨来源的骨块在种植体植入时的吸收量为0.85mm(范围为0～4.5mm)[122]。

有研究报道，在平均19.3个月(6～42个月)的随访期中，颅骨骨块移植后初始高度的吸收率为0～15%[44,131]。然而，其他作者认为虽然在10个月的随访期中颅骨的吸收明显少于髂骨，但是30个月后两者的吸收量在统计学上无明显差异[132]。

种植体的植入

在再生的自体骨块上植入种植体是具有可预测性的手术，较高的植体存留率和成功率[92]。

种植体不论是植入到植骨区或未植骨的天然骨区，种植体的存留率和种植体周骨水平无明显统计学差异[133]。

文献报道采用自体骨行外置法植骨，种植体的平均存留率为76.8%～100%[44]，尽管绝大多数的报道都称其存留率超过90%。

植骨材料的供区不同，种植体存留率也不一样。髂骨移植重建后的病例，种植体存留率最低，其次是植入颅骨骨块中的种植体，最后是口内取骨后植入的种植体(表10.5)。

如果是根据标准定义，有关种植体成功率的数据明显不足[96]。此外，大部分研究仅分析种植体存留率而只有少部分提到种植体成功率。

对于口内骨块的采集位点，下颌升支和正中联合取骨进行种植的植体存留率无统计学差异，为92.3%～100%；成功率为89.5%～100%。植入髂骨骨块上的种植体的植体存留率为60%～100%；成功率为72.8%～95.6%(表10.5)。植入颅骨骨块的种植体，存留率为86%～100%；成功率为90.3%～97.6%(表10.5)。

在进行植骨后，下颌种植体的存留率高于上颌(表10.6)。

表 10.5 植入自体骨植骨区域的植体其相应的成功率和存留率

自体骨	文献	种植体成功率(%)	种植体存留率(%)	时间(修复负重后的月数)
下颌升支	ClR[44]	95[a]	97.1(93~100)	
	PS[133]	89.5	100	38
	SR[111]	93.5	100	33
	a SR[96]	91.9~93	94.5	6~90
正中联合	ClR[44]	90.7~100	97.1(92.3~100)	
	SR[111]	95.5		23.3
	a SR[96]	90.7~100	94.5(92.3~100)	
髂嵴	LTR[131,202]		73.8	12~120
	SR[111]	76.4	93,1	33 成功/60 存留
	SR[194]		88	12~72
	a SR[96]	83~95.6	82.5(60~100)	6~90
	PS[55]	72.8~83.1	72.8~83.1	120
	PCT[121]	86.9	100	13~22
	RS[202]	83.1	91	120
颅骨	a ClR[44]	90.7~97.6	94.9(86~100)	
	a SR[96]	90.7~97.6	94(86~100)	6~90
	SR[111]	90.3	99	33

CIR：临床研究综述，PS：前瞻性研究，PCT：前瞻性对照试验，SR：系统综述，LTR：长期回顾

a. 在移植的颌骨中植入的种植体的成功率只有四分之一。若根据定义明确的标准，种植成功率方面的数据就更显不足。

种植体的植入时机

很多不同的特性和状况都会影响种植体的骨结合，如等待种植体植入和负重的时间，种植体宏观和微观的几何形态、种植体的材质、骨质状况[44]。

有证据表明，延期种植与植骨后同期种植相比，可提高种植体的存留率和成功率，尽管该观点仍存在很多争议[44,105,108,134](表 10.6)。

已有证据表明植骨后即刻植入种植体会存在一定的风险，如伤口的开裂(这将使得骨块暴露并引发感染而最终导致部分或完全的骨丧失)，而将种植体即刻植入尚未血管化的骨块中将会增加无法形成骨结合的风险[44]。

此外，如选择分期种植治疗计划，那么术者可获得更好的修复位点和更佳的美学效果[105]。

支持植骨后即刻种植观点的学者认为，外置法植骨时，骨块在移植后的吸收更加明显；因此，即刻植入种植体可缩短修复前的等待期从而防止骨吸收[44]。

表 10.6 植入自体骨植骨区的种植体其对应的存留率及成功率

文献	即刻种植	延期种植	移植骨块	种植体成功率(%)	种植体存留率(%)	时间(月)	区域	种植体周围骨丧失(mm)
CIR[44]	×		自体骨块		79.3(72.8~92.3)	6~120	上颌	
CIR[44]		×	自体骨块		93.4(80~100)	6~120	上颌	
CIR[44]	×		自体骨块		92.7(88.2~100)	6~120	下颌	
CIR[44]		×	自体骨块		100	6~120	下颌	
SR[108]		×	口内自体骨块	96.9~100	96.9~100	12~24	水平向骨增量	0.08±0.9 至 0.20±0.50
SR[108]	×		口内自体骨块	89.9		12	水平向骨增量	0.69±0.67
SR[108]		×	口内自体骨块	98.5~91	95.6~100	12~38	垂直向骨增量	
SR[96]	×		自体骨块		81.8(72.8~92.3)	6~240	上颌	
SR[96]		×	自体骨块		89.9(80~100)	6~240	上颌	
SR[96]	×			83~100(中位数 89)	91.1(88.2~100)	6~240	下颌	
SR[96]		×		83~100(中位数 89)	100	6~240	下颌	
SR[96]	×		外置髂嵴骨		95.6	12		
SR[96]	×	×	外置颅骨		100	12~36		
RS[203]	×		口内自体骨	89.5	100	12		(0.69±0.67)
RS[203]			口内自体骨	96.9	96.9	12		0.20±0.50
RS[202]			口内自体骨		88	60		0~3.3
SR[40]			口内自体骨块		96.9~100	12~60	水平向	
SR[40]			口内自体骨块		96.9~98	22~24	垂直向	
SR[120]	×		髂嵴骨	88.2		48	下颌	
SR[120]	×		髂嵴骨	72.8		120		
SR[120]	×		髂嵴骨	83			上颌	

CIR:临床研究综述,SR:系统综述,RS:回顾性研究

种植体的负重

尽管也有证据表明植骨区早期或即刻负重可刺激成骨从而防止骨吸收[44]，但绝大多数研究都建议在种植体植入植骨区或天然骨内等待一定的时间(3～6个月)[96]。研究表明，种植体的初期稳定性对种植治疗的成功至关重要，并且它还决定了即刻负重或延期负重的选择。

自体骨采集区的选择及种植位点的准备

根据现有的科学依据，有几个因素可以帮助外科医生来决定不同的自体骨采集区的选择。

由于分析多种不同变量的研究仍存在高度的差异性，所以在此很难比较不同治疗方案的结果。虽然大体的结论已得出，但仍需要慎重分析。

- 移植骨块的量

当需要大量骨块进行颌骨重建时，通常会选择口外的骨采集位点[54]。

然而，为种植体植入而进行的牙槽嵴重建通常是小范围的，所需要的骨量也相对较小，因此，选择口内的取骨位点较为合适[54]。最近一项在尸体上进行的研究表明，从正中联合所取的骨块的厚度要比从下颌升支采集的厚[135]。从正中联合部取的骨块所获得的充足骨量可使水平向的骨增量达到4～6mm[90,136]，而从下颌升支采集的骨块可增宽牙槽嵴3～4mm[90]。

- 外科并发症

髂骨取骨引起的并发症发生率最高，其次是口内取骨和颅骨取骨。在不同的研究中，口内取骨的并发症高达80%(表10.7)。最常见的外科并发症包含神经障碍在内。从正中联合取骨时发生的暂时性神经障碍和其他病症高于从升支部取骨。此外，对于缺损类型而言，垂直向植骨的并发症发生率高于水平向植骨。

口腔内取骨的优势在于取骨位点和植骨位点在同一个术野下，使得手术、麻醉次数、并发症都有所减少，而且获得的大部分是皮质骨。

口外取骨的主要缺点包括了相关的并发症、全身麻醉的入院需要以及更长的手术过程[109,137]。研究表明髂部取骨最常见的并发症是暂时性疼痛/步态障碍[96]。文献中报道持久性疼痛/步态障碍的发生率为2%～97%。虽然有研究显示颅骨取骨有86%的病例出现颅骨凹陷(表10.7)，但颅骨取骨的手术并发症总体较低。

- 促进新骨形成

有学者对采用自体骨行上颌窦底提升，通过活检来评估总体骨量的病例进行了一份meta分析[47]。结果表明，口内取骨获得的骨总量比髂部取骨多[47]。

不同的研究报道用口内自体骨植骨时，在种植体植入时(植骨后的4～6个月)所得到的平均骨增量为2.2～7mm(表10.3)。

- 增量骨的稳定性

在胚胎的起源上，口外采集的骨块(软骨内骨化)和牙槽骨(膜内骨化)有所不同[138-139]。膜内骨化的骨块似乎可以保持良好的骨块体积，而软骨内成骨的骨块随不同的时间周期出现不同程度的吸收，这一点可能对骨增量手术的成功产生影响[94,140-141]。

正中联合的骨块具有皮髓质性，它能提供更快的血管生成，从而在愈合过程中获得更快速的整合和更少的潜行性吸收。升支骨块几乎都表现为皮质性，它的骨体积丧失更少，在维持骨体积方面明显优于松质骨。

口内骨块的吸收范围在0～42.5%，

在行垂直向骨增量时的吸收率高于水平向骨增量。

髂部提供了一个可采集大量骨块的区域，但该区域的骨质常包括一层薄的皮质骨和较厚的松质骨，这使得其很容易被吸收。与口内骨块相比，髂部来源的骨块早期吸收更显著，并且在上颌骨的吸收比在下颌骨更明显。

颅骨上可获得大量的骨块且靠近受植区。颅部骨块的主要优点在于其致密的皮质结构可以更好地抵抗吸收。有研究报道，相较于其他取骨位点，颅骨取骨所导致的早期骨吸收更少，虽然在长期的随访中他们之间的差异并不显著[122]。有文献报道，口外取自体骨植骨病例在连接修复体后，颅骨骨块植骨的吸收率为0～15%，而髂骨骨块植骨的吸收率则高达60%[8,126,142]。

表10.7　口外骨块的相关并发症

文献	移植骨块	并发症	神经障碍	备注	疼痛/步态
LTR[115]	髂嵴骨	1%～25%			
SR[116]	髂嵴骨	1%～30%	26.5%		7.4%～16.5%[a]
PS[118]	髂嵴骨	20%(疼痛除外)	5%		65%步态障碍和25%需要辅助行走
CIR[44]	髂嵴骨				2%
RS[117]	髂嵴骨	1.88%(不包括以疼痛作为并发症)	0.8%		100%(在15d内)
SR[119]	髂嵴骨	19.37%(10%～39%)		0.28%(开裂或移植物暴露)	7.75%超过6个月
SR[111]	髂嵴骨	–			17%～34%(37%～50%需要拄拐)
RS[128]	髂嵴骨	63.6%	23.44%	7.3%主要，56.4%次要	35%
CIR[204]	髂嵴骨	17%(疼痛除外)			97.4%发生于1个月内，31.42%在6个月内，14.28%在1年内
PCT[121]	髂嵴骨	30%			
SR[116]	颅骨	0.3%	0.02%		
RS[128]	颅骨	57.7%		19.2%主要，38.5%次要	
RS[129]	颅骨	6.8%	0～2%(其他研究中0～12%)	86%颅骨塌陷	
CIR[44]	颅骨	0%			

CIR：临床研究综述，PS：前瞻性研究，PCT：前瞻性对照试验，SR：系统回顾，LTR：长期回顾，RS：回顾性研究

a. 15.55%报告了一些步行障碍，7.5%的工作活动，15.4%的娱乐，16.5%的家庭家务，11.8%的性活动，以及7.4%的穿衣困扰。

这些数据表明了采取措施补偿骨块损失的重要性。过度的骨增量和使用骨替代品是可以弥补骨移植物重建时吸收的可靠手段[99]。

此外，与未使用膜相比，膜的使用有助于减少骨吸收。

• 愈合

如需要使用骨块，那么在这里强烈推荐使用皮质松质骨[96]。因为如果单纯使用松质骨或颗粒型骨，没有和钛网或钛增强膜联合应用，就无法获得足够的强度来承受其表面覆盖的软组织张力，也无法承受来源于临时活动义齿的压力，这将最终导致骨块几乎被完全吸收[86,96]。伤口的开裂和(或)感染与植骨材料的完全丧失密切相关。

临床上希望口内或口外来源骨块都能平稳愈合/变坚固[96]。一篇系统综述报道了在牙槽嵴增量中伤口开裂和感染的发生率为3.3%，骨块完全丧失的发生率为1.4%，绝大多数病例采用髂骨进行了大范围的骨重建[96]。

就采集位点而言，行髂骨移植重建的患者，其种植体存留率和成功率最低；其次是颅骨骨块移植的病例；最后是口内取骨的病例。此外，植骨后种植的病例中，下颌种植体的存留率高于上颌(表10.6)。

有证据表明，延期植入的种植体，其种植体存留率和成功率均高于同期植入的种植体，尽管该观点仍存在很多争议。

同种异体骨移植

虽然对于许多临床医生来说，采用自体骨(有块状或颗粒状)进行牙槽骨增量依然是金标准，但自体骨块采集位点的相关并发症也使医生们的目标转向了同种异体骨材料。

不同的研究已表明了FDBA和DFDBA骨块在水平向骨增量中的成功应用[8]。

同种异体骨块的表现不仅取决于所采集的骨块本身，也取决于提取方法和骨源的质量。

同种异体骨移植材料的好处在于可选择事先确定好结构和皮髓质性成分的骨块[143]。此外，与之相关疾病发生率和手术时长都有相应的缩减[144]。

同种异体骨移植的临床证据受限于其病例的分析和报道，还有多方面的因素需要考虑，如骨缺损的类型、治疗方法和随访期。此外，多数病例都注重分析前牙美学区的植骨位点而少有提及后牙区的牙槽嵴增量。

在植骨的失败率方面，一项病例分析和系统综述中有报道为2%~8.5%[144-145]。

植骨的失败通常涉及下颌后牙区缺损(71%)，这与采用自体骨行外置法植骨的情况一样，此外还有伤口的开裂和膜的暴露，这些都是最常见的并发症[143-145]。植骨位点在垂直向可获得平均2~3.5mm的骨增量，水平向可获得3.92~4.79mm的骨增量[143-144]。

在一项对57例同种异体骨移植病例的研究中发现，只有1例发生了2.5mm的骨吸收，而其他病例在植骨后3~4个月并没有出现骨吸收，在种植体植入后26个月的随访期内均保持稳定[146]。

另一项研究报道，同种异体骨块在植骨6个月后的吸收范围为10%±10%到52%±25.97%[144]。

有研究证据表明，成功地用同种异体骨作外置法植骨进行牙槽嵴增量，可获得一个短期的(不到5年)、较高的

(92.8%~99%)种植体成功率[143,144]。而另一项研究报道了种植体的成功率为86.9%~90.0%[111]。

使用同种异体骨来扩增萎缩的上颌骨是除自体骨外又一可行的选择。而且对于同种异体骨植骨位点和自体骨植骨位点而言，两者的植体存留率相当。由于研究的局限性，对这些结论的解释应持审慎的态度[144]。

10.4.1.2 颗粒状植骨材料：引导骨再生

引导骨再生(GBR)的概念于1959年首次提出，当时是将细胞阻塞膜用于脊椎融合术中而提出此概念[147]；其原理是先定植于伤口处的细胞将决定最终占据原本空间的组织类型。

该技术用于维持垂直或水平向缺损的空间，让成骨细胞向内生长，防止来源于软组织的细胞向缺隙中迁移。因此，可引导骨形成而不受其他类型组织细胞的干扰[148-150](图10.34)。

维持缺损空间的不同材料在前文中已有介绍，如颗粒骨、骨块、可吸收性或不可吸收性膜、螺丝等。

引导骨再生和引导组织再生(GTR)常用于表述相同的治疗程序，这是不恰当的。GTR是指牙周组织再生，包括牙骨质、牙周膜和牙槽骨。GBR则单纯指促进骨的形成。但两者都基于相同的原则[2,8]。

研究指出，采用GBR技术可获得水平向的平均骨增量为2~4.5mm，垂直向的骨增量为2~7mm[8,44,45](图10.35~图10.38)。

种植体的存留/成功

文献报道，在骨量不足的位点植入骨内种植体时，GBR是一种成功增加骨量的方法[151-152]。

研究报道了GBR术后6~133个月的观察期内，种植体的存留率为76.8~100%，成功率为61.5%~100%。而且在大多数研究中，种植体存留率/成功率均超过90%，与在天然骨内种植相近[44,153]。然而，在采用GBR治疗的位点，骨吸收也更明显[154]。垂直向和水平向骨增量之间没有差异，而上颌行GBR术后，种植体的存留率低于下颌(表10.8)。

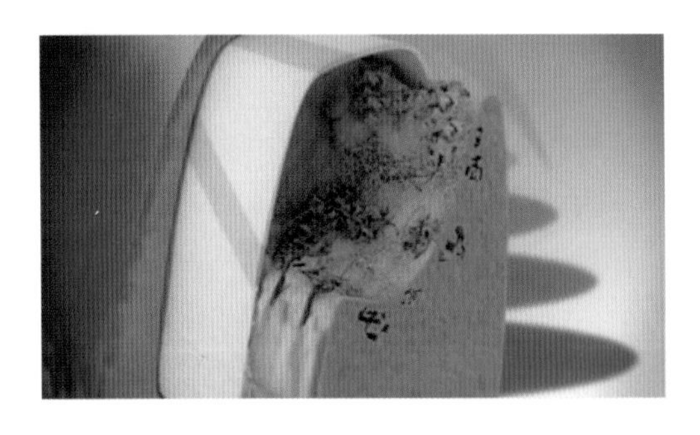

图10.34 3D图像下GBR的机制，膜作为一种屏障使成骨细胞向缺隙内生长，并防止来源于软组织的细胞向缺隙中迁移(Pardiñas López)

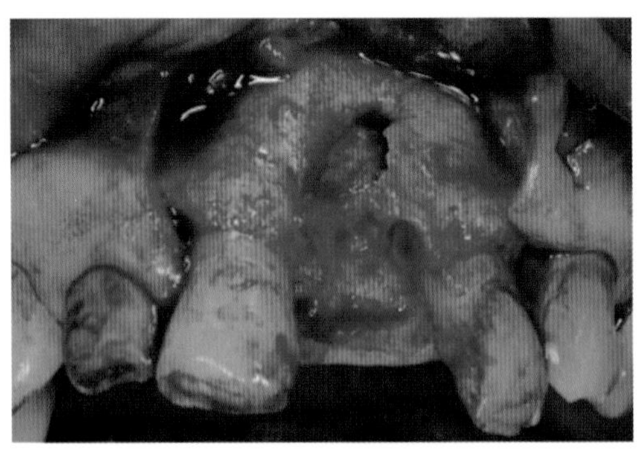

图10.35 上颌骨缺损的口内照

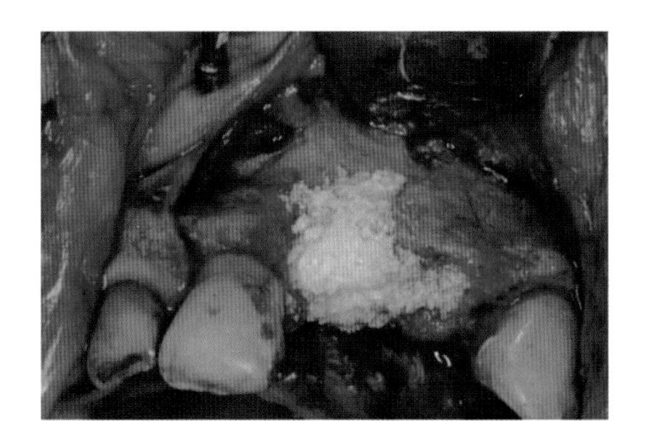

图 10.36 异种骨颗粒填充入骨缺损区

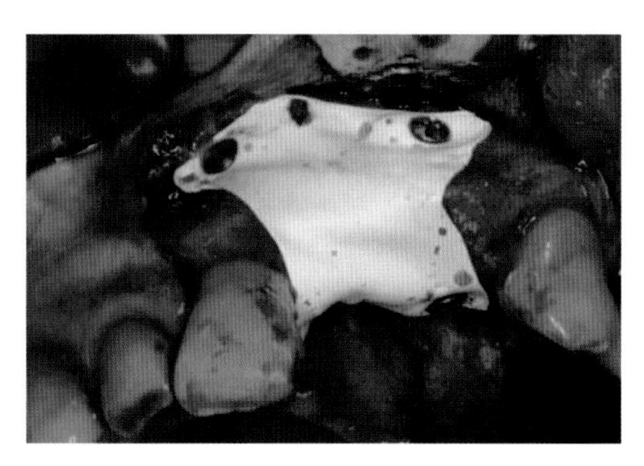

图 10.37 覆盖不可吸收性膜后并用螺丝固定的骨缺损区

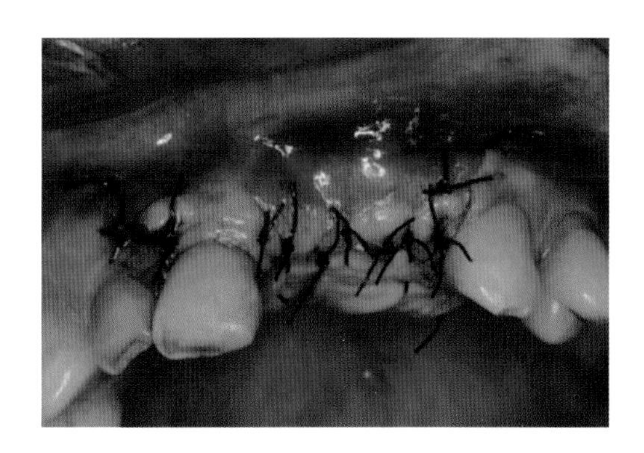

图 10.38 缺损区完全被软组织覆盖

植骨材料的类型或不使用植骨材料，使用可吸收性或不可吸收性膜(包括钛网)似乎都不影响临床上种植体的存留率和成功率(表 10.8)。然而，这一结论必须慎重分析。目前还无法给临床医生提供结论性建议，因为使用的植骨材料范围广泛，骨缺损的范围变化大，同时缺少针对不同植骨材料和不同膜的自身对照研究，因此，要将种植体的存留率/成功率与各种骨移植材料和膜联系起来是很困难的[44]。

此外，种植体植入的时期(分期或同期)似乎并不会影响其存留率和成功率[7]，所以至今仍没有是否选择同期或延期种植的明确适应证[44]。即使一些研究者认为延期种植相较于同期种植而言可减少嵴顶骨吸收的风险，但这并不影响最终的治疗效果[44]。

吸 收

不同研究报道了在 65 个月的随访期内 GBR 技术的骨吸收范围为 0.3 ~ 2.9mm(表 10.8)。

有结果表明早期获得的骨量将随时间推移而缩减(早期获得骨量的 40%)[44]。

据报道，最大的骨丧失发生在种植体负重后的第一年，此后似乎保持稳定[7]。

如果没有钛网而单纯使用松质骨或颗粒型骨则不可能获得足够的强度来承受其表面覆盖的软组织张力，也无法承受来自临时活动义齿的压力，而这将可能导致部分或完全的骨吸收[96]。

并发症及优缺点

GBR 技术可应用于拔牙创的缺损、局部缺损、水平和垂直向牙槽嵴增量、修复种植体周围的骨开裂和骨开窗[8,155]。

同不可吸收性膜一样，生物可吸收性膜也可发生过早的软组织开裂和暴露。

与口腔的通联加速了膜的吸收速度并增加了再生骨污染的机会[8,156]，这可使骨块部分或完全的丧失。

表 10.8 引导性骨再生

文献	骨移植材料	成功率	吸收	种植体成功率	种植体存留率	时间(月)	骨增加量
RM[7]	自体骨/同种异体骨		(0.64 ±0.22)mm	97.5%(上颌全失败)		74	
SR[194]	所有				95.5%	12 ~ 72	
SR[194]	异种骨				96.2%(93.4% ~99%)	12 ~ 72	
CIR[44]	水平向 GBR(所有材料,未具体说明)	67% ~100%	1 ~2.9mm	86% ~98.3%	98%(76.8% ~100%)	6 ~ 133	2 ~4.5mm
CIR[44]	垂直向 GBR(所有材料,未具体说明)	67% ~100%	1 ~2.9mm	92.6%(61.5% ~97.5%)	99.3%(99% ~100%)	6 ~ 133	2 ~7mm
CIR[44]	全使用可吸收性膜			91%	95% ~100%	6 ~ 133	
CIR[44]	全使用不可吸收性膜			61.5% ~100%	92% ~100%	6 ~ 133	
PS[205]	自体骨,同种异体骨,都使用或都不使用膜		(2.03 ±0.5)mm		96.1%	60	
PSR[162]	自体骨或单独使用 PTFE(聚四氟乙烯)		(0.3 ±0.8)mm		76.8% ~83.8%(上颌 - 下颌)	60	
PSR[162]	自体骨或异种骨	87% ~95%			84.1% ~100%	22.4 ~60	
SR[112]	未具体说明				95.8% ±5.3%	56.5 ±25.5	
PS[154]	ABBM 和可吸收性膜		1.83mm		95.4%	60	
PS[154]	ABBM 和不可吸收性膜		2.21mm		92.6%	60	

CIR:临床研究综述,PS:前瞻性研究,SR:系统综述,RM:随机多中心,PSR:前瞻性系统综述

虽然胶原屏障可改善软组织反应，但是与强度较高的不可吸收性膜相比，它们维持缺损空间的能力不足[8]。正因为这个原因，当颗粒骨材料用于垂直向骨增量时，需要使用坚固的膜来保护移植材料[156]。

据报道，GBR 的失败主要与膜暴露过早有关。已报道的膜暴露发生率为 50%，尤其是在进行较大范围的垂直骨增量时。膜的暴露可导致感染并最终造成部分或完全的骨丧失[8,156-157]。

一项研究显示，使用可吸收性膜行 GBR 技术时，16% 的病例在拆线时发生膜暴露，而采用不可吸收性膜行 GBR 技术时，这个比率为 24%，其中 44% 的不可吸收性膜不得不在早期移除[8]。

10.4.2 牙槽骨劈开术

牙槽骨劈开术可用于增宽水平向狭窄的下颌牙槽嵴。普遍认为牙槽骨劈开术需要 2~3mm 的骨宽度且有一定量的松质骨[8,113,158-159]。

手术的操作包括采用骨凿、骨刀、超声骨刀等工具纵向劈开牙槽骨使其形成青枝样骨折。使用骨凿逐步扩大，骨块便可向唇颊侧移动并保持分离而为植骨材料或植体的同期植入(内置法)提供机会，它同时还缩短了治疗时间，降低了并发症，节约了治疗费用[8,113,158,160](图 10.39)。

矢状向的骨劈开或扩张术形成间隙后伴随着自发骨化，该成骨的机制和骨折的愈合类似。

研究发现，该手术成功率为 87.5%~100%。在牙槽嵴扩张时，颊侧骨板的骨折是最常见的并发症，其发生率为 4%~22%[96,161-164](表 10.9)。

该技术的局限性在于高度致密的皮质骨的出现和两层皮质骨之间缺乏松质骨[159]。

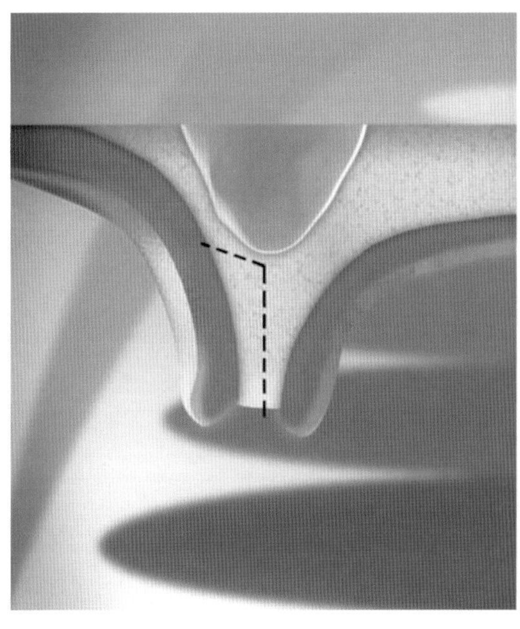
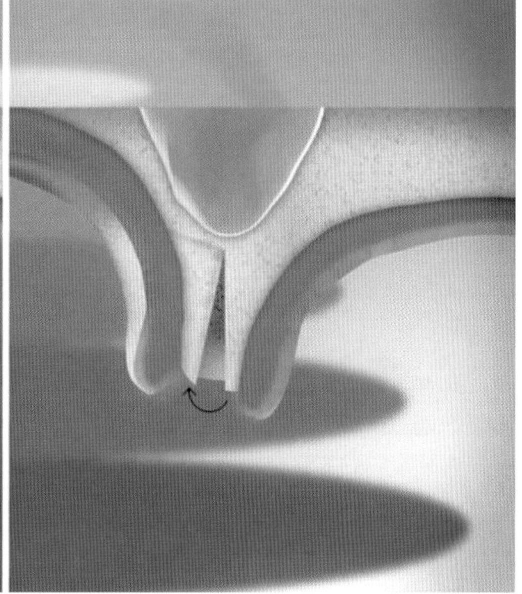

图 10.39 牙槽嵴劈开术的 3D 图像(Pardiñas López)

表 10.9 牙槽嵴劈开术

文献	手术成功率	骨吸收	种植体成功率	种植体存留率	时间(月)
[96] SR[44] CIR	98% ~100%		86.2% ~97.5%	91% ~97.3%	6~93
[162] PSR	87.5% ~97.8%			86% ~100%	12~60
[167] CIR		1.77 ±1.1mm		100% a	52.4
[161] RS	93.5%	0.69mm(负重后第一年及每年吸收0.06mm),术后至负重期间有1.61mm垂直向吸收	93.2%	100%	6~96
[194] SR				97.4%	6~144
[166] PS				97%	27(0~93)

CIR:临床研究综述,PS:前瞻性研究,SR:系统综述,PSR:前瞻性系统回顾,RS:回顾性研究

a. 6 个位点不可能实现植体的初级稳定性;这些会被记录为失败。

种植体的植入

回顾研究发现,在 6~144 个月的随访期内种植体的存留率为 86% ~100%。这与植入天然骨中的种植体一致,而种植体的成功率为 86.2 到 97.5%[90,165-166]。然而,少数具有同质性的数据显示,与完整的骨块相比,在行牙槽嵴劈开术的部位植入种植体后,边缘骨丧失稍有增多[159]。

牙槽嵴劈开术联合使用颗粒骨,骨块或 GBR 技术,优势在于避免了从另外的位点取骨,减少了治疗时间和并发症[8](图 10.40,图 10.41)。

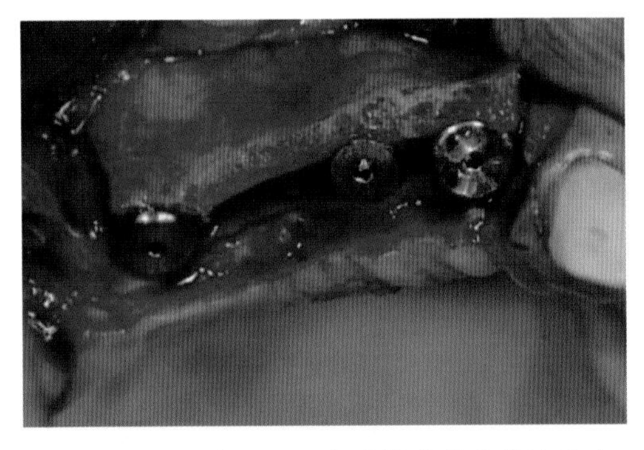

图 10.40 口内照显示在牙槽嵴劈开术的同时也植入植体。(转载自 GonzalezGarcIa, Monje[214], 2010. 经 Elsevier 许可)

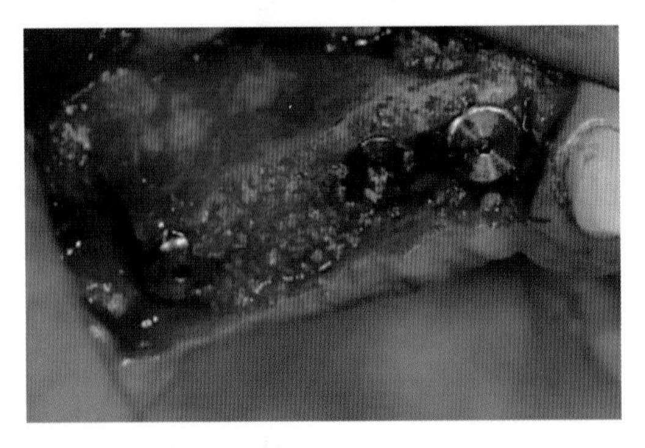

图 10.41 口内照显示在牙槽嵴劈开术的同时植入植体并放置骨粉(转载自 GonzalezGarcIa, Monje[214], 2010. 经 Elsevier 许可)

吸 收

在不同的研究中,牙槽嵴宽度平均可增加(3.5 ±0.93)mm 到(4.03 ±0.67)mm[167-168]。而在平均 52.4 个月的随访中,平均垂直向骨丧失量为(1.77 ±1.1)mm(范围为 0.35 ~4.35mm)[167]。

一项回顾性研究报道显示,第一年平均边缘骨丧失量为 0.69 ~0.43mm,此

后又以每年0.065mm的速度吸收。报道也称从术后到负重前，垂直骨量的丧失为1.61mm[161]。

10.4.3 牵张成骨

牵张成骨依赖于由来已久的生物学原理，即当两块骨头在张力作用下缓慢分离时，所形成的缺损间隙会有新骨形成。被牵拉的骨块可实现水平或垂直向的分离。该过程包括在牙槽嵴上行骨切开术，然后在分离的骨块之间用螺丝固定一个牵拉装置。经典理论认为，最初的潜伏期为5～7d，当牵拉装置逐渐被激活后，可以每天约1mm的速度分离骨块，逐步施加于受牵拉骨块界面上的张力产生了持续性的骨生成，而邻近组织也将逐步扩张以适应这种持续性的张力（组织发生）。为获得骨再生，其维持期需3～4个月。在此之后，牵拉装置将被移除，而通常种植体也在这个时候植入[8]（图10.42）。

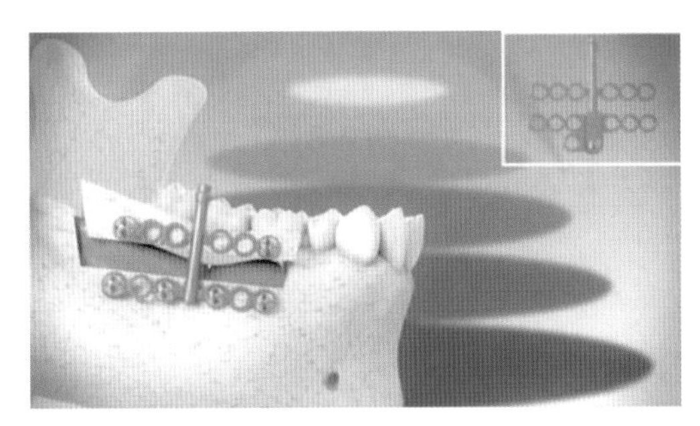

图10.42 牵张成骨技术及其装置的3D示意图（Pardiñas López）

据报道，牵张成骨的平均骨增量为3～15mm，整体成功率为96.7%～100%[44,96]（表10.10）。

研究显示，修复后6～72个月内种植体的存留率为88%～100%，该数值和植入天然骨中的种植体存留率接近[96,133,165]。所有行牵张成骨后种植体的累计成功率超过90%（表10.10）。它们在负重后3～5年所呈现的效果要比其他植骨术后植入的种植体好[165,169]（图10.43～图10.47）。

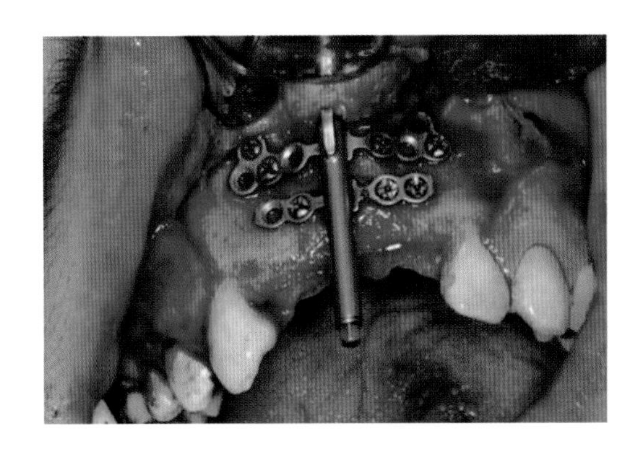

图10.43 上颌前牙区牙槽嵴放置牵张装置的口内照（图片由Cristina Garcías医生提供）

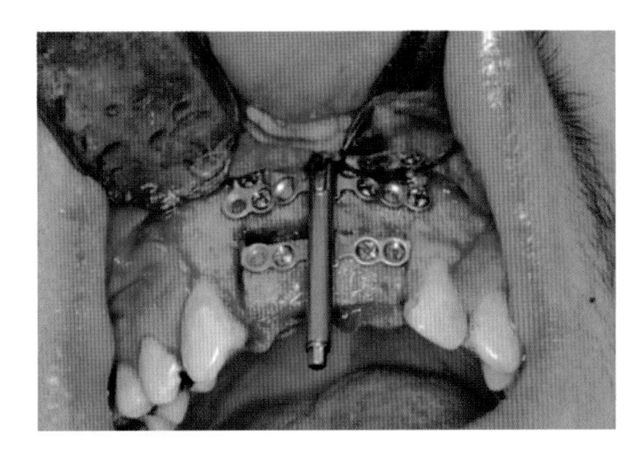

图10.44 上颌前牙区行截骨术同时放置已激活的牵张装置的口内照（图片由Cristina Garcías医生提供）

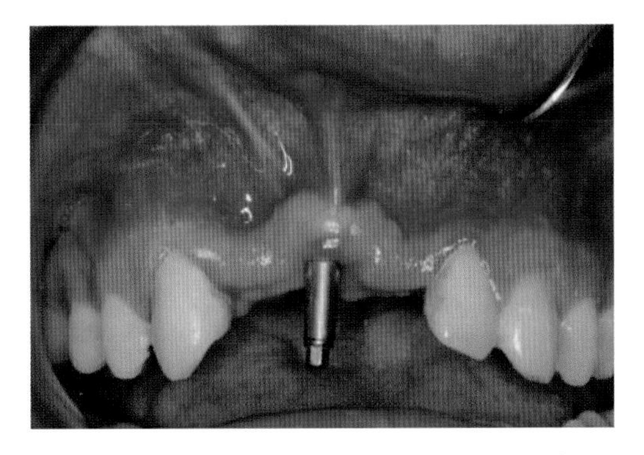

图10.45 放置于上颌前牙区且由软组织覆盖的口内装置的口内照（图片由Cristina Garcías医生提供）

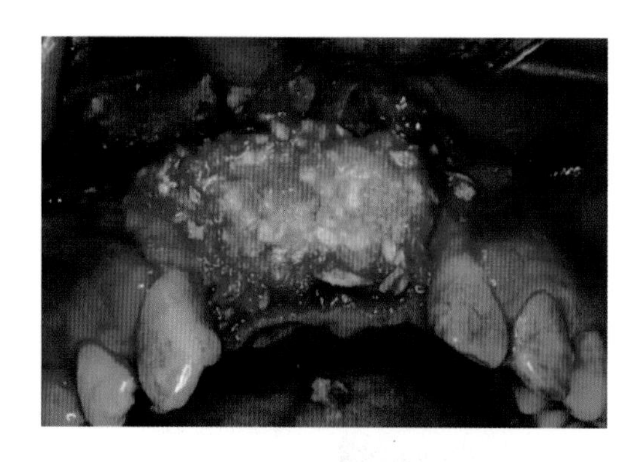

图 10.46 口内照展示在牵张装置移除后骨块的分离。颗粒型骨放置于缺损区域以增加其水平向骨量(图片由 Cristina Garcías 医生提供)

有研究指出，行牵张成骨术后到种植体植入前有 0.3mm 的骨吸收，而在种植体负重 4 年后骨吸收为(1.3 ±0.4)mm。

优缺点和并发症

由于不需要取骨，所以牵张成骨的优点是术后并发症很低，另一个优点在于牵张区的软组织也随之生长。此外，手术区域的感染风险也很低。

然而，该操作也存在局限性，医生不能很好地控制骨增量，而且牵张区牙槽骨要有一定厚度。此外，在牵拉装置应用的同时制作临时修复体是一件比较困难或不可能的事，而且在装置移除后的2 个月内患者都不能佩戴任何的临时活动义齿[133]。该方式还需要进行二次手术将装置取出[112]。牵张成骨的其他缺点还包括了需要每天激活加力装置，患者在说话、进食、外貌方面也会受到影响。

不同的研究发现，1 ~ 2 个牙位的小范围牙槽嵴缺损使用牵张成骨时会出现相对较高的并发症。正因为这个原因，笔者建议至少 3 个牙以上缺失的无牙颌牙槽嵴采用该项技术[8,169]。

表 10.10 牵张成骨

文献	手术成功率	吸收	种植体成功率	种植体存留率	时间(月)	骨增加量
SR[96]			94.2%	95.9% (88% ~100%)	6 ~72	
SR[194]				94.7%	12 ~72	
PS[111]		0.3mm(植入种植体之前)1.3mm(植入种植体之后)	94.7%	100%	41.3	5.3mm (范围 2 ~ 8mm)
CIR[44]	98.4% (96.7% ~100%)		94.2%	97% (90.4% ~100%)	6 ~60	3 ~15mm
SR[169]				96.5% ±4.5%	20 ±22	
SR[206]			+90%		超过 48	
MPS[207]			94.2%	100%	34(15 ~55)	9.9mm (4 ~15mm)
SR[165]				90.4%	36	6.5mm (3 ~15mm)

CIR：临床研究综述，PS：前瞻性研究，SR：系统综述，MPS：多中心前瞻性研究

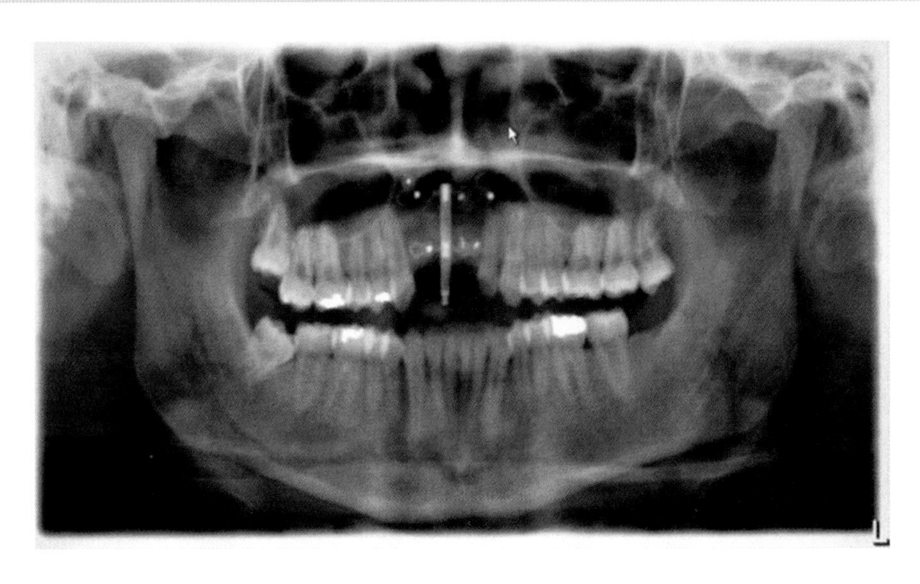

图 10.47 x 线全景片显示上颌前牙区放置的牵张装置(图片由 Cristina Garcías 医生提供)

牵张成骨的并发症包括受牵张骨块的折断，激活装置时患者的不适感，基骨的破坏(2.7%)，牵张过程中方向的错误导致舌侧骨超量(8.3% ~35.4%)，受牵张骨块的吸收(7.7%)，骨形成不足(2.2%)，牵张装置折断(1.6%)，下颌神经分布区域短暂性的感觉异常(1.6%)。有文献报道该技术总体失败的病例仅为1.1%[96,112,165]。

组织学结果表明，牵张成骨可形成足够质量和数量的骨。这可为种植体提供初期稳定性，并能满足种植体负重后的生物力学需求。

牵张成骨后其种植体的存留率和成功率与植入天然骨的种植体一致[96]。

很多研究者提到，在种植体植入前，由于受牵张骨块冠方边缘骨吸收的影响，导致一部分病例可见牵张形成的骨组织塌陷。因此，笔者建议过度牵张。修复治疗开始后种植体周围牙槽嵴的改变和未重建的天然骨的情况是一致的[96]。

10.4.4 夹层骨移植：Lefort Ⅰ型截骨和夹层骨移植

夹层骨移植(俗称的三明治植骨)主要用于重建垂直向的骨缺损。截开的骨块可确保其最终的位置不变。

在上颌或下颌采用夹层骨移植(内置法)和在上颌进行 LefortI 型截骨术有很大的差别。

10.4.4.1 Lefort Ⅰ型截骨术

文献报道，Lefort Ⅰ型截骨术整体的并发症发生率为3.1%(范围为0 ~10%)。最常见的并发症是伤口开裂(3% ~4%)、术后上颌窦炎(3%)、部分移植材料丧失(3%)、腭中缝骨折(2%)[96]。

报道的 Lefort Ⅰ型截骨术的成功率为95.8% ~99.5%[96]。

不同的研究报道显示种植体的存留率为60% ~96.1%(表 10.11)。此外，在截骨术同期植入种植体，其脱落比例(6.96%)要高于二期植入的种植体(4.62%)[96]。

表 10.11 Lefort I 型截骨和内置法骨移植

文献	植骨方式	手术成功率	吸收	种植体成功率	种植体存留率	时间(月)	阶段
CIR[44]	LeFort(采用内置法植入髂嵴骨)	95.8%		82.9% ~91%	87.7%(67% ~95%)	6 - 140	
CIR[44]	下颌内置法(来源髂嵴骨)	98%	10% ~15%种植体植入期间	95%	90% ~95%	12 ~84	
SR[57]	LeFort				89%(60% ~96.1%)	12 ~108	
SR[96]	LeFort	99.5%		82.9% ~91%	88.5%(范围 79% ~95%)		1 段
SR[96]	LeFort	99.5%		82.9% ~91%	90.9%(范围 66.7% ~95%)		2 段
PCT[121]	内置法			90%	100%	18(17 ~22)	

CIR：临床研究综述，PCT：前瞻性对照试验，SR：系统回顾

依据明确的标准，偶有文献报道该技术种植体的成功率为 82.9% ~91%[96]。尽管种植体的存留率偏低，但是仍和植入上颌天然骨的种植体存留率接近。

至今没有任何一篇公开发表的文章建议在完成植骨后的上颌骨做即刻负重[96]。

对现有文献的分析表明，对随访的完整性和种植成功的评价标准所采用的方法学并不佳。尽管存在这些局限性，但还是能得出一些结论。

与夹层式植骨相关的 Lefort Ⅰ型截骨术联合即刻或延期种植是一种可靠且要求高的手术，仅适用于上颌骨严重萎缩且咬合关系不良的病例。在这些病例中，利用外置法植骨虽然可以提供足够的骨量让种植体植入，但是无法提供一个正确的咬合关系[44,57,96](图 10.48 和图 10.49)。

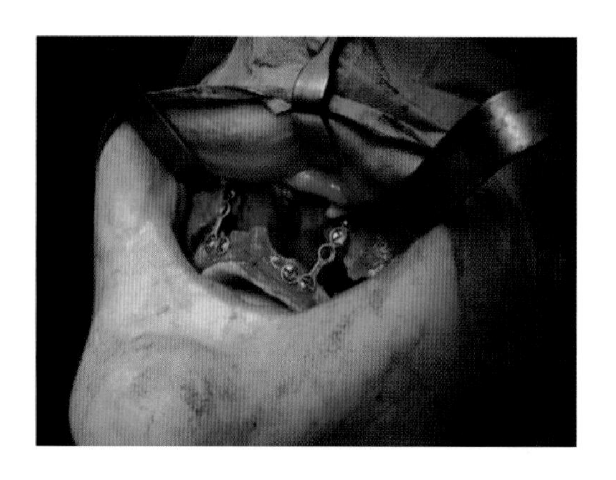

图 10.48 口内照展示 LeFort I 型截骨术(转载自 van der Mark, et al, 2011.[215] 经 Elsevier 许可)

10.4.4.2 内置法植骨

和外置法植骨相比，内置法植骨术后的骨吸收更少(术后 4 个月为 10.2% ~14.2%)[121]，结果更可靠，但该项技术要求手术医生有丰富的经验。种植体植入后，内置法和外置法植骨的疗效基本相同(图 10.50；表 10.12)。

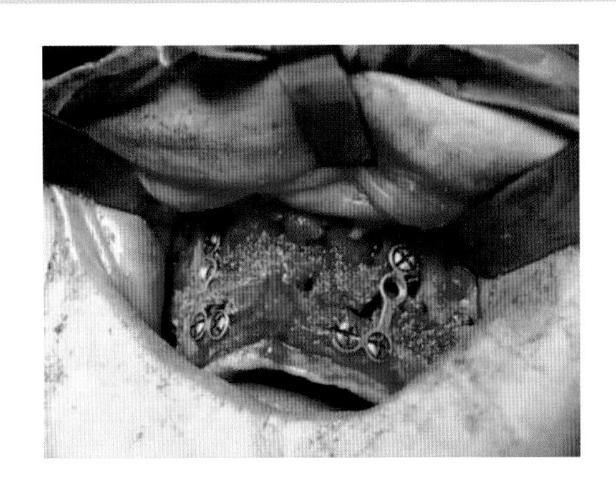

图 10.49 口内照展示 LeFort I 型截骨术同期夹层式填入颗粒型骨移植物(转载自 van der Mark et al,[215] 2011. 经 Elsevier 许可)

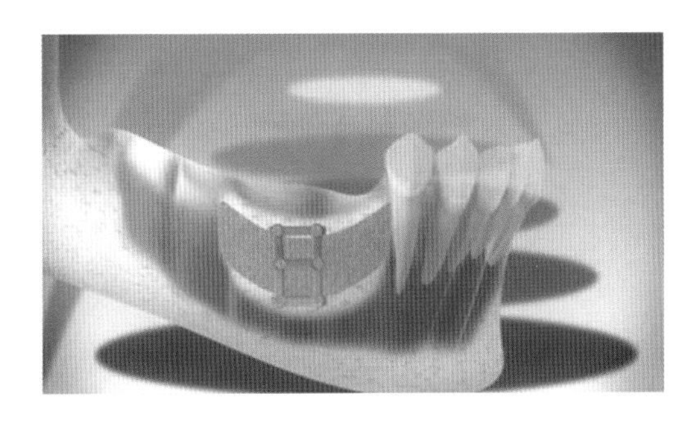

图 10.50 3D 图像展示在下颌骨行垂直向截骨术的同时置入夹层式移植物(Pardiñas López)

内置法植骨最常见的并发症包括骨开裂(10% ~20%)和下颌后牙区病例中的神经损伤。据报道，高达 40% 的患者在术后一周出现唇部的感觉异常[121]。

下颌行内置法植骨中种植体的整体存留率为 90% ~95%，仅有一篇文献报道了其种植体的成功率(95%)[44]。

内置法植骨技术保证了骨块的血运，因此骨移植材料的融合性优于外置法植骨技术[121](图 10.51)。

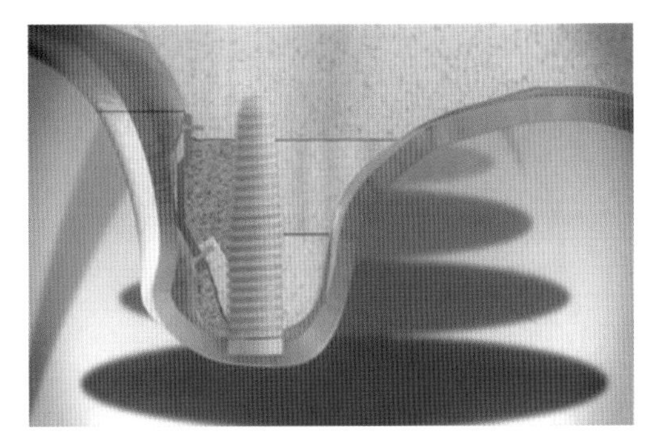

图 10.51 3D 图像展示在下颌骨行垂直向截骨术，同时夹层式置入颗粒型移植物并用钛板固定，之后行即刻种植(Pardiñas López)

10.4.5 上颌窦植骨技术

由于牙槽嵴萎缩、骨质条件差、上颌窦气化程度高等因素[24]，上颌后牙缺失后进行种植通常是很有挑战性的。

上颌窦植骨技术最早由 Tatum 提出[28]，随后 Boyne 和 James 进一步进行了报道[170]。该技术最初是用于修复上颌窦结构上的缺陷，即将植骨材料放置于上颌窦黏膜和剩余牙槽嵴之间。后来，上颌窦植骨术便作为一个增加可用骨量的可靠方法，用于骨高度不足的上颌后牙区种

表 10.12 外置法与内置法的比较

[121]	垂直向骨增加量	移植物的吸收	种植体周围骨吸收	种植体存留率	种植体成功率
内置法	4.1mm(2.7 ~6.3mm) 在植体植入期间	0.5mm(0.10 ~2.9mm) 移植后 4 个月内	0.9mm(0.3 ~1.8mm) 18 个月内(17 ~22)	100%	90%
外置法	4mm(2 ~4.9mm) 在植体植入期间	2.7mm(1.3 ~4.7mm) 移植后 4 个月内	0.85mm(0.2 ~2.8) 17.5 个月内(13 ~22)	100%	86.9%

植病例。现已有多种方法来获得必要的三维骨形态，从而达到在萎缩的上颌后牙区植入种植体的要求[24,171]。

上颌窦侧壁骨增量技术被认为是最常用的修复前外科技术。近期的系统回顾指出，上颌窦植骨术的种植体整体存留率超过了90%。循证回顾报道了在上颌窦植骨时使用不同的材料都可取得良好的效果，如自体骨、同种异体骨、异种骨、异质骨或以上材料的联合应用[24,171]（图10.52～图10.55）。

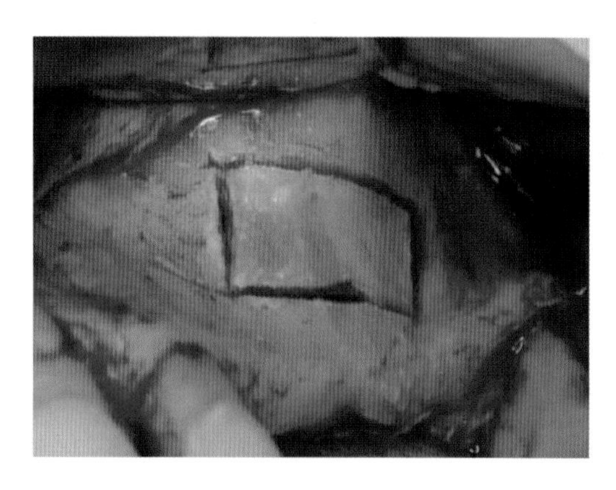

图10.52 口内照展示应用压电设备行上颌窦侧壁截骨术

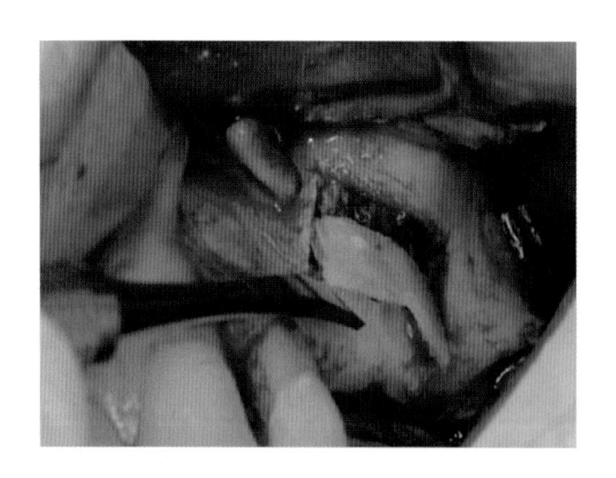

图10.53 口内照展示上颌窦侧壁截骨术

10.4.5.1 侧壁开窗入路

值得提出的是，对分析性研究的结果必须进行审慎的评估，因为影响结果的变量很多，如种植体的类型（机械光滑表面和粗糙表面）、剩余牙槽嵴的状况、即刻或延期种植、是否使用膜以及植骨材料的类型。

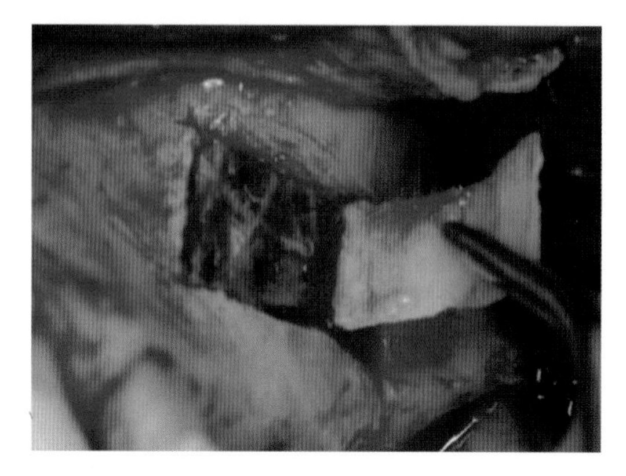

图10.54 口内照展示上颌窦侧壁截骨术

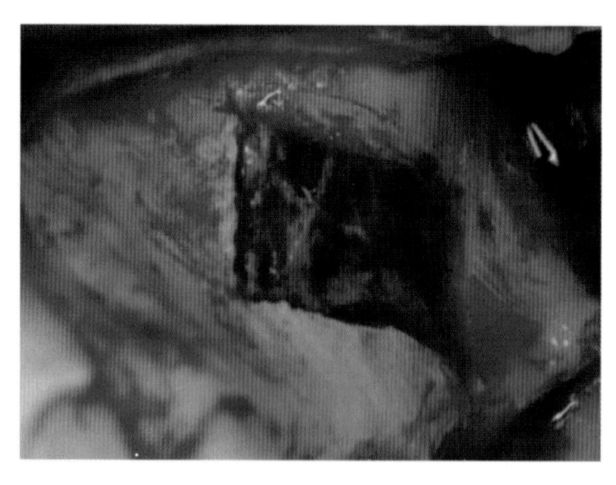

图10.55 口内照展示侧壁截骨术去除外侧骨块后。可以观察到上牙槽后动脉的分支紧贴着施耐德膜

总体说来，分析性研究表明采用该技术，种植体的存留率为52.5%～100%，其中大部分文献提供的数据超过90%，这个数据相当于甚至高于在骨质条件较差但骨量满足种植的上颌后牙区的天然骨上进行种植的病例[172,173]。尽管文献报道有限，但根据明确的标准，种植体的成功率为74.7%～100%[96]（图10.56）。

与植体存留率相关的参数中最具统计学意义的是术前剩余牙槽嵴的状况、植体的表面（机械光滑或粗糙）和骨移植块的使用。

关于材料类型的研究发现，除了骨移植块以外，不同的骨移植材料对种植体存留率的影响无统计学差异。与颗粒型骨移植材料相比，骨移植块似乎降低了种植体的存留率，尽管自体骨颗粒的吸收比块状骨更明显（表10.1）。另一方面，由于多种因素的存在，对存留率进行比较是很困难的[52]（图10.57～图10.60）。

在一项对上颌窦增量术后骨量改变的meta分析中，计算对照研究中骨吸收的加权平均数是48%±23%，可见不同个体之间移植物的吸收量变化很大[58]。

就种植体植入时机而言，不同研究均表明：即刻或延期种植对种植体存留率的影响无明显差别。即刻种植的种植体存留率为61.2%～100%（平均95%），而延期种植的种植体存留率为72.7%～100%（平均93.7%）（表10.1）[49]。然而，另一项研究报道，延期种植发生种植失败的风险是即刻种植的2～3倍（HR=2.37，95% CI 1.02，5.50）[171]。

有作者提出，牙槽嵴高度大于3mm时，采用侧壁开窗提升上颌窦的同时植入种植体，可提高种植体的存留率[8,44,96,174]。一项研究中提道：剩余牙槽嵴高度为3～4mm的病例，与剩余牙槽嵴小于3mm的病例相比，失败的风险降低55%；而剩余牙槽嵴≥5mm的病例比<3mm的病例的失败风险降低86%[177]。

虽然目前无法提供明确的适应证，大多数作者认为，当剩余牙槽嵴的骨质骨量能为种植体提供初期稳定性时，建议植骨同期即刻种植[96]（图10.61，图10.62）。

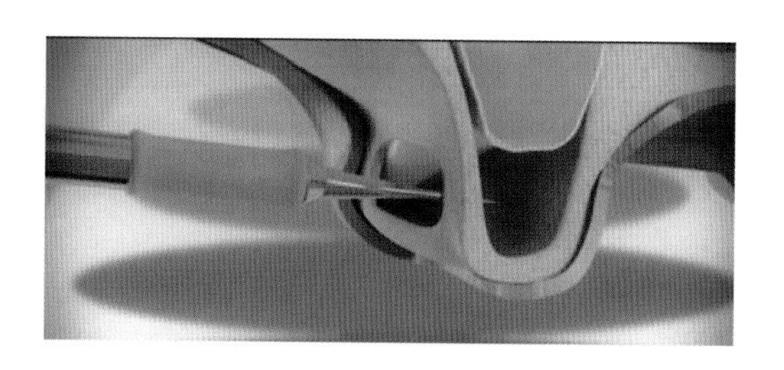

图10.56　3D图像展示经上颌窦侧壁入路将上颌窦黏膜上抬

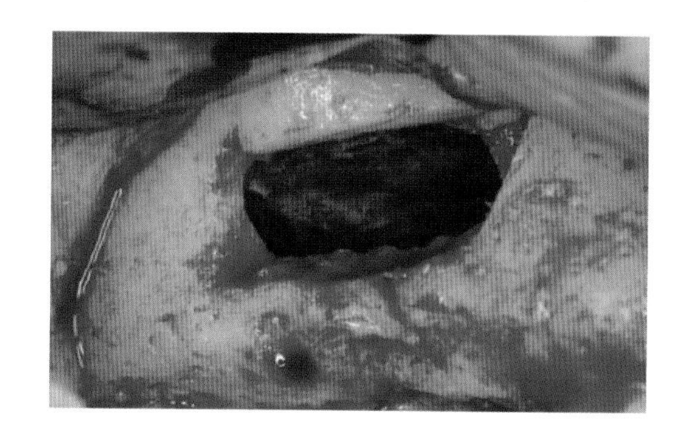

图10.57　口内照展示上颌窦侧壁截骨术

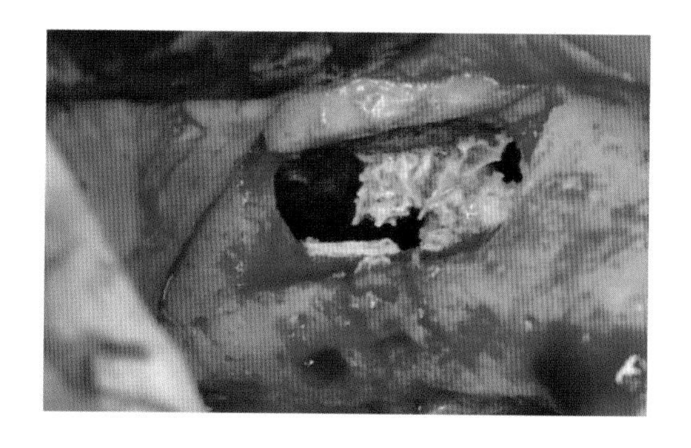

图10.58　口内照展示上颌窦侧壁截骨术同期植入ABBM颗粒

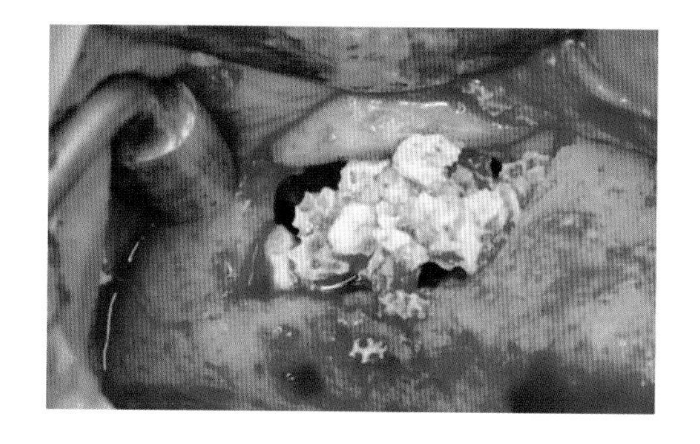

图10.59　口内照展示上颌窦侧壁截骨术同期用ABBM颗粒填入窦腔中

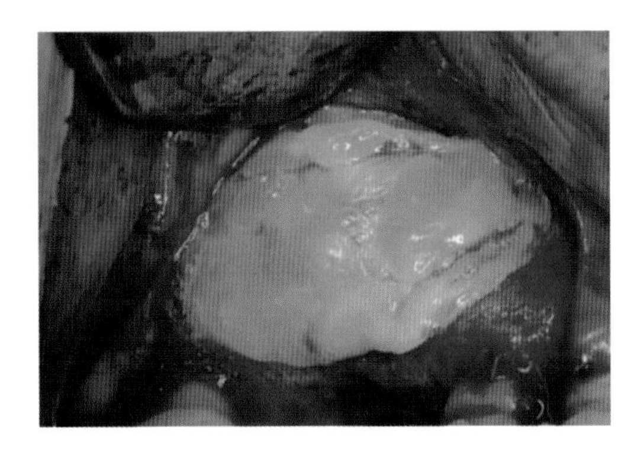

图 10.60 口内图片展示在上颌窦侧壁截骨术中使用 PRGF 膜覆盖

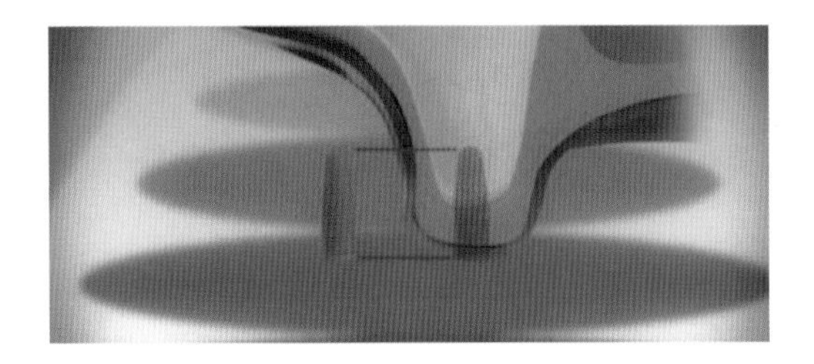

图 10.61 3D 图像展示了上颌窦腔没有足够的高度容纳种植体(Pardiñas López)

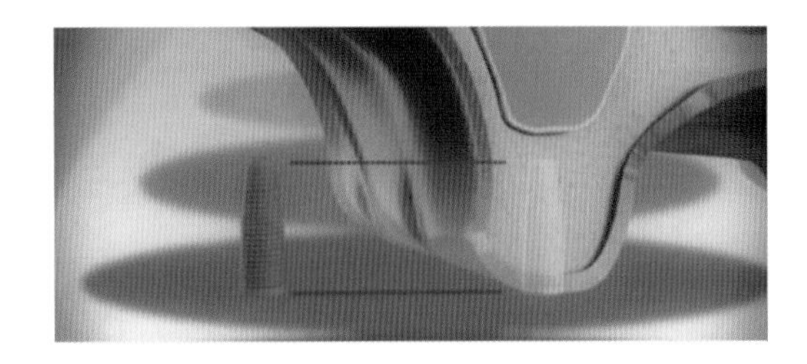

图 10.62 3D 图像展示了通过上颌窦植骨为植体的植入提供了足够的骨量(Pardiñas López)

即刻负重

上颌后牙区行上颌窦提升术后进行即刻负重一直备受争议。关于上颌后牙区即刻负重的文献报道很少，因为该区域骨密度低、骨量少、初期稳定性差[171,175]。然而，有研究者提出，即刻负重应用于已进行骨增量的位点是可行的，仍可获得较高的种植体存留率(负重后 13 ~ 24 个月的随访期内是 100%)[177]。研究发现，早期的功能负重可对快速骨矿化和新骨形成的早期改建阶段产生积极影响。

其他研究报道指出即刻负重造成种植体存留率的降低。即刻负重造成种植体失败的风险是延期负重的 4 ~ 6 倍[171](图 10.63)。

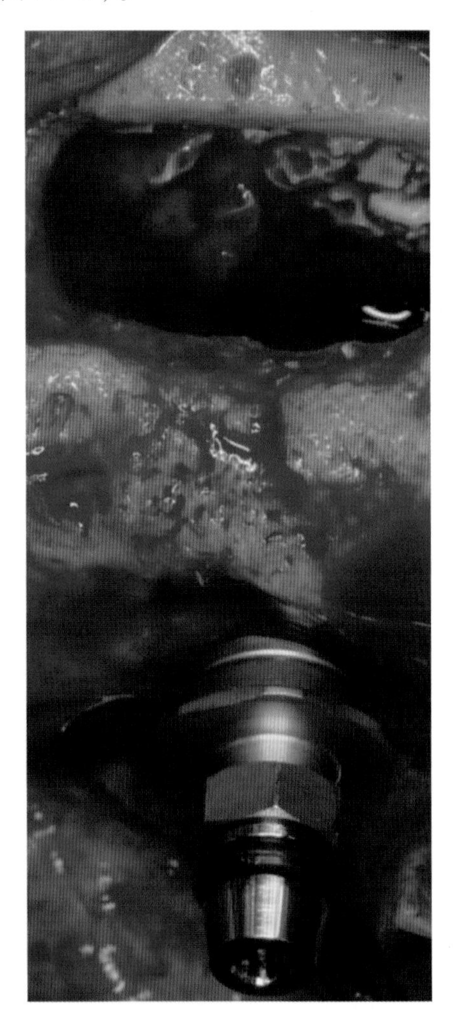

图 10.63 口内照展示经侧壁入路的上颌窦植骨并行即刻种植

膜的使用

文献报道，采用可吸收或不可吸收性屏障膜覆盖上颌窦侧壁开窗和植骨材料对种植体的存留率和新骨形成具有积极作用[8,96](图 10.64)。

不同的研究报道指出：使用屏障膜后种植体存留率为93.1%～100%，而不使用屏障膜的病例，种植体存留率为78.1%～96.3%[40,49,51]。系统综述表明：在去除了光滑表面的种植体和髂骨移植的病例（二者均可降低种植体存留率）后，是否使用屏障膜对种植体存留率无影响[40]。针对活性骨的比例进行分析时，一项研究表明如果使用膜覆盖上颌窦开窗时，种植体存留率会更高[51]。然而，一项 meta 分析显示，目前还没有证据证明，采用可吸收性膜覆盖上颌窦侧壁开窗会对总体的骨量产生积极或消极的影响[47]（图10.65）。

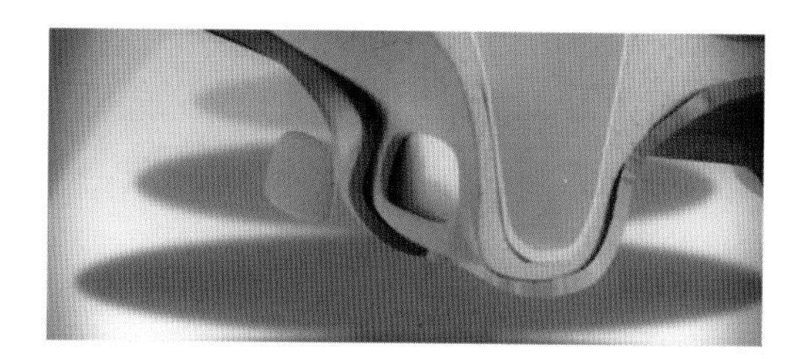

图10.64 3D图像展示上颌窦植骨术并且将一可吸收性膜放置在侧壁截骨区域（Pardiñas López）

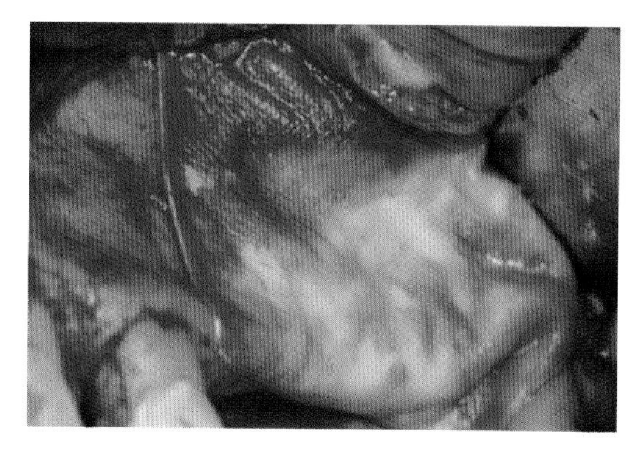

图10.65 口内照展示侧壁截骨区上放置的可吸收性膜

优缺点和并发症

虽然上颌窦植骨技术是一种可靠的治疗方法，但也存在一定的风险。

并发症包括感染、出血、囊肿形成、膜穿孔、牙槽骨吸收、上颌窦炎、伤口破裂以及其他[8]。

报道最常见的术中并发症是施耐德膜穿孔，其发生率为4.8%～58%（表10.13）（图10.66）。

表10.13 施奈德膜穿通率

文献	穿通率
[208]	11%
[49]	19.5%
[96]	10%（4.8%～58%）
[44]	10%（4.8%～40%）
[188]	25.7%
[186]	19.5%～41%
[182]	37%
[180]	44%
[181]	25%
[14]	19.2%±10.8%
[171]	5.3%
[209]	8.6%
[210]	59.8%

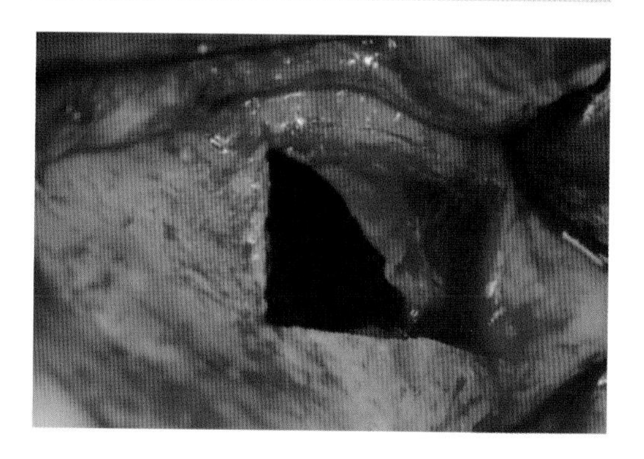

图10.66 口内照展示施耐德膜洞穿情况

关于植体存活率和施耐德膜穿孔的争议一直存在。有研究提出，一旦膜穿孔（或已被修复），种植体的存留率会更低[178-179]。然而，其他研究则认为，膜是否穿孔对种植体存留率无影响[180-182]。

据报道，在使用压电式手术设备时，膜穿孔的发生率更低，为3.6%～17.5%[183-185]（图10.67～图10.69）。

另一个术中可能发生的严重并发症是上牙槽后动脉的骨内支创伤导致的大量出血，这偶尔会出现在2%的上颌窦侧壁开窗术的病例中[186]。为了避免该种情况的发生，术前需做CT以确定动脉的走行[187]。

最常见的术后并发症是上颌窦炎（2.5%，为0～27%）[44,96,180]和伤口感染（2.9%，范围为0～7.4%）[44,49,181]，其次是骨暴露以及完全和部分的骨丧失（不到1.9%）[44,49,96,188]。

此外，一些研究指出上颌窦炎病史的存在与并发症发生率高有关[177,188]。

植骨材料的类型（颗粒或块状）也被认为与骨丧失倾向于全部或部分丧失有关，它也被认为属于术后并发症[44,51,96,173]。

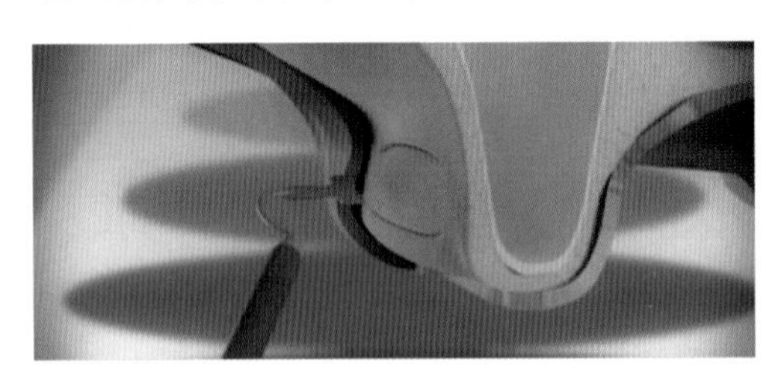

图10.67 3D图像展示使用压电设备对上颌窦侧壁截骨（Pardiñas López授权）

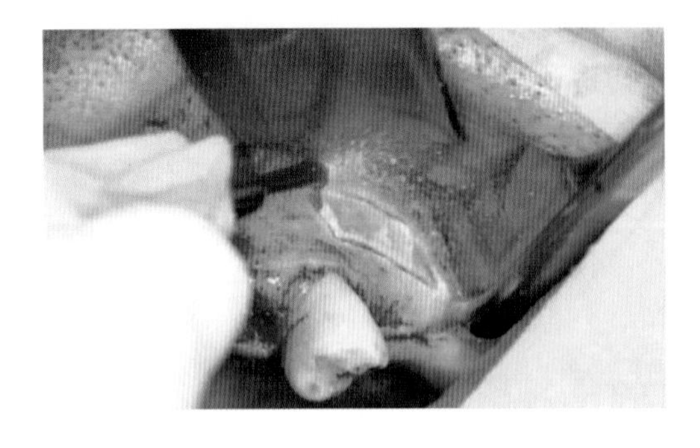

图10.68 口内照展示使用压电设备对上颌窦侧壁截骨

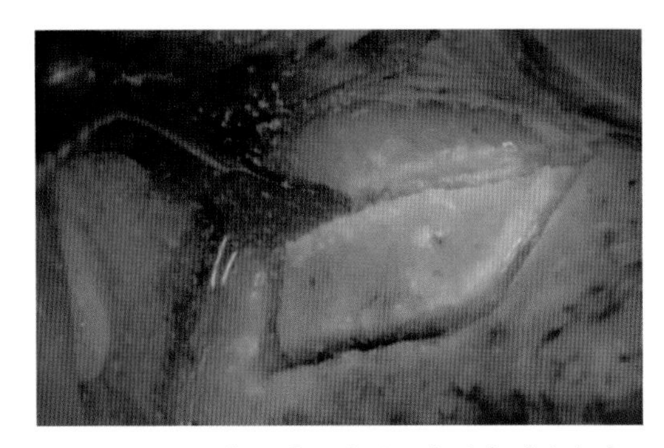

图10.69 口内照展示使用压电设备对上颌窦侧壁截骨

10.4.5.2 牙槽突入路

文献报道，种植体存留率为83%～100%，其中大多数文章报道的种植体存留率高于92%（表10.1）。然而，修复体负重后36个月（范围为6～93个月）的平均随访期内，种植体的成功率为93.5%～97.8%（表10.1）（图10.70）。

据报道，上颌窦植骨同期植入种植体的存活率与延期植入相比并无统计学差异[44]。此外，现有数据不能证明不同植骨材料对种植体存留率有影响[44]。

与侧壁开窗术相比，经牙槽突入路的上颌窦底提升术是一种有效且创伤性更小的技术。采用该技术的前提是可以获得种植体的初期稳定性[40]。

一项系统评估显示术前的骨高度≥5mm和为3～4mm时，种植体的存留率分别为96%和85.7%[172]。可获得的平均骨增量为2.9～3.25mm（范围为2～7mm）[172]。

行上颌窦内提升术时，膜穿孔的发生率较低，而多数穿孔发生在膜提升高度>5mm时[172]。有作者推荐，如需上提>3mm时，应该采用内窥镜来指导操作[172]。

上颌窦植骨术被认为是一个安全且

有据可循的操作，它所创造的条件确保了种植体预后良好[52]。不同的上颌窦底提升术似乎不对种植体的成功率造成影响[172]。

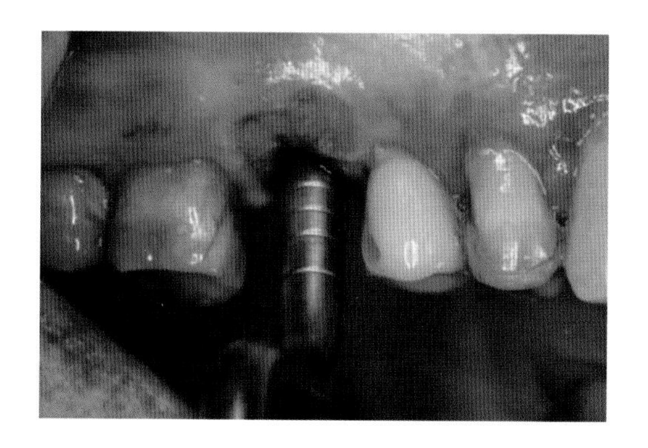

图 10.70 口内照展示用于牙槽嵴入路的上颌窦提升术的骨刀(转载自 Patel, et al, 2015.[216] 经 Elsevier 许可)

10.4.6 牙槽窝的保存

临床前期和临床研究均已证明，在牙齿拔除后，牙槽窝和牙槽嵴将经历一个生理性的愈合过程[65]，正如第四章中所说的，这将造成牙槽窝三维方向的吸收。

因此，拔牙后牙槽窝的位点保存术已被建议用来保存其软硬组织的形态，这在前牙美学区和后牙区的种植病例中尤为重要，其目的是给最终的治疗成功提供最佳的软硬组织条件[65-66,189] (图 10.71)。

如果一颗牙因无法保留而被拔除时，可同期使用不同的植骨材料对拔牙创位点进行填充保存，可以保留牙槽嵴的高度和宽度[190]。

显而易见，无论应用何种手术方法和生物材料，牙槽窝保存术可以将拔牙后的骨吸收降到最低[62,66,191] (图 10.72)。

有研究报道牙槽窝保存术后植入的种植体在 6 ~ 144 个月的随访期内，其存留率为 90.3% ~ 100%，这和植入天然骨中的种植体存留率相一致[192] (表 10.14)。与未做牙槽窝保存的病例相比，没有证据表明行牙槽窝保存术后种植体的存留率有相应的提高。牙槽窝保存术后植入种植体，其存留率、成功率以及边缘骨吸收与未做位点保存的种植病例相同[193]。

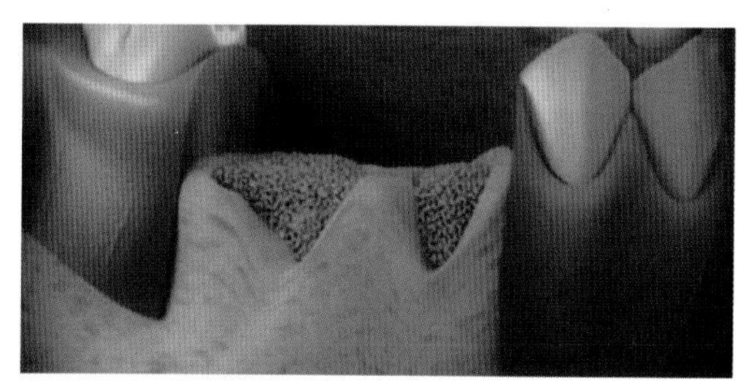

图 10.71 3D 图像展示在拔牙创位点保存术中使用颗粒骨(经 Pardiñas López 授权)

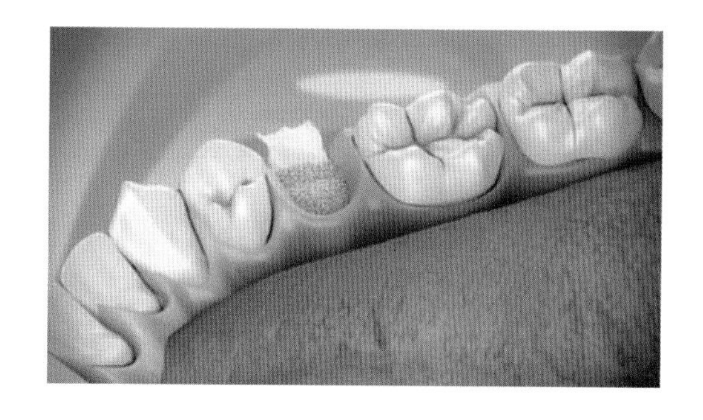

图 10.72 3D 图像展示在拔牙创位点保存术中使用颗粒骨和可吸收性膜(经 Pardiñas López 授权)

因此，牙槽窝保存治疗的积极影响更多的是加强了修复和美学的效果，更好地维持种植体周健康的软组织[66]。

不同研究表明，即刻种植的失败率小于 5%，与延期种植相当[8]。然而，一项系统综述称，在新鲜拔牙创植入种植体对种植体失败率有影响[189] (新鲜拔牙创的种植体失败率为 4.75%，愈合后的拔牙创种植失败率为 1.59%)。

表 10.14 拔牙创位点保存术

文献	吸收	种植体成功率	种植体存留率	时间(月)
SR[194]			90.3%	6 ~ 144
SR[192]			98.4%(97.3% ~99%)	平均 25
SR[192]			97.5%(95.2% ~98.8%)	48
SR[193]		95.2% ~100%	95% ~100%	12
SR[66]	-2.48 ~ 1.3mm(垂直向); +3.25 ~2.50(水平向)			3
SR[191]	-0.58(-4.76 ~1.30,垂直向);-0.36(-3.48 ~3.27,水平向)			

此外,在新鲜拔牙创内作即刻种植并同期行骨增量的效果与延期种植相当[8]。

文献中并没有找到高水平的证据证明牙槽窝保存术的禁忌证以及牙槽窝保存是否需要一期缝合[62-63](图 10.73 ~ 图 10.80)。

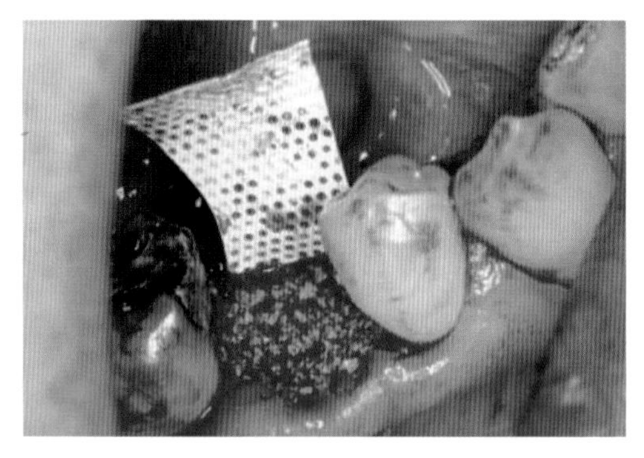

图 10.73 口内照展示在拔牙创位点保存术中使用同种异体骨颗粒和不可吸收性膜

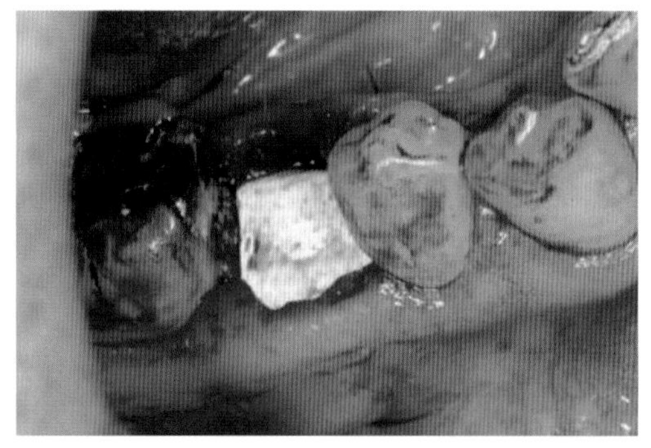

图 10.74 口内照展示在拔牙创位点保存术中使用同种异体骨颗粒和不可吸收性膜

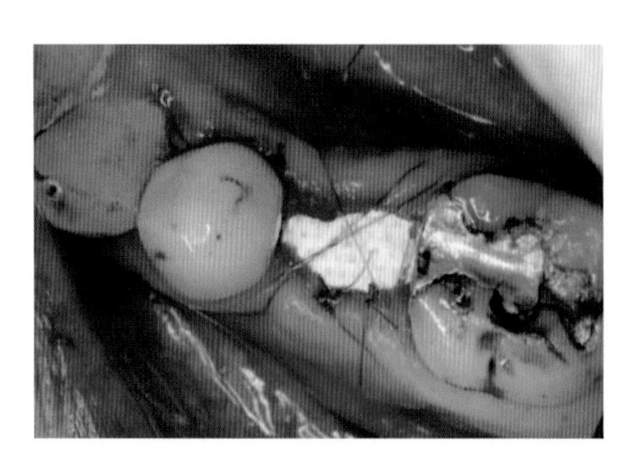

图 10.75 口内照展示在拔牙创位点保存术中使用同种异体骨颗粒和不可吸收性膜

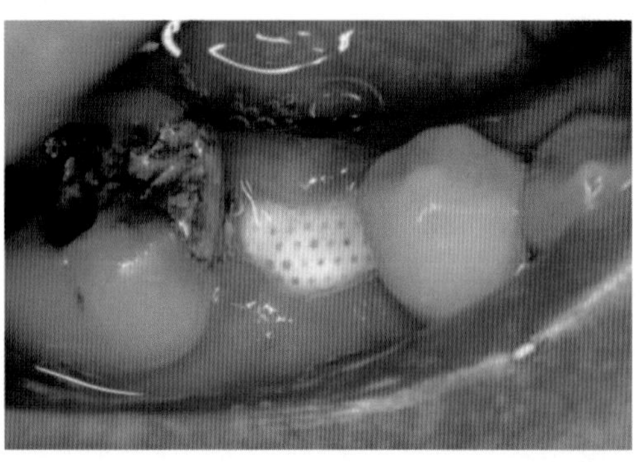

图 10.76 口内照展示位点保存术 2 周后拔牙创的愈合情况

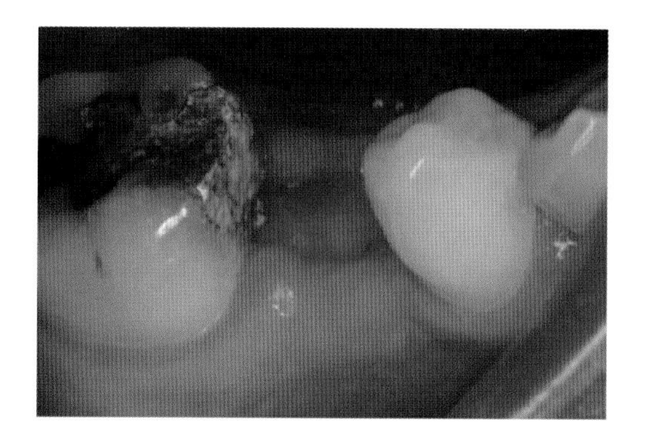

图10.77 口内照展示膜移除1周后拔牙创的愈合情况

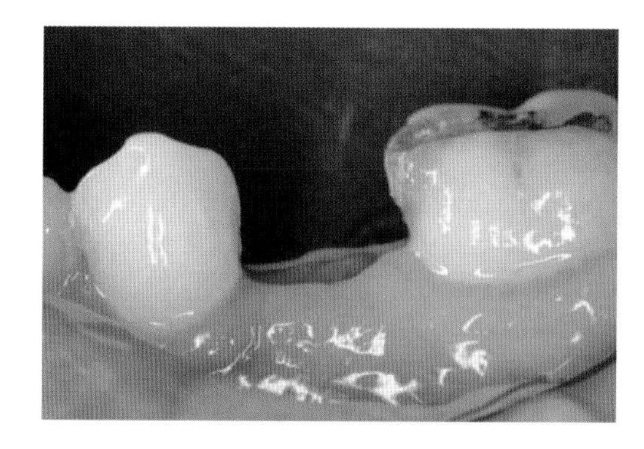

图10.78 口内照展示膜移除1周后拔牙创的愈合情况

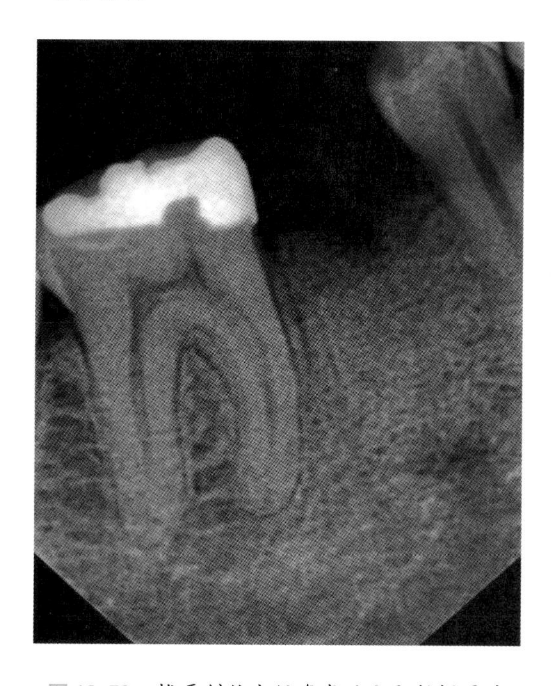

图10.79 拔牙创位点保存术后立即拍摄牙片

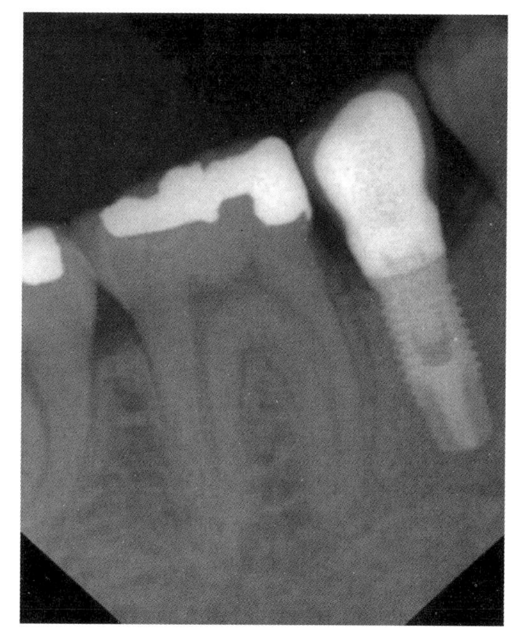

图10.80 种植体负重后5个月拍摄牙片

总 结

许多技术都可进行有效的骨增量。方法入路的选择很大程度上取决于骨缺损的范围以及种植重建所需的特定流程。当对骨增量病例制定治疗计划时，最好采用一个循证的方法[8]。不同骨块其修复原始骨量的能力不同，文献报道也存在争议，因为观察时期，不同的重建类型和位点，种植体负重的时机，最后很重要的一点就是取骨的位点[133]。

第二个值得注意的是骨块的适应性、稳定性和血管化，这些对骨移植的成功至关重要[133]。

本章节中，在分析植骨材料效果时，并没有对某一特定商品名的材料进行评估。临床医生应严格评估他们所使用的产品的相关科学文献和研究。在做这项工作时，临床医生应寻找随机临床试验。

系统综述结论表(仅包括系统综述、回顾性研究、前瞻性研究、随机研究和 meta 分析)

治疗类型	种植体存留率平均(范围)	种植体成功率	增加骨量(mm)(自体骨为6个月)	移植物的吸收	并发症(%)
自体骨外置法 骨块 下颌升支 颏部 髂嵴骨 颅骨	91.5%(60%~100%) 97.9%(93%~100%) 95.8%(92.3%~100%) 85.5%(60%~100%) 95.9%(86%~100%)	90.3% (72.8%~100%)[a] 92.5% 89.5%~95%) 95.4% (90.7%~100%) 83% (72.8%~97.6%) 93.3% (90.3%~97.6%)[a]	------- ------- 水平和垂直向4.4 ------- ------- ------- -------	0~60% 0~42% 0~42% 12%~60% 0~15%	24+ 10.6(0~37.5) 32(10~80) 21.8(1~63.6)[b] 16.2(0~57.7)[c]
同种异体骨块	92.8%~99%	86.9%~90.0%	2%~3.5%垂直向 3.92%~4.79%水平向	10±10%至52±25.97%(6个月)	2~8.5
引导性骨再生	93.7%(76.8%~100%)	87.5% (61.5%~100%)	5.12%(2%~7%)	1.82mm (0.3-2.9mm)	最多50例暴露
牙槽嵴劈开术	96%(86%~100%)	92.3% (86.2%~97.5%)	3.5%~4.03%	0.35~4.7mm	最多达22
牵张成骨	96.4%(88%~100%)	93.5% (90%~94.7%)	7.9%(2%~15%)	1.3mm (4年)	1.6~35.4
LeFort I	89%(60%~96.1%)	82.9%~91%	-	-	3.1(0~10)
内置法植骨	95%(90%~100%)	90%~95%	4.1%(2.7%~6.3%)	10%~15%	10~40[d]
上颌窦提升术	92.6%(52.5%~100%)[e]	92.4% (74.7%~100%)	-	-	4.5~58(膜穿) 0~27(其他)
拔牙创位点保存术	96.2%(90.3%~100%)	95.2%~100%	-	-0.6mm(-4.76~1.30,垂直向);+0.39mm(-3.48~3.27,水平向)	-

这些百分比应谨慎评估，因为在一些出版物中使用了不同的取骨位点，但并非根据其位点的分布来区分种植体的失败率。此外，这些百分比也仅代表了从研究报告中提取数据的平均值

a. 与存留植体相比其数量有限

b. 平均值为35%包括疼痛(含疼痛超过1个月以上的>90%)

c. 如果有颅骨凹陷，则高达86%。材料、下颌骨或上颌骨、膜/无膜无差异。大范围的随访至少6个月

d. 下牙槽后神经障碍的病例高达40%

e. 移植物类型、种植体表面、侧壁或截骨技术无差异

取骨时应该取较大形态的骨块以保证初期吸收后有足够的骨量。如需要使用自体骨移植，那么在这里强烈推荐使用皮质松质骨。如果没有和钛网盖膜联合使用，而单纯使用松质骨或颗粒型骨则不能获得足够的强度来承受其表面覆盖的软组织张力，也无法承受来自临时活动义齿的压力，这最终将导致骨块部分或完全的吸收[44]。

垂直向骨增量更具挑战性，如果软组织塌陷覆盖在移植材料上导致缺损空间不能被很好地维持，这将给骨重建造成更大的困难，因此，短植体就成为一个合适的选择[108,113]。

虽然自体骨在过去被认为是植骨的金标准，但是近年来已有研究证明，如果覆盖了合适的膜，同种异体骨或异种骨在垂直和水平向骨增量时也可以获得成功。从这个意义上说，它减少二次手术取骨的必要性，并发症也显著降低。和口内取骨相比，口外取骨增加了并发症的发病率，延长了治疗时间[201]。此外，生长因子的使用增加了骨移植的成功率，加快了软组织的愈合[113]。

种植体植入到采用骨块重建的水平和垂直向吸收的无牙颌牙槽嵴，其存留率和成功率与植入到天然骨区、拔牙创植骨区、牵张成骨区、植骨后的上颌窦区或行 GBR 的位点相比基本一致[108]。

其他手术方式如 LeFort I 型截骨术联合内置法植骨加吻合血管的游离瓣的植骨技术存在更多的并发症，仅适用于严重萎缩的牙槽嵴或咬合关系不良而不能通过外置法植骨纠正的病例[44]。

总之，临床医生需要掌握足够的知识和循证数据来选择最佳的植骨技术和材料。从业者需要了解患者的需求和期望值以及自身技术的不足，这样才能制定一个全面的治疗方案，为患者提供最合适的解决办法。

参考文献

[1] Schropp L, Wenzel A, Kostopoulos L, et al. Bone healing and soft tissue contour changes following single-tooth extraction: a clinical and radiographic 12-month prospective study. Int J Periodontics Restorative Dent, 2003, 23(4): 313 – 323.

[2] Benic G I, Hammerle C H. Horizontal bone augmentation by means of guided bone regeneration. Periodontol, 2000, 2014, 66(1): 13 – 40.

[3] Flemmig T F, Beikler T. Decision making in implant dentistry: an evidence-based and decision-analysis approach. Periodontol, 2000, 2009, 50: 154 – 172.

[4] Albrektsson T, Zarb G, Worthington P, et al. The long-term efficacy of currently used dental implants: a review and proposed criteria of success. Int J Oral Maxillofac, 1986, Implants 1 (1): 11 – 25.

[5] Buser D, Mericske-Stern R, Bernard J P, et al. Long-term evaluation of non-submerged ITI implants. Part 1: 8-year life table analysis of a prospective multicenter study with 2359 implants. Clin Oral Implants Res, 1997, 8(3): 161 – 172.

[6] Karoussis I K, Bragger U, Salvi G E, et al. Effect of implant design on survival and success rates of titanium oral implants: a 10-year prospective cohort study of the ITI Dental Implant System. Clin Oral Implants Res, 2004, 15(1): 8 – 17. PubMed PMID: 9586460

[7] Nevins M, Mellonig J T, Clem 3rd D S, et al. Implants in regenerated bone: long-term survival. Int J Periodontics Restorative Dent, 1998, 18(1): 34 – 45.

[8] McAllister B S, Haghighat K. Bone augmentation techniques. J Periodontol, 2007, 78(3):

377 - 396.

[9] Seibert J S. Reconstruction of deformed, partially edentulous ridges, using full thickness onlay grafts. Part I. Technique and wound healing. Compend Contin Educ Dent, 1983, 4(5): 437 - 453.

[10] Esposito M, Grusovin M G, Felice P, et al. Interventions for replacing missing teeth: horizontal and vertical bone augmentation techniques for dental implant treatment. Cochrane Database Syst Rev, 2009(4) CD003607.

[11] Giannoudis P V, Pountos I. Tissue regeneration. The past, the present and the future, 2005, Injury 36 Suppl 4: S2 - S5.

[12] Calori G M, Mazza E, Colombo M, et al. The use of bone-graft substitutes in large bone defects: any specific needs?, 2011, Injury 42 (Suppl 2): S56 - S63.

[13] Urist. Bone M R: formation by autoinduction. Clin Orthop Relat Res, 1965, 2002(395): 4 - 10.

[14] Al-Nawas B, Schiegnitz E. Augmentation procedures using bone substitute materials or autogenous bone-a systematic review and meta-analysis. Eur J Oral Implantol, 2014, 7(Suppl 2): S219 - S234.

[15] Eppley B L, Pietrzak W S, Blanton M W. Allograft and alloplastic bone substitutes: a review of science and technology for the craniomaxillofacial surgeon. J Craniofac Surg, 2005, 16(6): 981 - 989.

[16] Rosenberg E, Rose L F. Biologic and clinical considerations for autografts and allografts in periodontal regeneration therapy. Dent Clin N Am, 1998, 42(3): 467 - 490.

[17] Nasr H F, Aichelmann-Reidy M E, Yukna R A. Bone and bone substitutes. Periodontol, 2000, 1999, 19: 74 - 86.

[18] Reynolds M A, Aichelmann-Reidy M E, Branch-Mays G L. Regeneration of periodontal tissue: bone replacement grafts. Dent Clin N Am, 2010, 54(1): 55 - 71.

[19] Schwartz Z, Mellonig J T, Carnes Jr D L, et al. Ability of commercial demineralized freeze-dried bone allograft to induce new bone formation. J Periodontol, 1996, 67(9): 918 - 926.

[20] Drosos G I, Kazakos K I, Kouzoumpasis P, et al. Safety and efficacy of commercially available demineralised bone matrix preparations: a critical review of clinical studies, 2007, Injury 38(Suppl 4): S13 - S21.

[21] Van Assche N, Michels S, Naert I, et al. Randomized controlled trial to compare two bone substitutes in the treatment of bony dehiscences. Clin Implant Dent Relat Res, 2013, 15(4): 558 - 568.

[22] Cohen R E, Mullarky R H, Noble B, et al. Phenotypic characterization of mono-nuclear cells following anorganic bovine bone implantation in rats. J Periodontol, 1994, 65(11): 1008 - 1015.

[23] Sartori S, Silvestri M, Forni F, et al. Ten-year follow-up in a maxillary sinus augmentation using anorganic bovine bone(Bio-Oss). A case report with histomorphometric evaluation. Clin Oral Implants Res, 2003, 14(3): 369 - 372.

[24] Pardinas Lopez S, Froum S, Khouly I. Histomorphometric analysis of a biopsy harvested 10 years after maxillary sinus augmentation with anorganic bovine bone matrix and plasma rich in growth factors: a case report. Implant Dent, 2015, 24(4): 480 - 486.

[25] Bae J H, Kim Y K, Kim S G, et al. Sinus bone graft using new alloplastic bone graft material (Osteon)-II: clinical evaluation. Oral Surg Oral Med Oral Pathol Oral Radiol Endod, 2010, 109(3): e14 - e20.

[26] Hwang J W, Park J S, Lee J S, et al. Comparative evaluation of three calcium phosphate synthetic block bone graft materials for bone regeneration in rabbit calvaria. J Biomed Mater Res B Appl Biomater, 2012, 100(8): 2044 - 2052.

[27] Hallman M, Thor A. Bone substitutes and growth factors as an alternative/complement to autogenous bone for grafting in implant dentistry. Periodontol, 2000, 2008, 47: 172 - 192.

[28] Tatum Jr H. Maxillary and sinus implant reconstructions. Dent Clin N Am, 1986, 30 (2): 207 - 229.

[29] Schmitt C M, Doering C M, Schmidt T, et al. Histological results after maxillary sinus augmen-

tation with Straumann(R) BoneCeramic, Bio-Oss (R), Puros (R), and autologous bone. A randomized controlled clinical trial. Clin Oral Implants Res, 2013, 24(5): 576 – 585.

[30] Froum S J, Wallace S S, Cho S C, et al. Histomorphometric comparison of a biphasic bone ceramic to anorganic bovine bone for sinus augmentation: 6-to 8-month postsurgical assessment of vital bone formation. A pilot study. Int J Periodontics Restorative Dent, 2008, 28(3): 273 – 281.

[31] Cordaro L, Bosshardt D D, Palattella P, et al. Maxillary sinus grafting with Bio-Oss or Straumann Bone Ceramic: histomorphometric results from a randomized controlled multicenter clinical trial. Clin Oral Implants Res, 2008, 19 (8): 796 – 803.

[32] Lindgren C, Sennerby L, Mordenfeld A, et al. Clinical histology of microimplants placed in two different biomaterials. Int J Oral Maxillofac, 2009, Implants 24(6): 1093 – 1100.

[33] Szabo G, Huys L, Coulthard P, et al. A prospective multi-center randomized clinical trial of autogenous bone versus beta-tricalcium phosphate graft alone for bilateral sinus elevation: histologic and histomorphometric evaluation. Int J Oral Maxillofac, 2005, Implants 20 (3): 371 – 381.

[34] Wiltfang J, Schlegel K A, Schultze-Mosgau S, et al. Sinus floor augmentation with beta-tricalciumphosphate(beta-TCP): does platelet-rich plasma promote its osseous integration and degradation? Clin Oral Implants Res, 2003, 14(2): 213 – 218.

[35] Bell W H. Resorption characteristics of bone and bone substitutes. Oral Surg Oral Med Oral Pathol, 1964, 17: 650 – 657.

[36] Thomas M V, Puleo D A, Al-Sabbagh M. Calcium sulfate: a review. J Long Term Eff Med, 2005, Implants 15(6): 599 – 607.

[37] Hench L L, Wilson J. Surface-active biomaterials, 1984, Science 226(4675): 630 – 636.

[38] Valimaki V V, Aro H T. Molecular basis for action of bioactive glasses as bone graft substitute. Scand J Surg, 2006, SJS 95(2): 95 – 102.

[39] Santos F A, Pochapski M T, Martins M C, et al. Comparison of biomaterial implants in the dental socket: histological analysis in dogs. Clin Implant Dent Relat Res, 2010, 12(1): 18 – 25.

[40] Jensen S S, Terheyden H. Bone augmentation procedures in localized defects in the alveolar ridge: clinical results with different bone grafts and bone-substitute materials. Int J Oral Maxillofac, 2009, Implants 24(Suppl): 218 – 236.

[41] Friedmann A, Strietzel F P, Maretzki B, et al. Histological assessment of augmented jaw bone utilizing a new collagen barrier membrane compared to a standard barrier membrane to protect a granular bone substitute material. Clin Oral Implants Res, 2002, 13 (6): 587 – 594.

[42] Torres J, Tamimi F, Alkhraisat M H, et al. Platelet-rich plasma may prevent titanium-mesh exposure in alveolar ridge augmentation with anorganic bovine bone. J Clin Periodontol, 2010, 37(10): 943 – 951.

[43] Esposito M, Grusovin M G, Felice P, et al. The efficacy of horizontal and vertical bone augmentation procedures for dental implants-a Cochrane systematic review. Eur J Oral Implantol, 2009, 2(3): 167 – 184.

[44] Chiapasco M, Zaniboni M, Boisco M. Augmentation procedures for the rehabilitation of deficient edentulous ridges with oral implants. Clin Oral Implants Res, 2006, 17(Suppl 2): 136 – 159.

[45] Simion M, Trisi P, Piattelli A. Vertical ridge augmentation using a membrane technique associated with osseointegrated implants. Int J Periodontics Restorative Dent, 1994, 14(6): 496 – 511.

[46] Tinti C, Parma-Benfenati S, Polizzi G. Vertical ridge augmentation: what is the limit? Int J Periodontics Restorative Dent, 1996, 16(3): 220 – 229.

[47] Klijn R J, Meijer G J, Bronkhorst E M, et al. A meta-analysis of histomorphometric results and graft healing time of various biomaterials compared to autologous bone used as sinus floor augmentation material in humans. Tissue Eng Part B Rev, 2010, 16(5): 493 – 507.

[48] Handschel J, Simonowska M, Naujoks C, et al. A histomorphometric meta-analysis of sinus elevation with various grafting materials. Head Face Med, 2009, 5: 12.

[49] Pjetursson B E, Tan W C, Zwahlen M, et al. A systematic review of the success of sinus floor elevation and survival of implants inserted in combination with sinus floor elevation. J Clin Periodontol, 2008, 35(8 Suppl): 216 – 240.

[50] Nkenke E, Stelzle F. Clinical outcomes of sinus floor augmentation for implant placement using autogenous bone or bone substitutes: a systematic review. Clin Oral Implants Res, 2009, 20(Suppl 4): 124 – 133.

[51] Wallace S S, Froum S J. Effect of maxillary sinus augmentation on the survival of endosseous dental implants. A systematic review. Ann Periodontol Am Acad Periodontol, 2003, 8(1), 328 – 343.

[52] Del Fabbro M, Testori T, Francetti L, et al. Systematic review of survival rates for implants placed in the grafted maxillary sinus. Int J Periodontics Restorative Dent, 2004, 24(6): 565 – 577.

[53] Peleg M, Garg A K, Misch C M, et al. Maxillary sinus and ridge augmentations using a surfacederived autogenous bone graft. J Maxillofac Surg, 2004, 62(12): 1535 – 1544.

[54] Anitua E, Alkhraisat M H, Miguel-Sanchez A, et al. Surgical correction of horizontal bone defect using the lateral maxillary wall: outcomes of a retrospective study. J Maxillofac Surg, 2014, 72(4): 683 – 693.

[55] Nystrom E, Ahlqvist J, Gunne J, et al. 10-year follow-up of onlay bone grafts and implants in severely resorbed maxillae. Int J Oral Maxillofac Surg, 2004, 33(3): 258 – 262.

[56] Klinge B, Flemmig T F, Working G. Tissue augmentation and esthetics (Working Group 3). Clin Oral Implants Res, 2009, 20(Suppl 4): 166 – 170.

[57] Att W, Bernhart J, Strub J R. Fixed rehabilitation of the edentulous maxilla: possibilities and clinical outcome. J Maxillofac Surg, 2009, 67(11 Suppl): 60 – 73.

[58] Shanbhag S, Shanbhag V, Stavropoulos A. Volume changes of maxillary sinus augmentations over time: a systematic review. Int J Oral Maxillofac, 2014, Implants 29(4): 881 – 892.

[59] Dellavia C, Speroni S, Pellegrini G, et al. A new method to evaluate volumetric changes in sinus augmentation procedure. Clin Implant Dent Relat Res, 2014, 16(5): 684 – 690.

[60] Kim E S, Moon S Y, Kim S G, et al. Three-dimensional volumetric analysis after sinus grafts. Implant Dent, 2013, 22(2): 170 – 174.

[61] Kuhl S, Payer M, Kirmeier R, et al. The influence of particulated autogenous bone on the early volume stability of maxillary sinus grafts with biphasic calcium phosphate: a randomized clinical trial. Clin Implant Dent Relat Res, 2015, 17(1): 173 – 178.

[62] Horowitz R, Holtzclaw D, Rosen P S. A review on alveolar ridge preservation following tooth extraction. J Evid Based Dent Pract, 2012, 12 (3 Suppl): 149 – 160.

[63] Hammerle C H, Araujo M G, Simion M, et al. Evidence-based knowledge on the biology and treatment of extraction sockets. Clin Oral Implants Res, 2012, 23(Suppl 5): 80 – 82.

[64] Ten Heggeler J M, Slot D E, Van der Weijden G A. Effect of socket preservation therapies following tooth extraction in non-molar regions in humans: a systematic review. Clin Oral Implants Res, 2011, 22(8): 779 – 788.

[65] Avila-Ortiz G, Elangovan S, Kramer K W, et al. Effect of alveolar ridge preservation after tooth extraction: a systematic review and meta-analysis. J Dent Res, 2014, 93(10): 950 – 958.

[66] Vignoletti F, Matesanz P, Rodrigo D, et al. Surgical protocols for ridge preservation after tooth extraction. A systematic review. Clin Oral Implants Res, 2012, 23 Suppl 5: 22 – 38.

[67] Del Fabbro M, Corbella S, Taschieri S, et al. Autologous platelet concentrate for post-extraction socket healing: a systematic review. Eur J Oral Implantol, 2014, 7(4): 333 – 344.

[68] Mozzati M, Gallesio G, di Romana S, et al. Efficacy of plasma-rich growth factor in the healing of postextraction sockets in patients affected by insulin-dependent diabetes mellitus. J Maxillofac Surg, 2014, 72(3): 456 – 462.

[69] Alissa R, Esposito M, Horner K, et al. The influence of platelet-rich plasma on the healing of extraction sockets: an explorative randomised clinical trial. Eur J Oral Implantol, 2010, 3(2): 121 - 134.

[70] Ogundipe O K, Ugboko V I, Owotade F J. Can autologous platelet-rich plasma gel enhance healing after surgical extraction of mandibular third molars? J Maxillofac Surg, 2011, 69 (9): 2305 - 2310.

[71] Anitua E, Murias-Freijo A, Alkhraisat M H, et al. Clinical, radiographical, and histological outcomes of plasma rich in growth factors in extraction socket: a randomized controlled clinical trial. Clin Oral Investig, 2015, 19 (3): 589 - 600.

[72] Anitua E. Plasma rich in growth factors: preliminary results of use in the preparation of future sites for implants. Int J Oral Maxillofac, 1999, Implants 14(4): 529 - 535.

[73] Lynch S E M R, Nevins M, Winsley-Lynch L A. Platelet-rich plasma: a source of multiple autolgous growth factors for bone grafts in: tissue engineering: applications in maxillofacial surgery and periodontics. Chicago: Quintessence, 1999.

[74] Rodriguez A, Anastassov G E, Lee H, et al. Maxillary sinus augmentation with deproteinated bovine bone and platelet rich plasma with simultaneous insertion of endosseous implants. J Maxillofac Surg, 2003, 61(2): 157 - 163.

[75] Del Fabbro M, Bortolin M, Taschieri S, et al. Effect of autologous growth factors in maxillary sinus augmentation: a systematic review. Clin Implant Dent Relat Res, 2013, 15(2): 205 - 216.

[76] Torres J, Tamimi F, Martinez P P, et al., Effect of platelet-rich plasma on sinus lifting: a randomized-controlled clinical trial. J Clin Periodontol, 2009, 36(8): 677 - 687.

[77] Taschieri S, Testori T, Corbella S, et al., Platelet-rich plasma and deproteinized bovine bone matrix in maxillary sinus lift surgery: a split-mouth histomorphometric evaluation. Implant Dent, 2015, 24(5): 592 - 597.

[78] Ricci L, Perrotti V, Ravera L, et al. Rehabilitation of deficient alveolar ridges using titanium grids before and simultaneously with implant placement: a systematic review. J Periodontol, 2013, 84(9): 1234 - 1242.

[79] Anitua E, Alkhraisat M H, Orive G. Perspectives and challenges in regenerative medicine using plasma rich in growth factors. J Control, 2012, Release 157(1): 29 - 38.

[80] Anitua E, Sanchez M, Orive G. Potential of endogenous regenerative technology for in situ regenerative medicine. Adv Drug Deliv Rev, 2010, 62(7 - 8): 741 - 752.

[81] Torrecillas-Martinez L, Monje A, Pikos M A, et al. Effect of rhBMP-2 upon maxillary sinus augmentation: a comprehensive review. Implant Dent, 2013, 22(3): 232 - 237.

[82] Triplett R G, Nevins M, Marx R E, et al. Pivotal, randomized, parallel evaluation of recombinant human bone morphogenetic protein-2/ absorbable collagen sponge and autogenous bone graft for maxillary sinus floor augmentation. J Maxillofac Surg, 2009, 67(9): 1947 - 1960.

[83] Kao D W, Kubota A, Nevins M, et al. The negative effect of combining rhBMP-2 and Bio-Oss on bone formation for maxillary sinus augmentation. Int J Periodontics Restorative Dent, 2012, 32(1): 61 - 67.

[84] de Freitas R M, Susin C, Spin-Neto R, et al. Horizontal ridge augmentation of the atrophic anterior maxilla using rhBMP-2/ACS or autogenous bone grafts: a proof-of-concept randomized clinical trial. J Clin Periodontol, 2013, 40(10): 968 - 975.

[85] Jung R E, Windisch S I, Eggenschwiler A M, et al. A randomized- controlled clinical trial evaluating clinical and radiological outcomes after 3 and 5 years of dental implants placed in bone regenerated by means of GBR techniques with or without the addition of BMP-2. Clin Oral Implants Res, 2009, 20(7): 660 - 666.

[86] Brånemark P I, Lindstrom J, Hallen O, et al. Reconstruction of the defective mandible. Scand J Plast Reconstr Surg, 1975, 9(2): 116 - 128.

[87] Pikos M A. Mandibular block autografts for alveolar ridge augmentation. Atlas Oral Maxillofac. Surg Clin North Am, 2005, 13(2): 91 - 107.

[88] Montazem A, Valauri D V, St-Hilaire H, et al. The mandibular symphysis as a donor site in maxillofacial bone grafting: a quantitative anatomic study. J Oral Maxillofac Surg Off J Am Assoc Oral Maxillofac Surg, 2000, 58(12): 1368 - 1371.

[89] Neiva R F, Gapski R, Wang H L. Morphometric analysis of implant-related anatomy in Caucasian skulls. J Periodontol, 2004, 75(8): 1061 - 1067.

[90] Toscano N S N, Holztclaw D. The art of block grafting. A review of the surgical protocol for reconstruction of alveolar ridge deficiency. J Implant Adv Clin Dent, 2010, 2(2): 45 - 66.

[91] Burchardt H. The biology of bone graft repair. Clin Orthop Relat Res, 1983, 174: 28 - 42.

[92] Misch C M. Use of the mandibular ramus as a donor site for onlay bone grafting. J Oral Implantol, 2000, 26(1): 42 - 49.

[93] Ozaki W, Buchman S R. Volume maintenance of onlay bone grafts in the craniofacial skeleton: micro-architecture versus embryologic origin. Plast Reconstr Surg, 1998, 102(2): 291 - 299.

[94] Zins J E, Whitaker L A. Membranous versus endochondral bone: implications for craniofacial reconstruction. Plast Reconstr Surg, 1983, 72(6): 778 - 785.

[95] Misch C M. Ridge augmentation using mandibular ramus bone grafts for the placement of dental implants: presentation of a technique. Pract Periodontics Aesthet Dent, 1996, PPAD 8(2): 127 - 135 ; quiz 38.

[96] Chiapasco M, Casentini P, Zaniboni M. Bone augmentation procedures in implant dentistry. Int J Oral Maxillofac, 2009, Implants 24(Suppl): 237 - 259.

[97] Misch C M. Comparison of intraoral donor sites for onlay grafting prior to implant placement. Int J Oral Maxillofac, 1997, Implants 12(6): 767 - 776.

[98] Acocella A, Bertolai R, Colafranceschi M, et al. Clinical, histological and histomorphometric evaluation of the healing of mandibular ramus bone block grafts for alveolar ridge augmentation before implant placement. J Craniomaxillofac Surg Off Publ Eur Assoc Craniomaxillofac Surg, 2010, 38(3): 222 - 230.

[99] Anitua E, Murias-Freijo A, Alkhraisat M H. Implant site under-preparation to compensate the remodeling of an autologous bone block graft. J Craniofac Surg, 2015, 26(5): e374 - e377.

[100] Cordaro L, Amade D S, Cordaro M. Clinical results of alveolar ridge augmentation with mandibular block bone grafts in partially edentulous patients prior to implant placement. Clin Oral Implants Res, 2002, 13(1): 103 - 111.

[101] Roccuzzo M, Ramieri G, Spada M C, et al. Vertical alveolar ridge augmentation by means of a titanium mesh and autogenous bone grafts. Clin Oral Implants Res, 2004, 15(1): 73 - 81.

[102] Schwartz-Arad D, Levin L, Sigal L. Surgical success of intraoral autogenous block onlay bone grafting for alveolar ridge augmentation. Implant Dent, 2005, 14(2): 131 - 138.

[103] von Arx T, Buser D. Horizontal ridge augmentation using autogenous block grafts and the guided bone regeneration technique with collagen membranes: a clinical study with 42 patients. Clin Oral Implants Res, 2006, 17(4): 359 - 366.

[104] Roccuzzo M, Ramieri G, Bunino M, et al. Autogenous bone graft alone or associated with titanium mesh for vertical alveolar ridge augmentation: a controlled clinical trial. Clin Oral Implants Res, 2007, 18(3): 286 - 294.

[105] Proussaefs P, Lozada J, Kleinman A, et al. The use of ramus autogenous block grafts for vertical alveolar ridge augmentation and implant placement: a pilot study. Int J Oral Maxillofac, 2002, Implants 17(2): 238 - 248.

[106] Chiapasco M, Abati S, Romeo E, et al. Clinical outcome of autogenous bone blocks or guided bone regeneration with e-PTFE membranes for the reconstruction of narrow edentulous ridges. Clin Oral Implants Res, 1999, 10(4): 278 - 288.

[107] Antoun H, Sitbon J M, Martinez H, et al. A prospective randomized study comparing two techniques of bone augmentation: onlay graft

alone or associated with a membrane. Clin Oral Implants Res, 2001, 12(6): 632 -639.

[108] Aloy-Prosper A, Penarrocha-Oltra D, Penarrocha-Diago M, et al. The outcome of intraoral onlay block bone grafts on alveolar ridge augmentations: a systematic review. Med Oral Patol Oral Cir, 2015, Bucal 20(2): e251 - e258.

[109] Clavero J, Lundgren S. Ramus or chin grafts for maxillary sinus inlay and local onlay augmentation: comparison of donor site morbidity and complications. Clin Implant Dent Relat Res, 2003, 5(3): 154 -160.

[110] von Arx T, Hafliger J, Chappuis V. Neurosensory disturbances following bone harvesting in the symphysis: a prospective clinical study. Clin Oral Implants Res, 2005, 16 (4): 432 -439.

[111] Nkenke E, Neukam F W. Autogenous bone harvesting and grafting in advanced jaw resorption: morbidity, resorption and implant survival. Eur J Oral Implantol, 2014, 7 (Suppl 2): S203 - S217.

[112] Fu J H, Wang H L. Horizontal bone augmentation: the decision tree. Int J Periodontics Restorative Dent, 2011, 31(4): 429 -436.

[113] Louis P J. Bone grafting the mandible. Dent Clin N Am, 2011, 55(4): 673 -695.

[114] Crespi R, Vinci R, Cappare P, et al. Calvarial versus iliac crest for autologous bone graft material for a sinus lift procedure: a histomorphometric study. Int J Oral Maxillofac, 2007, Implants 22(4): 527 -532.

[115] Marx R E. Bone harvest from the posterior ilium. Atlas Oral Maxillofac Surg Clin North Am, 2005, 13(2): 109 -118.

[116] Zouhary K J. Bone graft harvesting from distant sites: concepts and techniques. Oral Maxillofac Surg Clin North Am, v2010, 22 (3): 301 -316.

[117] Almaiman M, Al-Bargi H H, Manson P. Complication of anterior iliac bone graft harvesting in 372 adult patients from may 2006 to may 2011 and a literature review. Craniomaxillofac Trauma Reconstr, 2013, 6(4): 257 -266.

[118] Fretwurst T, Wanner L, Nahles S, et al. A prospective study of factors influencing morbidity after iliac crest harvesting for oral onlay grafting. J Craniomaxillofac Surg Off Publ Eur Assoc Craniomaxillofac Surg, 2015, 43 (5): 705 -709.

[119] Dimitriou R, Mataliotakis G I, Angoules A G, et al. Complications following autologous bone graft harvesting from the iliac crest and using the RIA: a systematic review, 2011, Injury 42(Suppl 2): S3 - S15.

[120] Clementini M, Morlupi A, Agrestini C, et al. Success rate of dental implants inserted in autologous bone graft regenerated areas: a systematic review. ORAL Implantol, 2011, 4 (3 -4): 3 -10.

[121] Felice P, Pistilli R, Lizio G, et al. Inlay versus onlay iliac bone grafting in atrophic posterior mandible: a prospective controlled clinical trial for the comparison of two techniques. Clin Implant Dent Relat Res, 2009, 11(Suppl 1): e69 - e82.

[122] Chiapasco M, Casentini P, Zaniboni M. Implants in reconstructed bone: a comparative study on the outcome of Straumann(R) tissue level and bone level implants placed in vertically deficient alveolar ridges treated by means of autogenous onlay bone grafts. Clin Implant Dent Relat Res, 2014, 16(1): 32 -50.

[123] Marchena J M, Block M S, Stover J D. Tibial bone harvesting under intravenous sedation: morbidity and patient experiences. J Oral Maxillofac Surg Off J Am Assoc Oral Maxillofac Surg, 2002, 60(10): 1151 -1154.

[124] O'Keeffe Jr R M, Riemer B L, Butterfield S L. Harvesting of autogenous cancellous bone graft from the proximal tibial metaphysis. A review of 230 cases. J Orthop, 1991, Trauma 5(4): 469 -474.

[125] Moreira-Gonzalez A, Papay F E, Zins J E. Calvarial thickness and its relation to cranial bone harvest. Plast Reconstr Surg, 2006, 117(6): 1964 -1971.

[126] Ozaki W, Buchman S R, Goldstein S A, et al. A comparative analysis of the microarchitecture of cortical membranous and cortical endochondral onlay bone grafts in the cranio-

facial skeleton. Plast Reconstr Surg, 1999, 104(1): 139 -147.

[127] Iturriaga M T, Ruiz C C. Maxillary sinus reconstruction with calvarium bone grafts and endosseous implants. J Oral Maxillofac Surg Off J Am Assoc Oral Maxillofac Surg, 2004, 62(3): 344 -347.

[128] Scheerlinck L M, Muradin M S, van der Bilt A, et al. Donor site complications in bone grafting: comparison of iliac crest, calvarial, and mandibular ramus bone. Int J Oral Maxillofac, 2013, Implants 28(1): 222 -227.

[129] Touzet S, Ferri J, Wojcik T, et al. Complications of calvarial bone harvesting for maxillofacial reconstructions. J Craniofac Surg, 2011, 22(1): 178 -181.

[130] Chiapasco M, Casentini P, Zaniboni M, et al. Evaluation of peri-implant bone resorption around Straumann Bone Level implants placed in areas reconstructed with autogenous vertical onlay bone grafts. Clin Oral Implants Res, 2012, 23(9): 1012 -1021.

[131] Adell R, Eriksson B, Lekholm U, et al. Long-term follow-up study of osseointegrated implants in the treatment of totally edentulous jaws. Int J Oral Maxillofac, 1990, Implants 5(4): 347 -359.

[132] Carinci F, Farina A, Zanetti U, et al., Alveolar ridge augmentation: a comparative longitudinal study between calvaria and iliac crest bone grafrs. J Oral Implantol, 2005, 31 (1): 39 -45.

[133] Chiapasco M, Zaniboni M, Rimondini L. Autogenous onlay bone grafts vs. alveolar distraction osteogenesis for the correction of vertically deficient edentulous ridges: a 2-4-year prospective study on humans. Clin Oral Implants Res, 2007, 18(4): 432 -440.

[134] Kuchler U, von Arx T. Horizontal ridge augmentation in conjunction with or prior to implant placement in the anterior maxilla: a systematic review. Int J Oral Maxillofac, 2014, Implants 29(Suppl): 14 -24.

[135] Yates D M, Brockhoff 2nd H C, Finn R, et al. Comparison of intraoral harvest sites for corticocancellous bone grafts. J Oral Maxillofac Surg Off J Am Assoc Oral Maxillofac Surg, 2013, 71(3): 497 -504.

[136] Raghoebar G M, Meijndert L, Kalk W W, et al. Morbidity of mandibular bone harvesting: a comparative study. Int J Oral Maxillofac, 2007, Implants 22(3): 359 -365.

[137] Wood R M, Moore D L. Grafting of the maxillary sinus with intraorally harvested autogenous bone prior to implant placement. Int J Oral Maxillofac, 1988, Implants 3(3): 209 -214.

[138] Koole R, Bosker H, van der Dussen F N. Late secondary autogenous bone grafting in cleft patients comparing mandibular(ectomesenchymal) and iliac crest (mesenchymal) grafts. J Craniomaxillofac Surg Off Publ Eur Assoc Craniomaxillofac Surg, 1989, 17(Suppl 1): 28 -30.

[139] Kusiak J F, Zins J E, Whitaker L A. The early revascularization of membranous bone. Plast Reconstr Surg, 1985, 76(4): 510 -516.

[140] Breine U, Brånemark P I. Reconstruction of alveolar jaw bone. An experimental and clinical study of immediate and preformed autologous bone grafts in combination with osseointegrated implants. Scand J Plast Reconstr Surg, 1980, 14(1): 23 -48.

[141] Brugnami F, Caiazzo A, Leone C. Local intraoral autologous bone harvesting for dental implant treatment: alternative sources and criteria of choice. Keio J Med, 2009, 58 (1): 24 -28.

[142] Widmark G, Andersson B, Ivanoff C J. Mandibular bone graft in the anterior maxilla for single-tooth implants. Presentation of surgical method. Int J Oral Maxillofac Surg, 1997, 26(2): 106 -109.

[143] Waasdorp J, Reynolds M A. Allogeneic bone onlay grafts for alveolar ridge augmentation: a systematic review. Int J Oral Maxillofac, 2010, Implants 25(3): 525 -531.

[144] Monje A, Pikos M A, Chan H L, et al., On the feasibility of utilizing allogeneic bone blocks for atrophic maxillary augmentation. Biomed Res Int, 2014, 2014: 814578.

[145] Keith Jr J D, Petrungaro P, Leonetti J A, et al. Clinical and histologic evaluation of a

mineralized block allograft: results from the developmental period(2001-2004). Int J Periodontics Restorative Dent, 2006, 26(4): 321-327.

[146] Peleg M, Sawatari Y, Marx R N, et al. Use of corticocancellous allogeneic bone blocks for augmentation of alveolar bone defects. Int J Oral Maxillofac, 2010, Implants 25(1): 153-162.

[147] Hurley L A, Stinchfield F E, Bassett A L, et al. The role of soft tissues in osteogenesis. An experimental study of canine spine fusions. J Bone Joint Surg Am, 1959, 41-A: 1243-1254.

[148] Nyman S. Bone regeneration using the principle of guided tissue regeneration. J Clin Periodontol, 1991, 18(6): 494-498.

[149] Karring T, Nyman S, Lindhe J. Healing following implantation of periodontitis affected roots into bone tissue. J Clin Periodontol, 1980, 7(2): 96-105.

[150] Nyman S, Karring T, Lindhe J, et al. Healing following implantation of periodontitis-affected roots into gingival connective tissue. J Clin Periodontol, 1980, 7(5): 394-401.

[151] Dahlin C, Lekholm U, Becker W, et al. Treatment of fenestration and dehiscence bone defects around oral implants using the guided tissue regeneration technique: a prospective multicenter study. Int J Oral Maxillofac, 1995, Implants 10(3): 312-318.

[152] Dahlin C, Linde A, Gottlow J, et al. Healing of bone defects by guided tissue regeneration. Plast Reconstr Surg, 1988, 81(5): 672-676.

[153] Buser D, Dula K, Lang N P, et al. Longterm stability of osseointegrated implants in bone regenerated with the membrane technique. 5-year results of a prospective study with 12 implants. Clin Oral Implants Res, 1996, 7(2): 175-183.

[154] Zitzmann N U, Scharer P, Marinello C P. Longterm results of implants treated with guided bone regeneration: a 5-year prospective study. Int J Oral Maxillofac, 2001, Implants 16(3): 355-366.

[155] Dahlin C, Lekholm U, Linde A. Membrane-induced bone augmentation at titanium implants. A report on ten fixtures followed from 1 to 3 years after loading. Int J Periodontics Restorative Dent, 1991, 11(4): 273-281.

[156] Louis P J, Gutta R, Said-Al-Naief N, et al. Reconstruction of the maxilla and mandible with particulate bone graft and titanium mesh for implant placement. J Oral Maxillofac Surg Off J Am Assoc Oral Maxillofac Surg, 2008, 66(2): 235-245.

[157] Block M S, Haggerty C J. Interpositional osteotomy for posterior mandible ridge augmentation. J Oral Maxillofac Surg Off J Am Assoc Oral Maxillofac Surg, 2009, 67(11 Suppl): 31-39.

[158] Vercellotti T. Piezoelectric surgery in implantology: a case report-a new piezoelectric ridge expansion technique. Int J Periodontics Restorative Dent, 2000, 20(4): 358-365.

[159] Bassetti M A, Bassetti R G, Bosshardt D D. The alveolar ridge splitting/expansion technique: a systematic review. Clin Oral Implants Res, 2016, 27(3): 310-324.

[160] Simion M, Baldoni M, Zaffe D. Jawbone enlargement using immediate implant placement associated with a split-crest technique and guided tissue regeneration. Int J Periodontics Restorative Dent, 1992, 12(6): 462-473.

[161] Tang Y L, Yuan J, Song Y L, et al. Ridge expansion alone or in combination with guided bone regeneration to facilitate implant placement in narrow alveolar ridges: a retrospective study. Clin Oral Implants Res, 2015, 26(2): 204-211.

[162] Donos N, Mardas N, Chadha V. Clinical outcomes of implants following lateral bone augmentation: systematic assessment of available options(barrier membranes, bone grafts, split osteotomy). J Clin Periodontol, 2008, 35(8 Suppl): 173-202.

[163] Jensen O T, Cullum D R, Baer D. Marginal bone stability using 3 different fl ap approaches for alveolar split expansion for dental implants: a 1-year clinical study. J Oral Maxillofac Surg Off J Am Assoc Oral Maxillofac Surg, 2009, 67(9): 1921-1930.

[164] Sohn D S, Lee H J, Heo J U, et al. Immediate and delayed lateral ridge expansion technique in the atrophic posterior mandibular ridge. J Oral Maxillofac Surg Off J Am Assoc Oral Maxillofac Surg, 2010, 68(9): 2283 -2290.

[165] Fiorellini J P, Nevins M L. Localized ridge augmentation/preservation. A systematic review. Ann Periodontol Am Acad Periodontol, 2003, 8(1): 321 -327.

[166] Sethi A, Kaus T. Maxillary ridge expansion with simultaneous implant placement: 5-year results of an ongoing clinical study. Int J Oral Maxillofac, 2000, Implants 15(4): 491 -499.

[167] Kolerman R, Nissan J, Tal H. Combined osteotome-induced ridge expansion and guided bone regeneration simultaneous with implant placement: a biometric study. Clin Implant Dent Relat Res, 2014, 16(5): 691 -704.

[168] Holtzclaw D J, Toscano N J, Rosen P S. Reconstruction of posterior mandibular alveolar ridge deficiencies with the piezoelectric hinge-assisted ridge split technique: a retrospective observational report. J Periodontol, 2010, 81(11): 1580 -1586.

[169] Jensen O T, Cockrell R, Kuhike L, et al. Anterior maxillary alveolar distraction osteogenesis: a prospective 5-year clinical study. Int J Oral Maxillofac, 2002, Implants 17(1): 52 -68.

[170] Boyne P J, James R A. Grafting of the maxillary sinus floor with autogenous marrow and bone. J Oral Surg, 1980, 38(8): 613 -616.

[171] Khouly I, Pardiñas López S, Aliaga I, et al. Long-term implant survival following 100 maxillary sinus augmentations using plasma rich in growth factors. Under Review in Implant Dentistry, 2016.

[172] Emmerich D, Att W, Stappert C. Sinus floor elevation using osteotomes: a systematic review and meta-analysis. J Periodontol, 2005, 76(8): 1237 -1251.

[173] Tong D C, Rioux K, Drangsholt M, et al. A review of survival rates for implants placed in grafted maxillary sinuses using meta-analysis. Int J Oral Maxillofac, 1998, Implants 13(2): 175 -182.

[174] Corbella S, Taschieri S, Del Fabbro M. Longterm outcomes for the treatment of atrophic posterior maxilla: a systematic review of literature. Clin Implant Dent Relat Res, 2015, 17(1): 120 -132.

[175] Luongo G, Di Raimondo R, Filippini P, et al. Early loading of sandblasted, acidetched implants in the posterior maxilla and mandible: a 1-year follow-up report from a multicenter 3-year prospective study. Int J Oral Maxillofac, 2005, Implants 20(1): 84 -91.

[176] Lee C Y, Rohrer M D, Prasad H S. Immediate loading of the grafted maxillary sinus using platelet rich plasma and autogenous bone: a preliminary study with histologic and histomorphometric analysis. Implant Dent, 2008, 17(1): 59 -73.

[177] Cricchio G, Imburgia M, Sennerby L, et al. Immediate loading of implants placed simultaneously with sinus membrane elevation in the posterior atrophic maxilla: a two-year follow-up study on 10 patients. Clin Implant Dent Relat Res, 2014, 16(4): 609 -617.

[178] Proussaefs P, Lozada J, Kim J, et al. Repair of the perforated sinus membrane with a resorbable collagen membrane: a human study. Int J Oral Maxillofac, 2004, Implants 19(3): 413 -420.

[179] Hernandez-Alfaro F, Torradefl ot M M, Marti C. Prevalence and management of Schneiderian membrane perforations during sinus-lift procedures. Clin Oral Implants Res, 2008, 19(1): 91 -98.

[180] Schwartz-Arad D, Herzberg R, Dolev E. The prevalence of surgical complications of the sinus graft procedure and their impact on implant survival. J Periodontol, 2004, 75(4): 511 -516.

[181] Barone A, Santini S, Sbordone L, et al. A clinical study of the outcomes and complications associated with maxillary sinus augmentation. Int J Oral Maxillofac, 2006, Implants 21(1): 81 -85.

[182] Froum S J, Khouly I, Favero G, et al. Effect of maxillary sinus membrane perforation on vital bone formation and implant survival: a

retrospective study. J Periodontol, 2013, 84(8): 1094 - 1099.

[183] Weitz D S, Geminiani A, Papadimitriou D E, et al. The incidence of membrane perforation during sinus floor elevation using sonic instruments: a series of 40 cases. Int J Periodontics Restorative Dent, 2014, 34(1): 105 - 112.

[184] Wallace S S, Mazor Z, Froum S J, et al. Schneiderian membrane perforation rate during sinus elevation using piezosurgery: clinical results of 100 consecutive cases. Int J Periodontics Restorative Dent, 2007, 27(5): 413 - 419.

[185] Toscano N J, Holtzclaw D, Rosen P S. The effect of piezoelectric use on open sinus lift perforation: a retrospective evaluation of 56 consecutively treated cases from private practices. J Periodontol, 2010, 81(1): 167 - 171.

[186] Fugazzotto P, Melnick P R, Al-Sabbagh M. Complications when augmenting the posterior maxilla. Dent Clin N Am, 2015, 59(1): 97 - 130.

[187] Elian N, Wallace S, Cho S C, et al. Distribution of the maxillary artery as it relates to sinus floor augmentation. Int J Oral Maxillofac, 2005, Implants 20(5): 784 - 787.

[188] Moreno Vazquez J C, Gonzalez de Rivera A S, Gil H S, et al. Complication rate in 200 consecutive sinus lift procedures: guidelines for prevention and treatment. J Oral Maxillofac Surg Off J Am Assoc Oral Maxillofac Surg, 2014, 72(5): 892 - 901.

[189] Tarnow D P, Eskow R N. Preservation of implant esthetics: soft tissue and restorative considerations. J Esthet Dent, 1996, 8(1): 12 - 19.

[190] Bartee B K. Extraction site reconstruction for alveolar ridge preservation. Part 1: rationale and materials selection. J Oral Implantol, 2001, 27(4): 187 - 193.

[191] Vittorini Orgeas G, Clementini M, De Risi V, et al. Surgical techniques for alveolar socket preservation: a systematic review. Int J Oral Maxillofac, 2013, Implants 28(4): 1049 - 1061.

[192] Lang N P, Pun L, Lau K Y, et al. Wong, A systematic review on survival and success rates of implants placed immediately into fresh extraction sockets after at least 1 year. Clin Oral Implants Res, 2012, 23(Suppl 5): 39 - 66.

[193] Mardas N, Trullenque-Eriksson A, MacBeth N, et al. Does ridge preservation following tooth extraction improve implant treatment outcomes: a systematic review: Group 4: therapeutic concepts & methods. Clin Oral Implants Res, 2015, 26(Suppl 11): 180 - 201.

[194] Aghaloo T L, Moy P K. Which hard tissue augmentation techniques are the most successful in furnishing bony support for implant placement? Int J Oral Maxillofac, 2007, Implants 22(Suppl): 49 - 70.

[195] Tan W C, Lang N P, Zwahlen M, et al. A systematic review of the success of sinus floor elevation and survival of implants inserted in combination with sinus floor elevation. Part II: transalveolar technique. J Clin Periodontol, 2008, 35(8 Suppl): 241 - 254.

[196] Pikos M A. Facilitating implant placement with chin grafts as donor sites for maxillary bone augmentation-part I. Dent Implantol, 1995, Update 6(12): 89 - 92.

[197] Pikos M A. Chin grafts as donor sites for maxillary bone augmentation-part II. Dent Implantol, 1996, Update 7(1): 1 - 4.

[198] Pikos M A. Block autografts for localized ridge augmentation: part I. The posterior maxilla. Implant Dent, 1999, 8(3): 279 - 285.

[199] Maiorana C, Beretta M, Salina S, et al. Reduction of autogenous bone graft resorption by means of bio-oss coverage: a prospective study. Int J Periodontics Restorative Dent, 2005, 25(1): 19 - 25.

[200] Alerico F A, Bernardes S R, Fontao F N, et al. Prospective tomographic evaluation of autogenous bone resorption harvested from mandibular ramus in atrophic maxilla. J Craniofac Surg, 2014, 25(6): e543 - e546.

[201] Adell R, Lekholm U, Grondahl K, et al. Reconstruction of severely resorbed edentulous maxillae using osseointegrated fixtures in immediate autogenous bone grafts. Int J Oral Maxil-

lofac, 1990, Implants 5(3): 233 – 246.

[202] Levin L, Nitzan D, Schwartz-Arad D. Success of dental implants placed in intraoral block bone grafts. J Periodontol, 2007, 78(1): 18 – 21.

[203] Penarrocha-Diago M, Aloy-Prosper A, Penarrocha-Oltra D, et al. Localized lateral alveolar ridge augmentation with block bone grafts: simultaneous versus delayed implant placement: a clinical and radiographic retrospective study. Int J Oral Maxillofac, 2013, Implants 28(3): 846 – 853.

[204] Calori G M, Colombo M, Mazza E L, et al. Incidence of donor site morbidity following harvesting from iliac crest or RIA graft, 2014, Injury 45(Suppl 6): S116 – S120.

[205] Blanco J, Alonso A, Sanz M. Long-term results and survival rate of implants treated with guided bone regeneration: a 5-year case series prospective study. Clin Oral Implants Res, 2005, 16(3): 294 – 301.

[206] Bernstein S, Cooke J, Fotek P, et al. Vertical bone augmentation: where are we now? Implant Dent, 2006, 15(3): 219 – 228.

[207] Chiapasco M, Consolo U, Bianchi A, et al. Alveolar distraction osteogenesis for the correction of vertically deficient edentulous ridges: a multi-center prospective study on humans. Int J Oral Maxillofac, 2004, Implants 19(3): 399 – 407.

[208] Zijderveld S A, van den Bergh J P, Schulten E A, et al. Anatomical and surgical findings and complications in 100 consecutive maxillary sinus floor elevation procedures. J Oral Maxillofac Surg Off J Am Assoc Oral Maxillofac Surg, 2008, 66(7): 1426 – 1438.

[209] Schwarz L, Schiebel V, Hof M, et al. Risk factors of membrane perforation and postoperative complications in sinus floor elevation surgery: review of 407 augmentation procedures. J Oral Maxillofac Surg Off J Am Assoc Oral Maxillofac Surg, 2015, 73(7): 1275 – 1282.

[210] Shiffler K, Lee D, Aghaloo T, et al. Sinus membrane perforations and the incidence of complications: a retrospective study from a residency program. Oral Surg Oral Med Oral Pathol Oral Radiol, 2015, 120(1): 10 – 14.

[211] Kademani D, Keller E. Iliac crest grafting for mandibular reconstruction. Atlas Oral Maxillofac Surg Clin N Am, 2006, 14: 161 – 170.

[212] Tiwana P S, Kushner G M, Haug R H. Maxillary sinus augmentation. Dent Clin N Am., 2006, 50: 409 – 424.

[213] Ruiz R L, et al. Cranial bone grafts: craniomaxillofacial applications and harvesting techniques. Atlas Oral Maxillofac Surg Clin North Am, 2005, 13: 127 – 137.

[214] Gonzalez-GarcIa R, Monje F. Alveolar split osteotomy for the treatment of the severe narrow ridge maxillary atrophy: a modified technique. Int J Oral Maxillofac Surg, 2011, 40: 57 – 64.

[215] van der Mark E L, et al. Reconstruction of an atrophic maxilla: comparison of two methods. Br J Oral Maxillofac Surg, 2011, 49: 198 – 202.

[216] Sarav P, et al. Resonance frequency analysis of sinus augmentation by osteotome sinus floor elevation and lateral window technique. J Oral Maxillofac Surg, 2015, 73: 1920 – 1925.

第 11 章　种植体周围炎

Oreste Iocca, Giuseppe Bianco

摘要

在种植人群中，种植体周围炎的发生并不罕见。临床医生应该了解种植体周黏膜炎和种植体周围炎的定义和诊断标准，以便采取及时的干预措施来挽救种植体。

虽然种植周疾病在病原学方面存在某些特点，但其病因与牙周炎有很多相似之处。微生物因素、炎症、吸烟、糖尿病和遗传因素都被认为是导致种植体周黏膜炎和种植体周围炎的危险因素。

粘接剂相关的种植体周疾病是由一些作者提出的，它是指由粘接固位的修复体引起的种植体周病理改变。残留的粘接剂与许多种植体周围炎的发生有关。

种植体周黏膜炎和种植体周围炎的诊断依赖于临床和放射学检查。

种植体周黏膜炎的治疗一般是非手术性的。种植体周围炎的治疗包括非手术和手术治疗。因为缺乏直接的治疗比较，所以对不同的治疗方法进行比较是很困难的。使用 Bayesian 网络 meta 分析作为统计工具间接比较治疗方法，可以帮助读者了解哪些是可用的最佳治疗方法。

O. Iocca, DDS
International Medical School, Sapienza University of Rome, Viale Regina Elena 324, 00161 Rome, Italy
Private Practice Limited to Oral Surgery, Periodontology and Implant Dentistry, Rome, Italy
e-mail: oi243@ nyu. edu

G. Bianco, DDS, PhD
Centro Polispecialistico Fisioeuropa, Viale dell'Umanesimo 308, Rome 00144, Italy
e-mail: gbianco@ mac. com

11.1 种植体周围炎

11.1.1 种植体周疾病的定义和流行病学

根据第七届欧洲牙周病学研讨会的定义[1]，种植体周的炎症状态可细分如下：

黏膜炎：它是一种对种植体周菌斑所表现出的炎症反应，以探诊出血为特征表现，但没有种植体周围的骨丧失。

种植体周围炎：炎症延伸到种植体周围的支持组织，临床检查和影像学上都有骨丧失。

Derks 和 Tomasi 分析了这两种疾病的患者发病情况[2]；在研究中，他们从横断面研究和一项 RCT 中抽取数据进行了文献分析。

meta 分析显示，黏膜炎患病率的加权平均值为 42.9%（95% CI：32，54），而种植体周围炎患病率的加权平均值为 21.7%（95% CI：14，30）。

由于对疾病范围和严重程度的报道少而不一致，因此解释这些数据时需谨慎，但是它们可以被看作是接近实际发病率的近似值。

Atieh 等人[3]在一项类似的分析中估计，黏膜炎的患病率为 63.4%（95% CI：59.8，67.1），而种植体周围炎的患病率为 18.8%（95% CI：16.8，20.8）。在对亚组进行分析时发现，有牙周炎病史的患者其种植体周围炎的发生率为 21.1%（95% CI：14.5，27.8）。

值得一提的是，并不是所有研究都遵循了黏膜炎和种植体周围炎的诊断标准[4]。

黏膜炎的诊断为探诊出血（这是欧洲研讨会的诊断标准），但其他的研究认为还需要加入探诊深度和牙龈指数进行诊断。

种植体周围炎的诊断标准在文献中也有差异。探诊深度是诊断种植体周围炎的门槛，一些研究认为至少 4mm，而另一些研究则认为需要 6mm 的探诊深度才能确诊。此外，大多数研究都认为影像学评估对于诊断种植体周围炎是必不可少的，但这在其他的一些研究中却认为并不重要。

考虑到这些诊断标准的差异，可能出现这样的情况，在一项研究中被诊断为黏膜炎的病例在另外一项研究中很可能被划入到种植体周围炎的分类里。此外，很多研究中样本量小、随访时间变化大以及患者的筛选等都可能导致对种植体周疾病的真实患病率评估出现偏差。

不管怎样，临床医生都应意识到这些都是种植治疗中的常见问题。医生的工作重心应放在对病例的谨慎选择和对患者的耐心教育上，这样才可以避免种植体周疾病的发生（图 11.1）。一旦发生种植体周围炎，医生需要掌握与治疗方案和愈后相关的知识，从而采取合适的治疗计划。

11.1.2 种植体周疾病的病因学

11.1.2.1 微生物因素

现已认为种植体周疾病和牙周病在病理学方面存在相似之处。和种植体周围炎一样，牙周炎是一个多因素疾病，其特征是口腔微生物菌群与宿主免疫系统之间的失衡，最终导致破坏性的炎症过程。

牙周/种植体周围的龈沟微环境有利于特定的细菌定植，这些细菌被认为是诱发病理性炎症反应的关键病原菌(图 11.2)[5]。

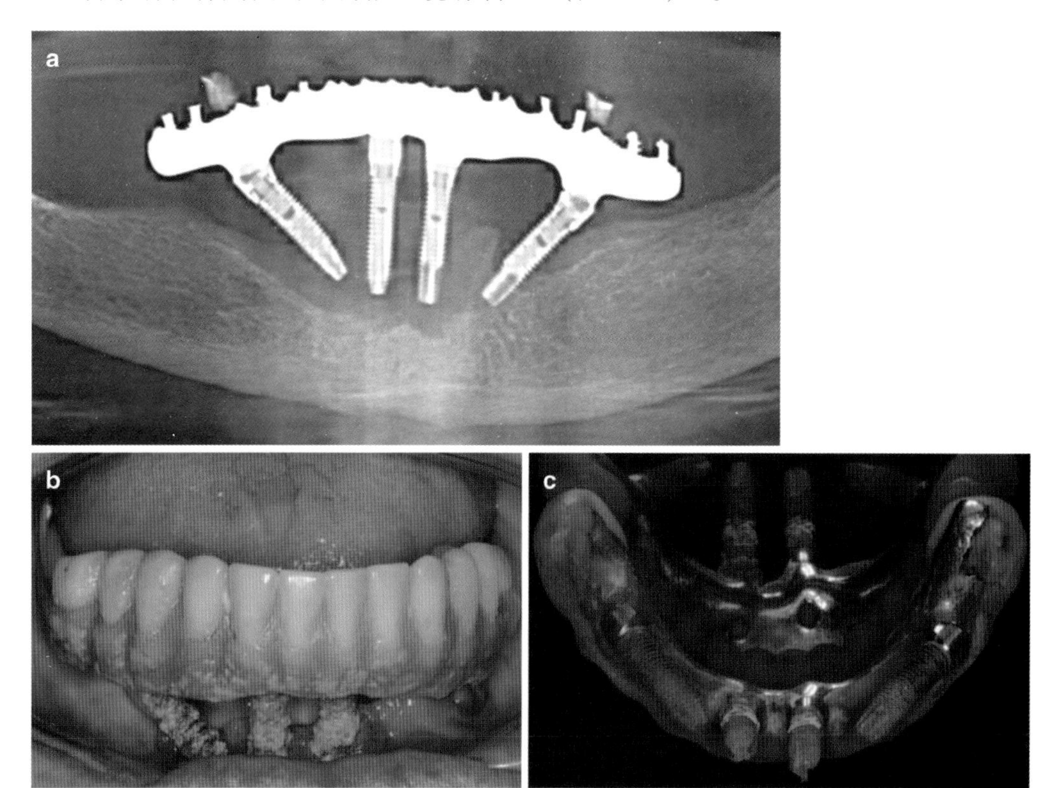

图 11.1　种植体周围炎影响到了下颌种植体，在该病例中明显可见种植体和修复体周围布满牙结石

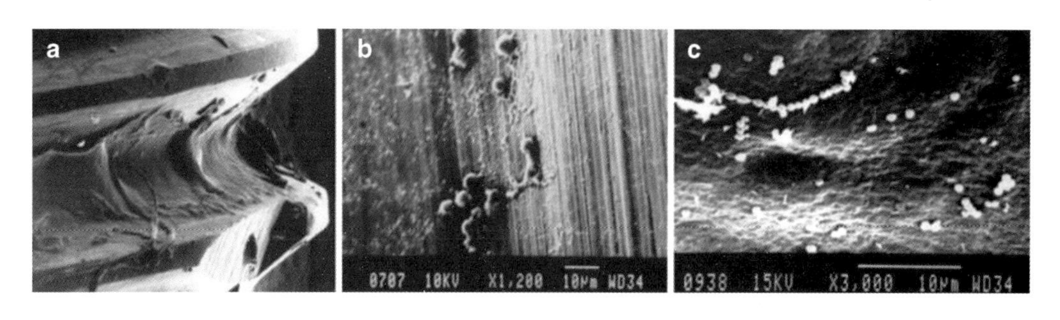

图 11.2　不同倍数放大后可见细菌在被感染的种植体表面增殖(经 Mouhyi 等人允许转载)

在种植体植入后的第一个月，与天然牙齿相似，不同的微生物在龈下环境中定植，即革兰氏阳性球菌和杆菌。

除此之外，在种植体周围炎的病例中，也发现了更具特征性的牙周炎相关的微生物菌群。尤其是，在使用 16SrRNA 基因序列来鉴定细菌种类的许多研究中，发现了特定的革兰氏阴性厌氧菌的存在。牙周炎和种植体周围炎中常见的微生物包括伴放线杆菌(*AA*)、牙龈卟啉单胞菌

(*Pg*)、福赛坦氏菌(*Tf*)、变黑普氏菌(*Pn*)、中间普氏菌(*Pi*)、齿垢密螺旋体(*Td*)和巨核梭杆菌(*Fn*)。

一些作者认为，除了传统的牙周炎相关致病菌外，种植体周围炎中还存在其他的病原菌[6]。详细来讲，金黄色葡萄球菌已被证实对钛有特殊的亲和力，并且经常与绿脓假单胞菌和拟杆菌一起，在种植体周深袋中被发现。

de Waal 等人[7]回顾了有关无牙颌和牙列缺损患者口内微生物群的报道，其目的是为了找出两者之间的差别。大多数研究分析发现，与全口无牙颌患者相比，牙列缺损的患者种植体周围更易受致病微生物群定植。可以这样认为，有些细菌微生物的理想定植地就是牙齿。

在牙列缺失和缺损的患者中，发生种植体周围炎的种植体周围 *AA*、*Pg* 和 *Tf* 的检出率最高。

使用特定的细菌标记物来评估种植体周围炎的预后目前还存在争议。公认的牙周病原菌已被认为是引起种植体周围炎的病理因素，但却不是唯一因素。因此，这些细菌自身被检测出来并不能代表未来骨丧失或种植体失败。

很多取样和分析方法可使用(如 PCR、细菌培养、DNA 和 RNA 分析)，但哪一个可能在临床实践中发挥作用目前尚未清楚。

11.1.2.2 炎 症

宿主反应被认为是种植体周疾病发病机制中的另一个关键因素。许多动物和人类研究都对生物膜引起的炎症反应进行了研究。炎症反应主要是通过免疫系统对微生物病原体产生应答，引起血管组织中的白细胞、血浆蛋白和体液的聚集[8]。

细胞因子是协调炎症及其临床表现的关键分子。主要的促炎因子是肿瘤坏死因子(TNF)和白细胞介素 -1(IL-1)和白细胞介素 -6(IL-6)。

IL-α 和 IL-β 亚型与破骨细胞活化以及下调骨 I 型胶原蛋白密切相关，因此可导致种植体周围炎特征性的骨吸收。免疫组化研究表明，IL-α 在种植体周围炎的组织标本中染色加强；而在牙周炎中，TNF-α 则更为常见。

不同的细胞类型参与不同的炎症反应；树突状细胞在识别定植的生物群和调节免疫反应方面起着重要的作用。当树突状细胞的稳态遭到破坏时，会把抗原呈递给 B 细胞和 T 细胞。除了树突状细胞之外，巨噬细胞和 B 淋巴细胞都具有重要的抗原呈递作用，并可以维持 T 细胞的活性和细胞因子进一步的生成。

不同类型的 T 细胞参与了种植体周围的炎症反应。CD4 + 或辅助性 T 细胞、CD8 + 或细胞毒性 T 细胞、调节性 T 细胞和 γδ，每一个都有特定的和重叠的功能。此外，自然杀伤细胞(NK)、巨噬细胞和中性粒细胞在组织破坏中起着重要的作用。

由于炎症在牙周炎和种植体周围炎中没有得到适当的调控，组织的破坏阶段主要由中性粒细胞和巨噬细胞介导。金属基质蛋白酶是一种胶原酶，具有“创造空间”的生理功能，让细胞直接定位到损伤的位点。但是当炎症没有得到控制时，这些分子将停止对种植体周围组织的病理性损害。然后骨细胞会参与到这个阶段中，特别是破骨细胞和成骨细胞。由成骨细胞产生的 TNF 超家族的成员 RANK 配体，在破骨细胞表面与骨保护素

(DPG)结合并以这种方式激活和启动骨吸收的过程。

所有这些因素之间复杂的相互作用在种植体周围炎发生过程中起了作用，并且每个因素的作用都可以展开研究[9]。很明显在易感人群中过多的细胞因子和金属基质蛋白酶会导致软硬组织的破坏。炎症反应控制不了将会造成组织的长期破坏。最终，恶性循环发生了，愈合过程被慢性炎症和肉芽组织取代，这为细菌创造了一个理想的环境而继续引发炎症。最终，随着破坏的进展和种植体周袋的加深，一个更为厌氧的环境又再次吸引牙周/种植体周病原菌的定植。

炎症标志物在临床实践中的作用

学者提出对种植体周龈沟液中(PICF)中的细胞因子进行分析，可以将其作为一个标记物用来确定种植体周围炎的潜伏期、早期或病损确立期[10]。

在受炎症影响的位点上，PICF 中的 IL-β 和 TNF-α 的浓度有所升高，故而这两个细胞因子被认为是合适的生化标记物。

一项系统综述和 meta 分析对 PICF 是否在诊断种植体周围炎中起作用进行了解答评估(表 11.1)[11]。它包括横断面研究和干预研究。被研究最多的细胞因子是 IL-1β，其次是 TNF-α、IL-10 和 IL-8。

笔者证实，PICF 的收集在技术上有很多不同，总的来说研究之间的差异性很大。也就是说，在健康受测者和遭受黏膜炎/种植体周围炎的受测者之间，细胞因子水平的评估表明他们的 IL-1β 和 TNF-α 有所不同，结果见下表。

与健康人相比，黏膜炎/种植体周围炎感染患者的 IL-1β 的释放显著增加，TNF-α 的研究结果也类似。

从这些结果可以得出结论，对于那些种植体周围炎高风险患者或诊断尚未清楚的情况下，可将评估 PICF 中 IL-1β 和 TNF-α 的水平作为有价值的诊断/预防工具。鉴于疾病的早期和晚期没有表现出明显的不同，因此该方法被认为是非常重要的。笔者强调在治疗疾病时早期的侵入性治疗方法很重要。

表 11.1　对健康、黏膜炎和种植体周围炎的炎症特征的 meta 分析

	涉及文献	对照组	MD 效应量 pg/ml(95% CI)	增加于	具有统计学差异
Faot 等人(2015)	横断面和介入研究				
小组 1		健康 vs 黏膜炎 IL-1β 的释放	278.79 (99.52，458.06)	黏膜炎	是($P=0.002$)
小组 2		黏膜炎 vs 种植体周围炎 IL-1β 的释放	−27.76 (−247.86，192.23)	黏膜炎	否($P=0.80$)
小组 3		健康 vs 种植体周围炎 IL-1β 的释放	175.83 (70.33，281.33)	种植体周围炎	是($P=0.001$)
小组 4		健康 vs 种植体周围炎 TNF-α 的释放	61.60 (8.66，114.55)	种植体周围炎	是($P=0.02$)

文献分析的缺点是：第一，在所纳入的研究中，并没有说明 ELISA 测试的灵敏度和准确的试剂盒名称。其次，在疾病发生过程中，应选取多个时间点对细胞因子的表达进行评估，但这是不可能的，因为这些都是对单一时间点上收集的样本进行的横断面研究。第三，研究当时只专注于 2～3 个细胞因子而没有考虑到可能对种植体周围炎的发展产生重要影响的其他炎症因子。

总之，种植患者 PICF 中某些特定的细胞因子水平的升高可以作为种植体周围炎的早期诊断和长期随访工具。在这些技术与日常临床实践结合之前，收集方法和龈沟液样本分析的规范化是十分重要的，而且要证明这些检测对种植预后的真正影响也需要更多的长期研究。

11.1.2.3 吸 烟

吸烟已证实是促进牙周炎发展的危险因素，而这也完全适用于种植体周围炎。然而，种植体周围炎和吸烟习惯之间存在的真实相关性目前尚不明确。

研究表明[12]，吸烟能显著减少种植体周围微生物群的多样性，从而导致传统意义上的致病微生物占优势。

当黏膜炎被诱发时，这个已缩小的微生物群将进一步减少；此时有些微生物消失，少数致病微生物在这个已经改变的生态环境中生存下来。

吸烟的患者在其健康状态下，所谓的核心微生物群（大多数研究人群中存在的细菌）已有所减少，和不吸烟人群相比，这是另一个风险因素。

已证实，吸烟可损害正常的免疫反应，导致白细胞和粒细胞计数的升高从而引发或加重种植体周围炎。香烟烟雾也与晚期糖基化终末产物（RAGE）的上调相关，后者与配体相结合会引起强烈的炎症反应。

尼古丁可刺激 IL-6 和 IL-8 的产生，反向调控细胞外基质和成骨相关转录因子基因的表达，抑制上皮细胞的生长[13]。

除了分子和微生物证据，临床研究也对吸烟的影响进行了评估，但结果存在争议。一些研究似乎表明了吸烟习惯和种植体周围炎的相关性，但另外一些研究却认为二者不相关。

Renvert 和 Quirynen 所做的综述中[14]，纳入的 5 项前瞻性临床试验中只有 2 项显示了吸烟者与不吸烟者之间存在统计学差异。正因如此，作者认为：吸烟和种植体周围炎的进展存在相关性。尽管结果看似可信，但还需要进一步的研究加以证实。

一项 meta 分析[15]试图通过前瞻性研究来阐释这一观点。基于患者的分析并没有显示吸烟者与不吸烟者之间有差别。而另一方面，基于种植体的分析证实了吸烟者患种植体周围炎的风险较高。出现该结果的原因可能是纳入分析的研究太少而达不到统计学的检验效能，因此基于患者的研究没有统计学差异。由于这些限制，作者没有做出明确的结论，也没有给出任何临床建议。

总之，体外研究似乎表明，种植患者中，吸烟可能是种植体周围炎发生发展的一个风险因素，尤其对刺激炎症因子产生和缩减核心微生物群产生重要影响。

临床研究也在这点上得出颇具争议的结论，尽管不提倡每位种植患者吸烟，但循证信息并没有在该方面得出强有力的结论。

11.1.2.4 遗　传

考虑到细胞因子在种植体周围炎进展中的重要性，控制着这些分子产生的基因多态性已被作为潜在的危险因素而对其开展了研究。宿主的遗传易感性在某些个体中可能与种植体周围炎的发生率增加有关。从临床角度来看，即使对基因测试的实际应用还不完全清楚，但基因检测有可能预测出哪些患者有易患生物并发症的可能性。

被研究最多的是控制 IL-1A、IL-1B、IL-6 和 TNF-α 的基因[16]。

meta 分析[17]试图评估各种不同类型的 IL-1 基因多态性和种植体失败之间的关系。

作者发现，IL-β 中的 T 等位基因增加了种植体失败/脱落的风险（OR：1.28；95% CI：1.01，1.62）。此外，变异基因 IL-A（－889）和 IL-1B（＋3954）复合基因与风险的增加相关（OR：1.76；95% CI：1.21，2.57）。只有一个变异体存在时，就不存在风险差异。作者指出，种族是该差异的来源，欧洲人的风险相关性更小。毫无疑问，若要弄清楚特定遗传变异和种植体失败之间的关系则需要更大的队列研究，特别需要对种族背景进行分层时。

目前对于接受种植治疗的患者进行基因检测的临床应用仍未成熟，主要是因为现有的结果不能在特定遗传变异与种植体失败/脱落风险之间的相关问题上得出可靠的结论。

11.1.2.5 2 型糖尿病

糖尿病与易感人群中牙周炎的发生增加有关，为了进行类比，研究人员也对糖尿病与种植体周围炎的相关性进行了研究。

2 型糖尿病是世界范围内导致死亡和发病的主要疾病之一，而它的发病率和患病率在未来几十年内将会有很大幅度的上升。2 型糖尿病中胰岛素功能受损会导致高血糖状态，这种高血糖状态导致机体的组织和器官受损。糖化血红蛋白（HbA1C）反映了过去 2～3 个月的血糖控制情况，因此它可作为糖尿病患者诊断/随访的标记物。

糖尿病并发症的发病机制目前尚不明确，但当过多的葡萄糖积存时，晚期糖基化终产物（AGE）便会在无酶的条件下生成，它在组织损伤机制中激活上面提及的 RAGE 受体，并且它还是导致损伤的主要因子。

虽然一些研究已经对糖尿病患者的种植体存留率进行了评估，但只有两项专门针对糖尿病患者人群的种植体周围炎的问题。

Gomez-Moreno 等人[18]在一项为期 3 年的队列研究中评估了 2 型糖尿病患者种植体周围组织的变化。硬组织和软组织的评估（探诊深度、出血和边缘骨吸收）分别在 1、2、3 年的时间点上进行。除了 HbA1c 较高时，探诊出血值似乎有明显增加之外，其他变量之间都没有明显的统计学差异。

作者谨慎地提出，只要糖尿病患者在一段时间内血糖控制理想，对其进行种植治疗是可行的。

另一项研究[19]是关于 2 型糖尿病患者中慢性牙周炎位点和种植体周围炎位点中促炎基因的表达。结果发现，TNF-α、CCR5 和 CXCR3 的水平是明确的种植体周围炎的标记物，但在患糖尿病的人群中，这些分子和IL-6、IL-8一起出现过表达且有统计学差异。

因为现有证据有限，很难得出关于2型糖尿病和种植体周围炎发生风险之间的相关性。然而从医学角度来看，为了降低黏膜炎和种植体周围炎的发生率，接受任何种植治疗的患者都应严格控制，这才是明智之举。

11.1.2.6 粘接剂相关的种植体周疾病

粘接固位的种植修复方式被认为是造成大量种植体周围炎的原因，以致有人提出“粘接剂相关的”的种植体周围炎这一概念[20]。这可能是由于多余的粘接剂残留在种植体周间隙中，造成细菌的过度繁殖并造成炎症反应，引起骨丧失（图11.3）。关于这个问题，现有文献中与之相关的只有回顾性和前瞻性队列研究。但通过分析文献，还是能得到重要信息。

Wilson等人报道[20]，粘接固位的种植修复体中有81%存在冠外粘接剂残留，并且都出现了种植体周围炎。此外，受感染的患者，症状会在种植后4个月至9.5年才表现出来。据报道有些患者可完全耐受粘接剂的残留。

针对残留粘接剂是否可看作种植体周围炎的病因这一问题，一项回顾性研究对129例种植病例进行了分析[21]。作者对冠外出现过量粘接剂和冠外没有残留粘接剂的种植体进行了分析，对有牙周炎治疗史的病例进行了专门的记录。

结果发现有残留粘接剂的种植体中85%出现了种植体周围炎。所有有牙周病史，同时种植体周残留多余粘接剂的病例都出现了种植体周围炎。诸如此类的研究不多，但作者得出结论，认为残留的粘接剂可能与种植体周疾病的发展有关，对于有牙周病病史的患者更是如此。

Wilson等人[22]采用翻瓣术，在粘接固位修复的患有种植体周围炎的种植体活检标本中取出了异物并进行分析。

36份活检样本中有34份发现异物，这些异物被慢性炎症细胞（主要是浆细胞浸润）包围。异物的主要构成是钛和口腔粘接剂。有一种假说认为钛的沉积是由于植入过程中种植体的摩擦或维护期的磨耗造成的；也可能是种植体被腐蚀后所产生的。

一般建议在粘接时或随访期间尽可能去除种植体周围间隙中残留的粘接剂。

扫描电子显微镜分析还发现了锆，这是由于氧化锆作为一种阻射材料而加入到了口腔粘接剂中，或是因为使用的氧化锆的基台。

综上所述，粘接修复似乎是种植体周疾病的一个独立危险因素。另一方面，该因素掌控在临床医生手中，因为他们可以控制粘接剂的用量，也可以检查种植体周围是否有粘接剂的溢出。为了做到这一点，在患者离开诊室前需要进行口内的X光检查，因为单纯用肉眼是不足以发现过量的粘接剂。

当随访中发现粘接剂过量已经引起了炎症反应如黏膜炎或种植体周围炎时，就需要采用非手术或手术的方法去除过量的粘接剂。当残留的粘接剂在口内X光检查下清晰可见且容易操作时，采用非手术方法也是可行的。手用器械、超声设备以及氯己定的大量灌洗应能确保炎症的解决。如果在用保守方法不能去尽超量的粘接材料，就必须使用翻瓣术去除粘接剂、肉芽组织并用氯己定对其表面进行清创（图11.4）。

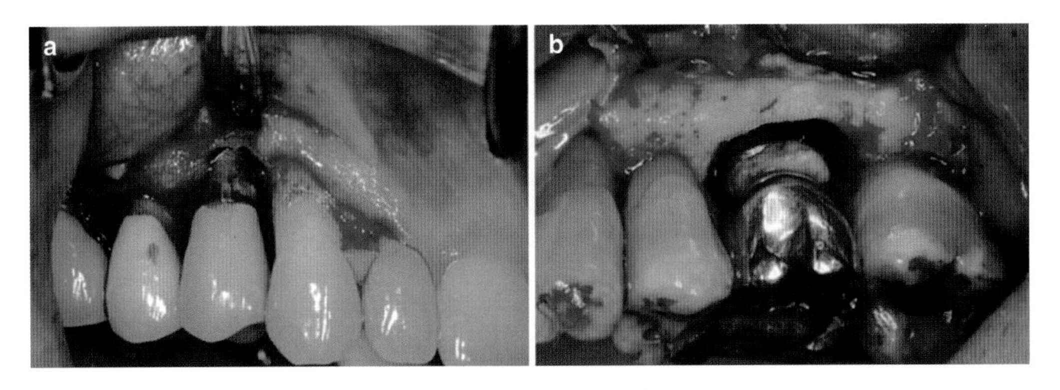

图 11.3 种植体周围过多的粘接剂是造成种植体周围炎的原因(经 Wadhwani 等人允许转载)

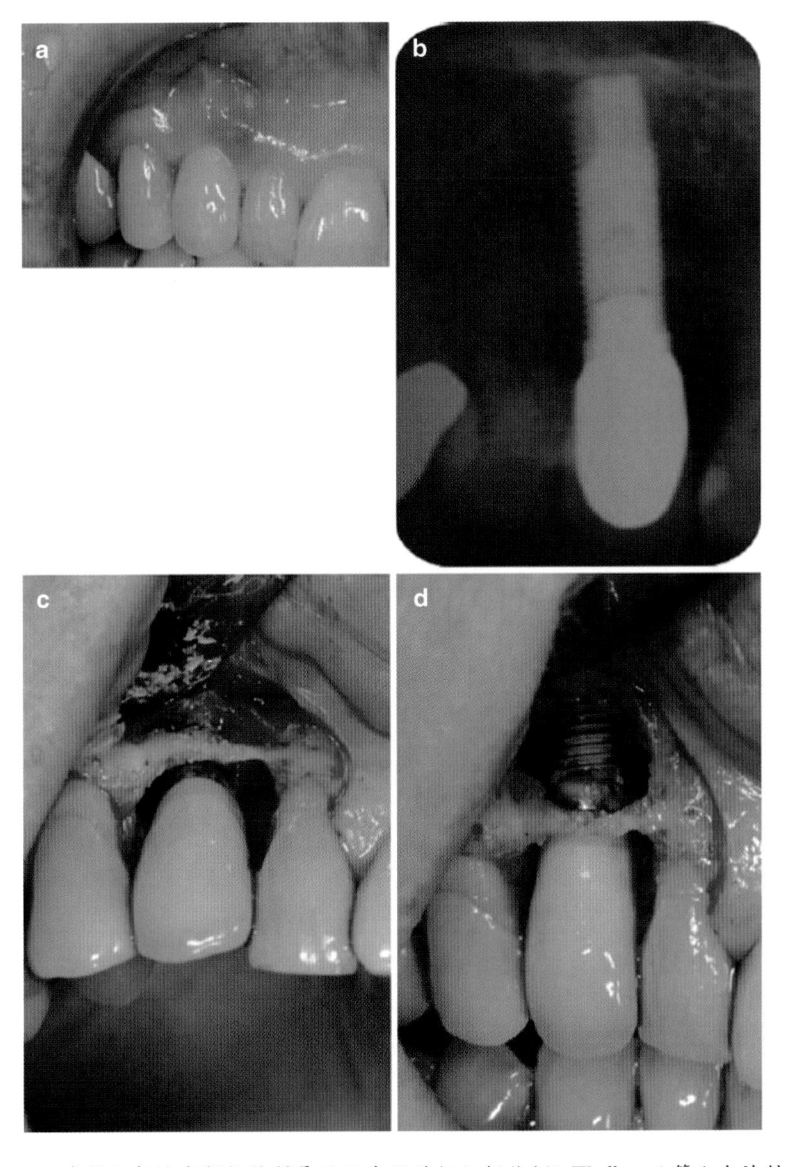

图 11.4 存留 3 年的残留粘接剂导致了广泛的组织损伤(经 Wadhwani 等人允许转载)

11.2 种植体周疾病的诊断和治疗

11.2.1 诊 断

为便于及时对疾病采取干预措施阻断或减缓其发展，对种植体周黏膜炎和种植体周围炎的诊断十分重要。第七届欧洲牙周病研讨会提出的诊断标准被认为简易、可靠，推荐临床使用(图 11.5)。

为了避免对种植体周围组织的损伤，一项综述[23]评估了探诊的理想力度，并得出结论表明 0.25N 的探诊力度不会造成种植体周组织的永久性损伤。但除了使用力度指示探针外，临床医生如何才能达到他的理想探诊力度仍旧是个问题；而更常规推荐的还是在探诊种植体周围龈沟时要非常轻柔。

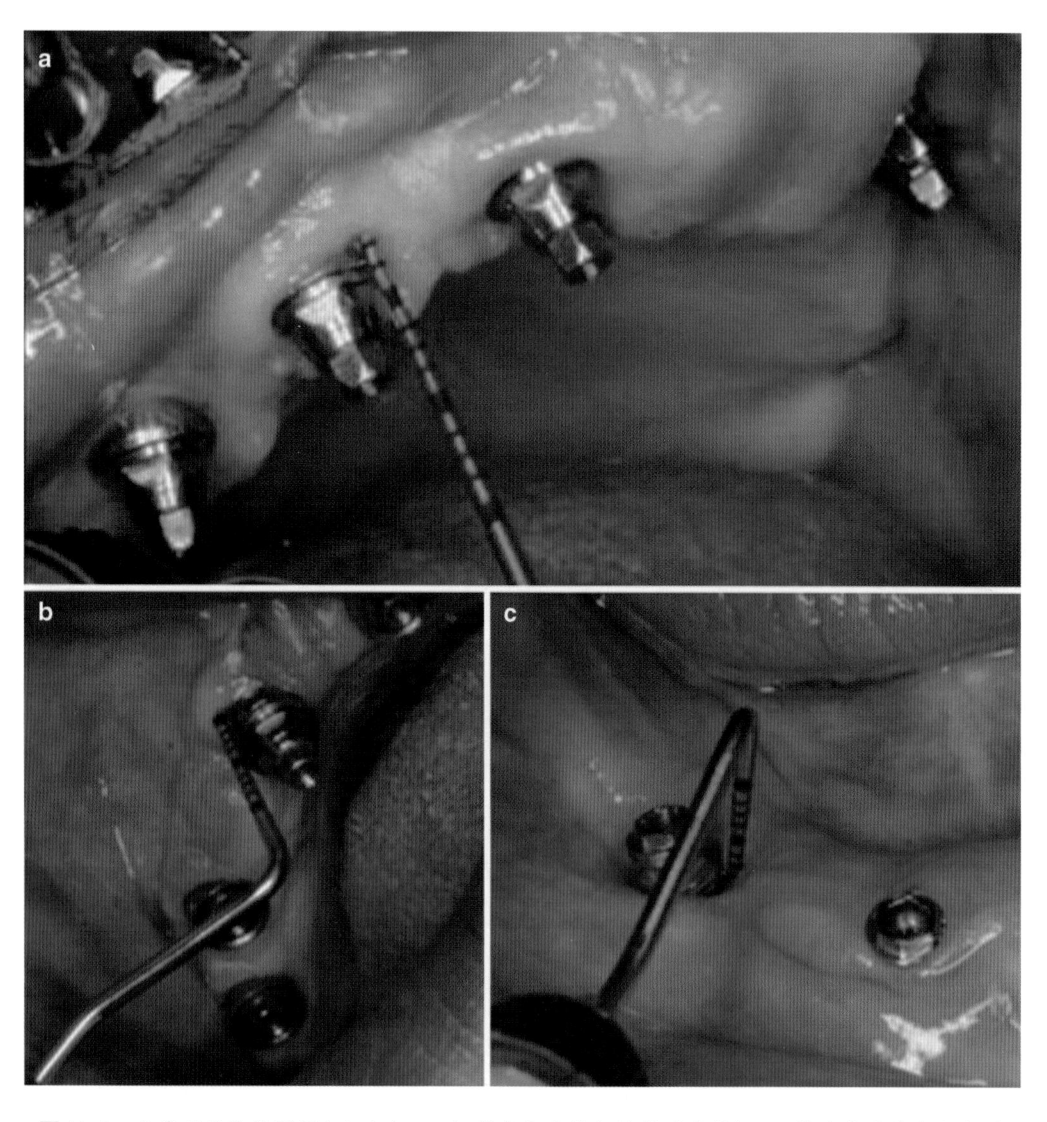

图 11.5 健康的种植体周围组织(a)。以轻微出血为特征的黏膜炎(b)。以骨丧失为诊断指标的种植体周围炎(c)(经 Serino 等人允许转载)

探诊出血(BOP)本身就被认为是黏膜炎的一个表现，即有炎症但没有破坏组织。临床附着水平(CAL)是很难确定的，因为这需要设定一个参照点，也同时取决于种植体的初始位置。一般来说，探诊深度(PD)在 4 ~5mm 都不被认为是病理性的。

综上所述，存在探诊出血和龈沟探诊深度≥5mm 时就可被诊断为种植体周围炎。脓液的出现也是种植体周围炎的明确标志。

如果怀疑患者有种植体周的病理改变时就需要进行 X 线检查，以查看是否出现骨吸收。虽然口内 X 线检查可能低估了边缘骨丧失水平，并且其作为一个二维的检查不易发现早期的骨丧失，但它也是一种简单可靠的诊断工具。

锥形束 CT 在过去的几年里越来越受欢迎，因为与过去的影像检查相比，它产生的 X 线辐射量更少，同时它的 3D 图像质量很好甚至可以检测出最早期的骨丧失。

11.2.2 黏膜炎和种植体周围炎的处理

一旦从临床和影像学上诊断出黏膜炎和种植体周围炎后，确定如何治疗便显得尤为重要。治疗方法包括[25]：

- 非手术治疗；
- 手术介入；
- 非手术或手术干预的辅助治疗；
- 取出种植体。

11.2.2.1 清创术和辅助治疗

非手术治疗是指对龈上和龈下空间清创来去除导致炎症的菌斑和牙石。这种治疗主要针对黏膜炎，而对于种植体周围炎的治疗通常需要手术方法。

清创术可以使用手用器械(图 11.6，图 11.7)或超声设备(图 11.8)[26]来进行。

用于钛种植体的刮匙不能是钢制的，钢的硬度高于钛会破坏种植体表面，从而造成种植体表面的粗糙性和不规则性，这会增加生物膜形成的风险。

钛制刮匙由于不会造成种植体表面的破坏，使用起来相对安全。

碳纤维、聚四氟乙烯和塑料刮匙尽管比钛软而使用起来更安全，但也更容易断裂且其清创能力也有所降低。

由 PEEK 覆盖的超声工作尖适用于钛的表面，它能使医师用更少的力进行清创，而患者的不适感更小，并且它的功效等同于手用器械。

激光也被用于种植体表面清创，主要是铒 - 钇铝石榴石激光(Er：YAG)和二氧化碳激光。这两种激光在手术过程中似乎都不会增加种植体的温度，因此可避免种植体周围健康的骨坏死。此外，体外研究还发现了它们对病原菌有杀灭作用。

以碳酸钠为动力的空气研磨系统似乎会对软硬组织造成破坏；而以甘氨酸粉末为动力的装置似乎更温和。

用以提高清创抗菌效果的辅助治疗方法有以下几种[27]：

- 局部使用抗生素如浸润了四环素的纤维条，放置 10d 后再将其移除，或使用可逐渐被自身吸收四环素薄片。
- 清创术后用 0.12% 或 0.20% 浓度的氯己定灌洗，每日 1 次，持续 3 个月。
- 每天用 0.12% 的氯己定漱口，每日 1 次，持续 3 个月。
- 清创术后用 0.2% 氯己定漱口，

再局部使用 0.1% 的氯己定凝胶，持续 2 周。

• 清创术后全身抗生素的使用，如甲硝唑、阿奇霉素等。

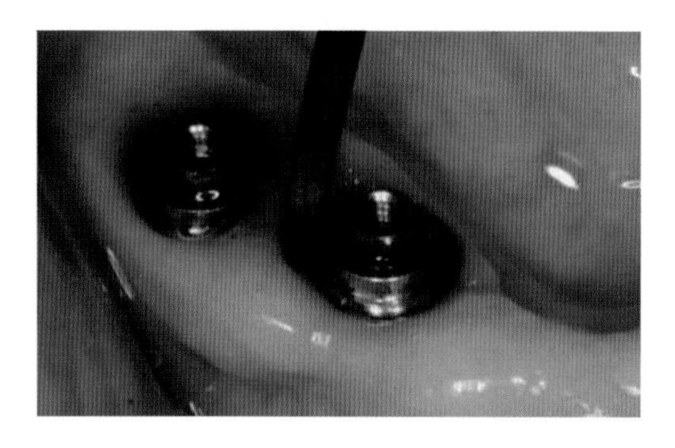

图 11.6 塑料刮治器(经 Figuero 等人允许转载)

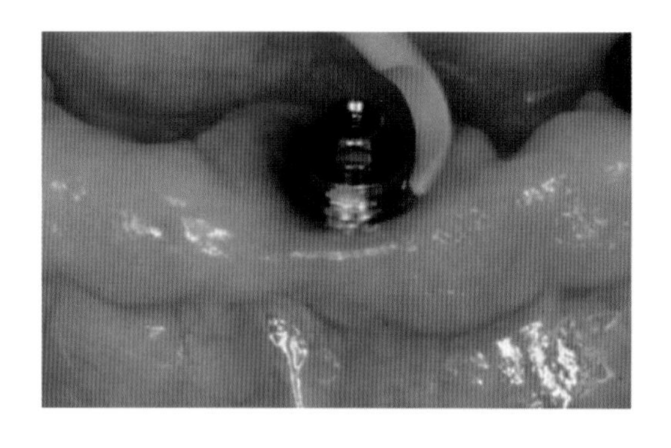

图 11.7 碳纤维刮治器(经 Figuero 等人允许转载)

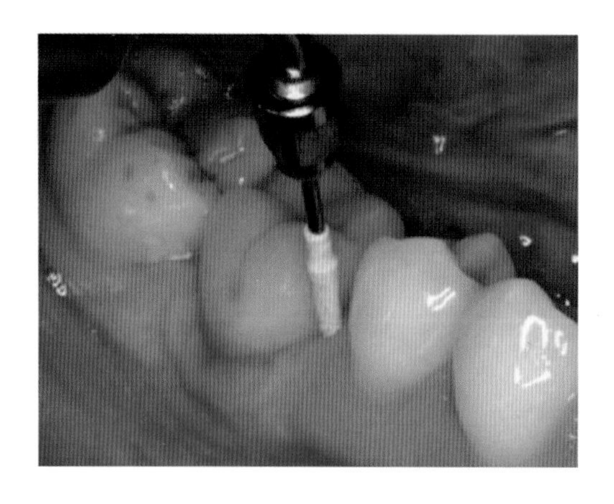

图 11.8 由 PEEK 覆盖的超声工作尖(经 Figuero 等人允许转载)

11.2.2.2 手术治疗

种植体周围炎的手术治疗，常用方法包括[28]：简单的翻瓣术进行清洗和清创、根向复位瓣、翻瓣术和再生性手术。

翻瓣术与传统牙周手术治疗的目的是一样的，即清除肉芽组织，机械清创并在种植体表面去污抛光。手术切口通常是沟内切口，其目的是直视下暴露种植体的螺纹直至健康的骨水平上(图 11.9)。钛制刮匙可用于种植体表面去污。此时，也可以采用前面所描述的一项局部辅助措施，最后牙龈瓣需重新定位于种植体颈部并进行缝合。

有学者[35]更倾向于将钛表面完全打磨光滑，以尽可能消除利于细菌进一步定植的不规则表面。

当存在种植体周围深袋时，可以使用根向复位瓣以便于患者更好进行口腔卫生的维护。此外，理论上根向复位瓣可以避免种植体周围炎的复发，因为深袋是致病菌理想的环境。

通常情况下，当瓣被翻起后，为了降低种植体周袋的深度，往往需要进行骨成形术。种植体表面用刮匙清创后将瓣复位于根方，最后进行缝合。该方法的缺点在于因骨高度降低而导致种植体螺纹暴露；因此，该方法不能用于美学区。如果治疗失败，那么骨的去除可能会影响将来种植体的植入。

选择种植体周围炎的再生性手术，是为了避免切除性手术的禁忌证。各种植骨材料和保护性膜均推荐使用。手术方法就是做一个简单的翻瓣后进行仔细的清创，最后将所选的植骨材料植入骨缺损区(图 11.10)。

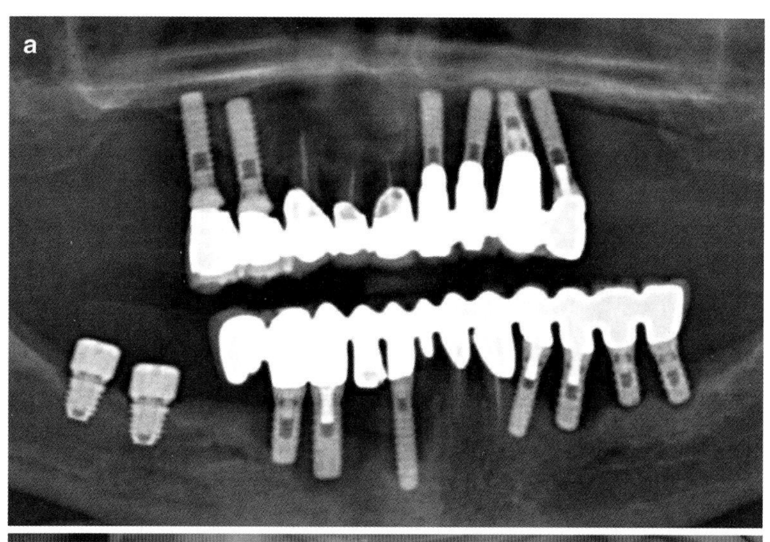

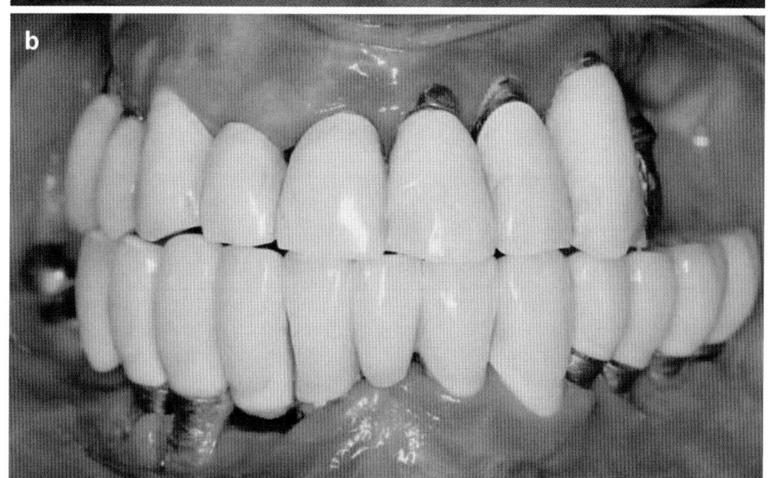

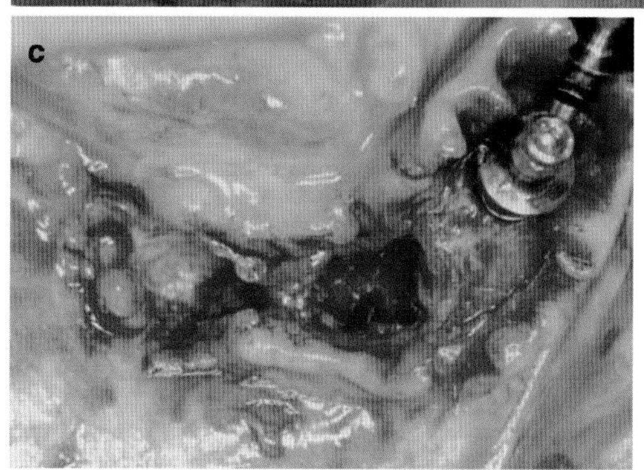

图11.9 受种植体周围炎影响的下颌前牙区种植体(a)。因无法治疗而被取出(b、c、d)。后牙区2枚种植体及愈合完成后重新为修复而植入的2枚新种植体(e)

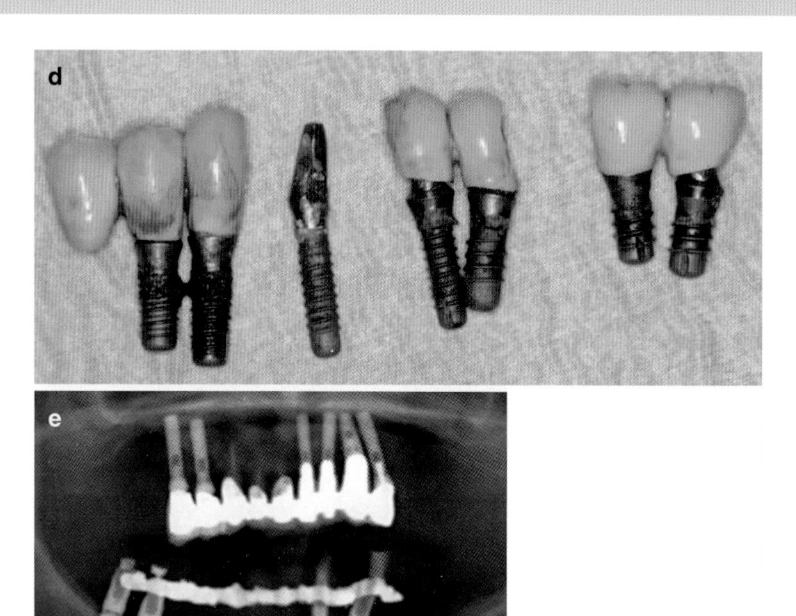

图 11.9 （续）

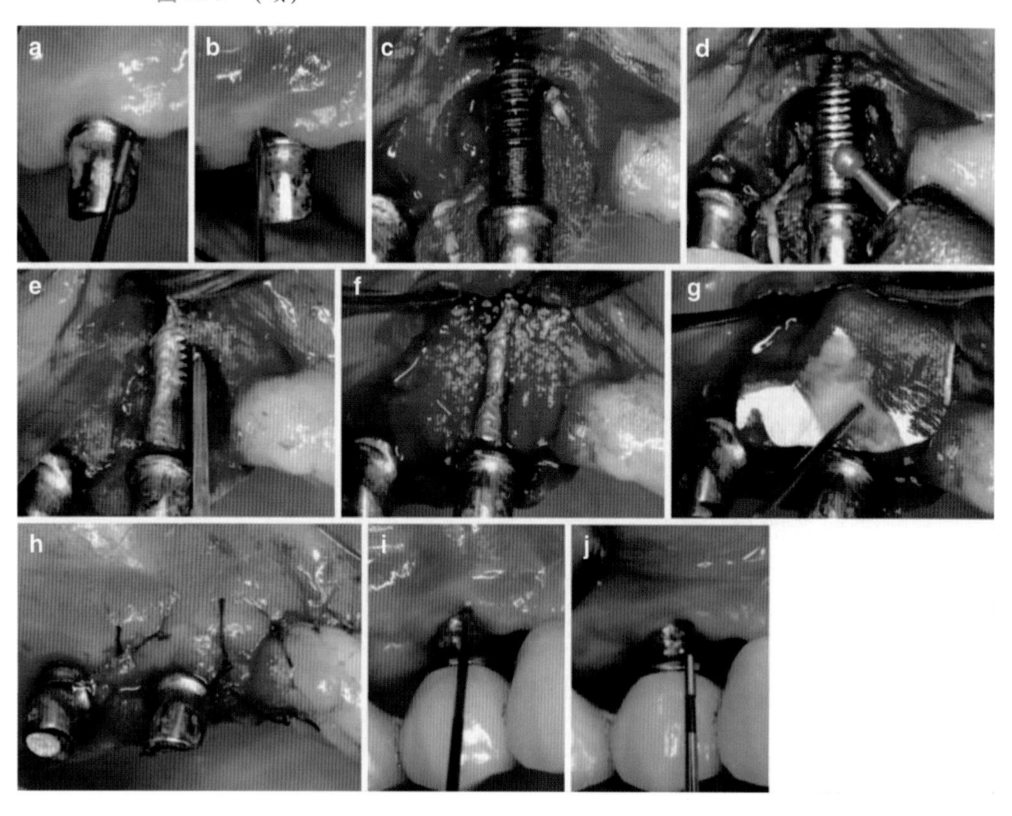

图 11.10 行翻瓣术治疗过深的牙周袋(a～c)。使用手机将种植体表面抛光(d)。缺损区 GTR 术后，行根向复位瓣术(e～h)。探诊的起始位点(i)和终止位点(j)(经 Schwartz 及其同事允许转载[47])

11.2.3 各种治疗方法的比较

一系列的综述已经比较了不同化学疗法和机械方法对钛表面的影响。有一点很重要，即治疗后钛表面的生物相容性。通过去除菌斑和多种途径的清创来治疗种植体周围炎，种植体表面的改变是否会进一步损害重新形成的骨结合的过程，这一点有待于确定。

Louropoulou 等人[29-30]对采用体外试验来评估器械对种植体表面影响的文献进行了回顾。结果发现，来自这些器械材料的碎片可能会损害细胞的增殖。这种情况可见于钢制或金制刮匙，但最突出的还是塑料刮匙。而且，塑料器械似乎无法清洁结构化的钛表面。

含碳酸钠粉末的空气研磨装置在维持粗糙钛表面的生物相容性上似乎获得了最好的效果，但在机械光滑的钛表面并非如此。

另一篇综述[31]分析了化学药物对被污染钛表面的影响。最常使用的清创药物是0.12%的氯己定，尽管文献报道非常少，但研究认为它似乎并不会减少钛表面的生物膜。体外研究也显示了柠檬酸杀死种植体表面细菌的良好潜力，但这个化合物的具体作用还没有被报道。

对于机械设备的清创能力，体外实验的综述[32]表明，钢制和塑料刮匙在清除种植体表面的细菌和钙沉积物时是无效的。而碳工作尖的压电刮治器（Vector™）不管是在酸蚀喷砂还是机械光滑的钛表面，都有良好的生物膜去除能力。利用喷砂装置和碳酸氢钠粉可以有效去除 SLA 和 TPS 钛表面的细菌及其产物。

对钛表面清洁去污的体外研究有其局限性，大部分实验都是在条形、圆柱形和薄片状的钛上进行的，微观上它们和种植体相似；但在宏观层面，它们不可能精确地复制口腔内螺纹种植体所遭遇的情况。作者认为有些机械设备在治疗种植体周围炎方面似乎更有用。详细地说，就是采用碳酸氢钠和甘氨酸的喷砂装置以及碳工作尖的 Vector™ 刮治器。另外，在对文献分析的同时，我们可以认识到，完全去除生物膜不太可能；正因如此，在临床研究中，需要采用多种方法联合治疗。

有学者针对重新骨结合相关的体外动物实验和临床研究进行了综述[33]，结果表明污染的种植体表面是可能再次发生骨结合的。结果的差异在于各种种植体的表面以及去污剂和材料的应用。作者强调种植体表面去污本身并不能保证最佳的治疗效果，而采用机械设备与化学药物联合治疗种植体周围炎可以再次获得骨结合。

一份 Cochrane 综述[34]，对非手术和手术干预治疗进行了分析，其中包括了 RCT 研究。然而没有一项研究将非手术和手术治疗直接进行对比。

关于非手术的干预措施，以下的研究都进行了比较[35-43]：

局部抗生素与超声清创术：将 25% 的甲硝唑凝胶注入 3mm 深的袋内，或使用碳纤维工作尖采用最低功率行超声清创 15s。两种方法在一周内重复使用。结果显示袋深未发现有明显的统计学差异。

喷砂与手用清创器械：采用 Vector™ 系统，气溶胶喷雾剂由 HA 颗粒构成。碳纤维工作尖则用来进行清创。两种干预措施都在 3 个月后重复。6 个月后两者的 MBL 和 PD 均没有明显的统计差异。

Er-YAG 激光与手用清创加龈下使用氯己定：激光束被定位到种植体表面，并且使用平行于种植体表面的冠根向水流灌洗；而对照组的手动清创采用的是塑料刮匙，联合浓度为 0.2% 的氯己定灌洗。meta 分析两种干预措施对种植体周围炎复发的影响，结果显示无明显的统计学差异。

Er-YAG 激光与喷砂：激光的使用方法如前所述。喷砂装置包括一个放置于种植体周围袋内的喷嘴，它围绕着种植体移动 15s，所喷出的水流中含有疏水粉末。对两者效果的最终分析显示并没有确定性的结论。

局部清创并辅助局部使用抗生素与氯己定的龈下应用：试验组使用塑料刮匙行全口龈下清创加上 8.5% 的多西环素和 0.2% 的氯己定冲洗种植体周围袋。对照组只用 0.2% 的氯己定进行冲洗，结果没有观察到两者 CAL 和 PD 有明显的差异。

以下是纳入文献分析的各种手术治疗的比较：

切除手术后辅助种植术，联合两种不同抗生素的使用和表面平整术与相同的治疗方法但不做表面平整术：刮匙刮治后去除骨嵴，然后，在一个组中使用球钻对种植体表面进抛光并把龈瓣根向复位，对照组中不做表面抛光。结果表明没有哪种治疗方法更优越。

使用合成物行增量技术与使用动物来源的替代品行增量技术：使用塑料刮匙清创后将纳米羟基磷灰石的合成移植材料放置于缺损处。动物来源的移植材料是小牛来源的异种骨。两组中都使用了可吸收的猪胶原屏障膜。治疗 4 年后，两组的 CAL 和 PD 在数据上表现出明显的统计学差异。使用异种移植物组效果更佳。

骨增量前行种植体表面激光清创与塑料刮匙清创：第一组中采用 Er-YAG 激光束定位于暴露的种植体上并配合冠根方向流水灌洗；对照组中使用塑料刮匙进行清创，两组中都使用了小牛来源的异种骨放置于缺损区。6 个月后两个组之间并没有明显的统计学差异。

该综述的局限在于纳入研究的患者人数太少。此外，作者指出许多研究是由研究中所使用的器械设备的生产公司赞助的；这样他们就必须考虑到“营销”的偏倚。最后，较短的随访期还不足以得出强大的结论。

总之，从该综述中不能得出可靠的证据。事实上，很多治疗方法可选并不能让一对一的 meta 分析变得可行；因此最终很难将所有研究进行整合。然而，手动清创后辅助使用抗生素治疗被证实了在 CAL 和 PD 方面有更好的治疗效果。手术治疗方面，使用小牛骨来源的骨块配合可吸收性屏障膜的使用相比于合成骨替代材料而言在 CAL 和 PD 方面显示出了更好的治疗效果。

结果证明，考虑到治疗种植体周围炎的方法多种多样，比较可行的是多种方法联合使用。然而，这些研究的方法和结果存在很大差异。当这种情况发生时，要将现有研究结果用于临床实践可能就比较困难。而事实上，选择一种治疗方法去治疗种植体周围炎的患者仍然是很主观的。

Bayesian 网络 meta 分析（NMA）作为一种综合方法论，它的使用可有助于解决这类情况，这是一种统计工具，它可以将各种研究的结果结合起来从而绘制出一幅真实证据图表。

Faggion 等人[44] 采用 NMA 试图对种

植体周围炎的不同治疗方法进行比较。分析中包括了 11 项研究(RCT 和对照试验),4 个月、6 个月和 12 个月的结果都包含在其中。与非手术治疗相比,手术治疗在 CAL 的获得和 PD 的减少方面效果更好。当增加辅助治疗后比较时发现,手术治疗后行植骨并使用不可吸收性膜,在 12 个月后其 CAL 的获得和 PD 的减少方面都表现出了最佳的效果。

同一组研究人员又采用 Bayesian 网络 meta 分析[45]对非手术治疗进行比较,且只将 PD 作为端点评估并且只纳入了 RCT。

结果表明,与仅采用清创术相比,清创术和抗生素联合使用是减少 PD 的最佳治疗方法,其次是清创术配合袋内缓释药物(图 11.11;表 11.2)。

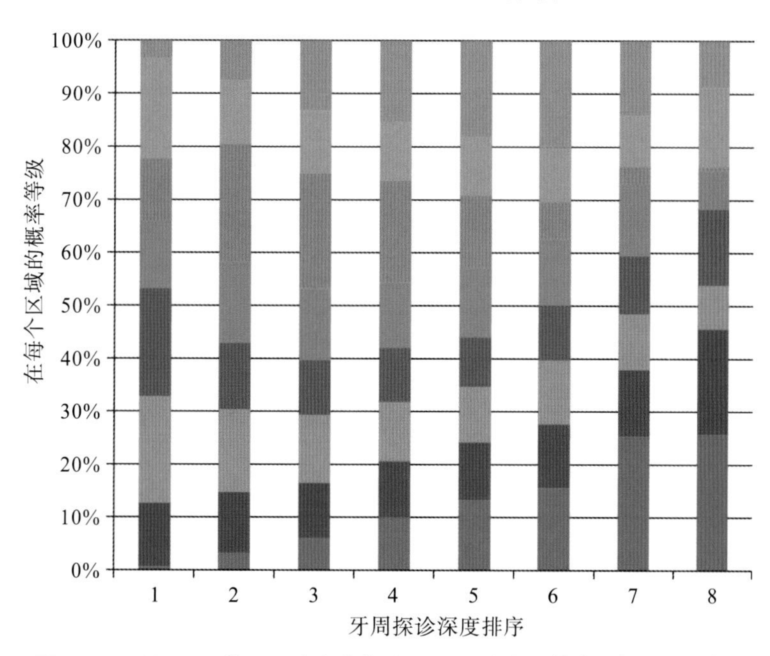

图 11.11 Faggion 等用贝叶斯分析法处理后的结果排序(获允许转载)

表 11.2 网络 meta 分析对比各种植体周围炎治疗方案

	涉及文献	终结指标	对比于非手术治疗的减小量(HPD 95%)
Faggion 等(2013)	随机对照试验和对照试验		
手术治疗 + 植骨 + 不可吸收性膜		牙周探诊深度 临床附着丧失	3.52(-0.19, 6.81)mm 2.80(-0.18, 5.59)mm
Faggion 等(2013)	随机对照试验		
清创术 + 抗生素		牙周探诊深度	0.490(-0.647, 1.252)mm

HPD 95%:最高后验概率密度 95% 置信区间

Bayesian 网络 meta 分析的结果让研究人员更多地了解各种治疗方案的有效性，同时研究的一些局限性也需要研究人员牢记在心。

有限数量的研究仍然限制了对种植体周围炎不同治疗形式的研究。绝大多数研究中报道出的终点指标(CAL 和 PD)并不能反映出其真正的终点(种植失败)的特征。此外，低质量的试验可能会限制 Bayesian 网络 meta 分析的强度。

另一方面，鉴于上述提到的情况，缺乏大量治疗种植体周围炎的临床试验和各种试验之间的巨大差异性，通过合成 NMA 就成为了得出相关结论的唯一途径。

在当前情况下，预防似乎是处理种植体周疾病最好的方法。认真的筛选患者，避免对那些种植体周围炎易感的患者进行种植治疗，不良的口腔卫生和吸烟是最首要的危险因素。种植体植入后，终身的随访并定期检查是必须的，这是为了避免种植体周围炎的发生。

一旦发生种植体周黏膜炎，应立即采取非手术的干预措施来避免发展成为种植体周围炎。

可得出的结论是：对于种植体周围炎的患者来说，寻找最佳的治疗方案依然是个悬而未决的问题。毫无疑问，手术治疗似乎能在短期内取得最好的效果。此外有综述认为，激光疗法并不比传统的治疗手段更具优势。而且，也没有证据证明某一种植骨材料会优于其他，这主要是因为缺少直接的比较研究。最后，屏障膜也不能明显改善终点替代指标的结果。

参考文献

[1] Lang N P, Berglundh T. Periimplant diseases: where are we now?-Consensus of the seventh European workshop on periodontology. J Clin Periodontol, 2011, 38: 178－181.

[2] Derks J, omasi C. Peri-implant health and disease. A systematic review of current epidemiology. J Clin Periodontol, 2015, 42, S158－S171//Ager M A S. Animal models for peri-implant mucositis and periimplantitis, 2015, 68: 168－181.

[3] Atieh M A, Alsabeeha N H, Faggion C M, et al. The frequency of peri-implant diseases: a systematic review and meta-analysis. J Periodontol, 2012, 84: 1－15.

[4] Algraffee H, Borumandi F, Cascarini L, et al. Oral Maxillofac Surg, 2012, 50: 689－694.

[5] Belibasakis G N. Microbiological and immunopathological aspects of peri-implant diseases. Arch Oral Biol, 2014, 59: 66－72.

[6] Cortelli S C. Frequency of periodontal pathogens in equivalent peri-implant and periodontal clinical statuses. Arch Oral Biol, 2013, 58: 67－74.

[7] de Waal Y C, Winkel E G, Meijer H J, et al. Differences in peri-implant microflora between fully and partially edentulous patients: a systematic review. J Periodontol, 2014, 85: 68－82.

[8] Smeets R, et al. Definition, etiology, prevention and treatment of peri-implantitis － a review. Head Face Med, 2014, 10: 1－13.

[9] Meyle J, Chapple I. Molecular aspects of the pathogenesis of periodontitis. Periodontol, 2000, 2015, 69: 7－17.

[10] Javed F, Al-Hezaimi K, Salameh Z, et al. Proinflammatory cytokines in the crevicular fluid of patients with peri-implantitis, 2011, Cytokine 53: 8－12.

[11] Faot F, et al. Can peri-implant crevicular fluid assist in the diagnosis of peri-implantitis? A systematic review and meta-analysis. J Periodontol, 2015, 86: 631－645.

[12] Tsigarida A A, Dabdoub S M, Nagaraja H N,

et al. The influence of smoking on the peri- implant microbiome. J Dent Res, 2015, 94: 1202 – 1217.

[13] Nociti F H, Casati M, Duarte P M. Current perspective of the impact of smoking on the progression and treatment of periodontitis. Periodontol, 2000, 2015, 67: 187 – 210.

[14] Renvert S, Quirynen M. Risk indicators for periimplantitis. A narrative review. Clin Oral Implants Res, 2015, 26: 15 – 44.

[15] Sgolastra F, Petrucci A, Severino M, et al. Smoking and the risk of peri-implantitis. A systematic review and meta-analysis. Clin Oral Implants Res, 2015, 26: e62 – e67.

[16] Dereka X, Mardas N, Chin S, et al. A systematic review on the association between genetic predisposition and dental implant biological complications. Clin Oral Implants Res, 2012, 23: 775 – 788.

[17] Liao J, et al. Meta-analysis of the association between common interleukin-1 polymorphisms and dental implant failure. Mol Biol Rep, 2014, 41: 2789 – 2798.

[18] Gómez-Moreno G, et al. Peri-implant evaluation in type 2 diabetes mellitus patients: a 3-year study. Clin Oral Implants Res, 2014, 26: 1031 – 1035.

[19] Venza I, et al. Proinflammatory gene expression at chronic periodontitis and peri-implantitis sites in patients with or without type 2 diabetes. J Periodontol, 2010, 81: 99 – 108.

[20] Wilson T G. The positive relationship between excess cement and peri-implant disease: a prospective clinical endoscopic study. J Periodontol, 2009, 80: 1388 – 1392.

[21] Linkevicius T, Puisys A, Vindasiute E, et al. Does residual cement around implant-supported restorations cause peri-implant disease? A retrospective case analysis. Clin Oral Implants Res, 2013, 24: 1179 – 1184.

[22] Wilson T G, et al. Foreign bodies associated with peri-implantitis human biopsies. J Periodontol, 2015, 86: 9 – 15.

[23] Heitz-Mayfield L J. Peri-implant diseases: diagnosis and risk indicators. J Clin Periodontol, 2008, 35: 292 – 304.

[24] Padial-Molina M, Suarez F, Rios H, et al. Guidelines for the diagnosis and treatment of peri-implant diseases. Int J Periodontics Restorative Dent, 2014, 34: e102 – e111.

[25] Nguyen-Hieu T, Borghetti A, Aboudharam G. Periimplantitis: from diagnosis to therapeutics. J Investig Clin Dent, 2012, 3: 79 – 94.

[26] Schwendicke F, Tu Y K, Stolpe M. Preventing and treating peri-implantitis: a cost-effectiveness analysis. J Periodontol, 2015, 86: 1 – 15.

[27] Esposito M, Grusovin M G, Worthington H V. Treatment of peri-implantitis: what interventions are effective? A Cochrane systematic review. Eur J Oral Implantol, 2012, 5(Suppl): S21 – S41.

[28] Claffey N, Clarke E, Polyzois I, et al. Surgical treatment of peri-implantitis. J Clin Periodontol, 2008, 35: 316 – 332.

[29] Louropoulou A, Slot D E, Van der Weijden F. Influence of mechanical instruments on the biocompatibility of titanium dental implants surfaces: a systematic review. Clin Oral Implants Res, 2014, 26: 841 – 50.

[30] Louropoulou A, Slot D E, Van der Weijden F. The effects of mechanical instruments on contaminated titanium dental implant surfaces: a systematic review. Clin Oral Implants Res, 2013, 25: 1149 – 1160.

[31] Ntrouka V I, Slot D E, Louropoulou A, et al. The effect of chemotherapeutic agents on contaminated titanium surfaces: a systematic review. Clin Oral Implants Res, 2011, 22: 681 – 690.

[32] Louropoulou A, Slot D E, Van der Weijden F A. Titanium surface alterations following the use of different mechanical instruments: a systematic review. Clin Oral Implants Res, 2012, 23: 643 – 658.

[33] Subramani K, Wismeijer D. Decontamination of titanium implant surface and re-osseointegration to treat peri-implantitis: a literature review. Int J Oral Maxillofac Implants, 2012, 27: 1043 – 1054.

[34] sposito M, rusovin M G, orthington H V. Interventions for replacing missing teeth: treatment of peri-implantitis (Review). Cochrane Database Syst Rev, 2012(1): CD004970.

[35] Schwarz F, John G, Mainusch S, et al. Combined surgical therapy of periimplantitis evaluating two methods of surface debridement and decontamination. A two-year clinical follow up report. J Clin Periodontol, 2012, 39: 789 -797.

[36] Khoshkam V, et al. Reconstructive procedures for treating peri-implantitis: a systematic review. J Dent Res, 2013, 92: 131S -138S.

[37] Kotsakis G A, Konstantinidis I, Karoussis I K, et al. A systematic review and meta-analysis of the effect of various laser wavelengths in the treatment of peri-implantitis. J Periodontol, 2014, 85: 1 -20.

[38] Figuero E. Management of peri-implant mucositis and peri-implantitis. Periodontol 2000, 2014, 66: 255 -273.

[39] Lindhe J, Meyle J. Peri-implant diseases: consensus report of the sixth European workshop on periodontology. J Clin Periodontol, 2008, 35: 282 -285.

[40] Mailoa J, Lin G H, Chan H L, et al. Clinical outcomes of using lasers for peri-implantitis surface detoxifiation: a systematic review and meta-analysis. J Periodontol, 2014, 85: 1194 -1202.

[41] Robertson K, Shahbazian T, MacLeod S. Treatment of peri-implantitis and the failing implant. Dent Clin North Am, 2015, 59: 329 -343.

[42] Romanos G E, Weitz D. Therapy of peri-implant diseases. Where is the evidence? J Evid Based Dent Pract, 2012, 12: 204 -208.

[43] Heitz-Mayfield L J, Mombelli A. The therapy of peri-implantitis: a systematic review. Int J Oral Maxillofac, 2014, Implants 29 Suppl: 325 -345.

[44] Faggion C M, Chambrone L, Listl S, et al. Network meta-analysis for evaluating interventions in implant dentistry: the case of peri-implantitis treatment. Clin Implant Dent Relat Res, 2013, 15: 576 -588.

[45] Faggion C M, Listl S, Frühauf N, et al. A systematic review and Bayesian network meta-analysis of randomized clinical trials on non-surgical treatments for peri-implantitis. J Clin Periodontol, 2014, 41: 1015 -1025.

[46] Mouhyi J, Dohan Ehrenfest D M, Albrektsson T. The peri-implantitis: implant surfaces, microstructure, and physicochemical aspects. Clin Implant Dent Relat Res, 2012, 14: 170 -183.

[47] Schwarz F, John G, Mainusch S, et al. Combined surgical therapy of peri-implantitis evaluating two methods of surface debridement and decontamination. A two-year clinical follow up report. J Clin Periodontol, 2012, 39: 789 -797.